JN057050

アレルギー
Allergy

現代病の歴史
The History of a Modern Malady

マーク・ジャクソン
Mark Jackson

大塚宜一 監訳

稲毛英介 訳

時空出版

For Siobhán

Love, all alike, no season knowes, nor clyme,
Nor houres, dayes, moneths, which are the rags of time.
                    John Donne, 'The Sunne Rising'

アレルギー　目次

凡　例

・本書は Mark Jackson 著 Allergy：The History of a Modern Malady の全訳である。

・本文中の（　　）は、原著者の付記である。

・訳者の付記は、本文中にポイントを落として〔　　〕に挿入、および本文中の肩
　に*を付して同ページ末に訳注として記した。

・本文中の肩に数字を付した箇所は、後付に「引用文献」が示されている。

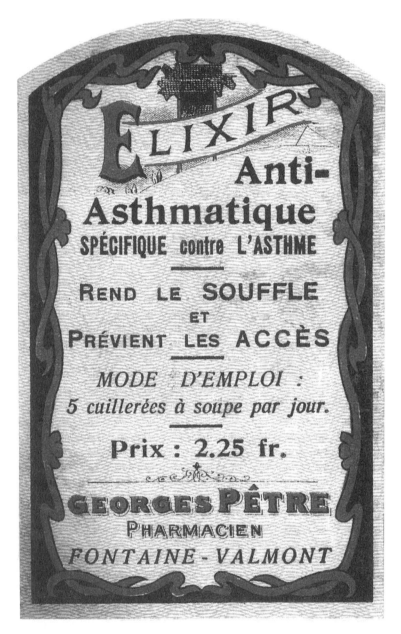

「喘息治療用エリキシル ELIXIR Anti-Asthmatique」、1920年のフランス製の薬剤ラベル

序　文

　現代社会に劇的な形で出現したアレルギー疾患とその驚くべき猛威に対して、個人的にも、また、職業人としても興味をそそられ本書を書き上げた。英国の学制編成についての独立委員会は、この千年紀の区切りの時期〔本書は 2007 年に出版された〕に、伝統的な 3 学期制ではなく 6 学期制を採用すべきであると強く勧告した。この枠組みでの新たな第 5 学期は 4 月初頭から 5 月末までとなり、主として生徒たちの成績評価と試験にあてられる。この革新的な教育指針では、「その評価の過程を合理化し」翌年度の学習計画への導入のために第 6 学期により多くの時間を設けることに加えて、「花粉症*の主要原因である草類 grass の花粉飛散期を避けることにより、140 万人から 180 万人に達するその患児へ、もっと公平な評価や試験を提供することを実現しよう」とした。委員会は、教育システム全体としての評価法やカリキュラムの再編という企てに力点を置いてはいるが、同時に少なくとも部分的には、悲惨ではあるが軽症なこのアレルギー疾患、つまり花粉症のシーズンによって学校生活の年間リズムを決定するべきだと確信していたわけである[1]。

　こうした教育戦略は目新しいものではない。1960 年代、70 年代、そして 80 年代を通して英国の医学雑誌や一般誌の寄稿者たちも、花粉症に罹患した学生たちが病気の症状と薬の鎮静作用の影響を受けることから、花粉飛散のピーク期には試験を行うべきではないと長らく提唱してきた[2]。30 ないし 40 年前には、こうした主張によってカリキュラムを実際に改変し始めることはできなかったが、カリキュラムを改訂しようという現在進行中のこうした取組みはおそらく次世代の生徒たちの利益となるだろう。新しい千年紀

＊訳注：花粉症と訳した用語は hay fever である。英国では原因抗原が（日本で最も多いスギ花粉ではなく）草木花粉であることが多いため「枯草熱（こそうねつ）」と訳されることもあるが、読者の便のために以下の本文では花粉症と訳出した。

の始まりの時期により大きな成功の可能性が高まったのは、一部には 1960
年代および 70 年代からの教育政策の激変にまで遡ることができる。しか
し、より特有の事情として、この出来事はアレルギー疾患、つまり花粉症、
喘息、食物アレルギーや湿疹が、前世紀から明らかに全世界で急増してい
る、という点からも説明できる。20 世紀の初頭には、まだアレルギーとい
う疾患概念は誕生していなかったが、花粉症は西欧社会の教養ある人々特有
のまれな疾患と考えられていた。それが 1930 - 40 年代までには、先進国の
およそ 30 人に 1 人が何らかのアレルギー疾患の主要徴候を示すようになっ
た。第二次大戦直後の 10 年間には、近代工業社会の人口の 10 % がアレル
ギー症状を経験していて、かつ途上国でもアレルギー疾患の有病率が激増し
ていた。そしてこの千年紀の終わりまでには、英国の子どもたちの 5 人に 1
人が何らかのアレルギー症状を有し、しかもアレルギー疾患が重大かつグ
ローバルな健康問題とみなされるに至っている。

　私自身の家族の歴史が、こうした広範な変化の軌跡を裏付けている。私の
父方の祖父母は 1898 年と 1904 年生まれで、祖母の姉は確かに喘息と湿疹に
罹患していたが、それ以外はアレルギーがあったという明らかな証拠はな
い。いっぽう父は幼少期から花粉症に罹患しており（そして、何とこの病気
は、英国を代表するアレルギー科医の一人であるジョン・フリーマン John
Freeman によって治療された）、青年期には喘息と甲殻類アレルギーを発症
した。父方の伯母は、この時代に一般的に認められたウマ血清に対する（過
敏）反応以外、何もアレルギー反応を起こさなかった。母方は、より強固な
アレルギー反応の伝統（家族歴）に加えて、加齢とともに明らかになるよう
なアレルギー歴があった。母方の祖父母は 1898 年と 1899 年生まれだが、出
生直後にすでに軽いアレルギー反応を示していた。後年、祖父はペニシリン
アレルギーを発症し、祖母は軽い花粉症に加えて、ある種の石鹸に対する過
敏反応を示した。重要なのは、彼らの子どもたちもアレルギー体質だったこ
とだ（興味深いことに、彼らの従弟たちはそうではなかったのだが）。つま
り、母は 11、2 歳ごろから花粉症に罹患したし、母の兄（青年期にその当
時、前人未到だったカナダのある地域の探検中に命を落とした）は花粉症の

季節になると湿疹を発症していた。

　こうした明らかなアレルギーの家族歴を、20世紀にアレルギーが全世界で蔓延してきたことと合わせて考えると、当家で我々の世代（そして、もちろん我々の次の世代）がこうした傾向から逃れられる見込みはなさそうだった。そして確かに、私の5人の兄弟と私はみな何らかのアレルギー反応、花粉症、喘息、食物過敏症や皮膚反応のどれかを持っており、私の子どもたちも典型的な発疹、喘鳴、アレルギーらしきくしゃみを今まさに発症しつつある。

　メイヒュー家、ヘイウッド家、グリフィン家、ジャクソン家、そしてディーハム家にアレルギー疾患が徐々に爆発的に出現し私に収束していく家族の歴史もある程度、執筆の刺激となって、本書では現代社会におけるアレルギーの出現を取り扱う。その範囲としては、20世紀初めに仮説としてアレルギーという概念が定式化されたことに始まり、ついに20世紀の終わりに至って、全世界的な流行病として、その絶頂期に達するまでを取り扱うことになる。

第 1 章

学 説 史

　しかしながらまず第一に、我々の慢性疾患というものは我々自身が作り出したものだということを、シデナム Sydenham とともにおおむね信じなければならない。

トーマス・ベドーズ、1802 年[1]

　アレルギーはある種の現代病であり、比較的短いが創造力豊かな確固とした歴史を持つ。喘息や湿疹のような臨床症状は古代から知られており、かつ 19 世紀初頭から花粉症について詳細な記載が成されてきたが、これらの慢性疾患が共通の原因と病態を持っているとわかり、アレルギーという名の元にうまく表現されたのは、大まかには、それが急激に進歩した基礎医学（生物医科学）と実地臨床の副産物として現れた主として 1900 年代の初頭に入ってからであろう。その後、アレルギーはすぐに現代の文化の中で重大な地位を占めるようになった。20 世紀の間には世界中の医師と患者によって、アレルギーという用語が心身のより広範囲の徴候に対して用いられるようになった。つまり、アレルギー反応は花粉症、喘息、湿疹、じんま疹、食物過敏症、化粧品への過敏反応、そして他の化学物質への過敏症など心身の幅広い症状について、臨床的特徴の核心を形づくっていると考えられた。同時にアレルギーという言葉は、さまざまな個人的、職業的あるいは政治的な反感や嫌悪に対する、好都合で多くの人に通じる隠喩（メタファー）として用いられるようになった。つまり、きつい労働や規則、月曜日、仕事やスポーツ上の競争相手、外国人、あるいは義理の母に対して、自分はアレルギーであると、熱心

に時には皮肉をこめて主張されてきた。

　この本の第一の目的は、アレルギーのグローバルな歴史が、19世紀後半から20世紀初頭という比較的限定された時期に始まって以来、疫学的かつ文化的な現象として現代にあまねく蔓延するに至るまでの道のりをたどることである。その過程で、個々のアレルギー疾患についての定義や経験的知識が、明らかな連続性を持つとともに、時代や地域（空間）の差によってアレルギーの表れかたや意味が明らかに異なったものとなることも本書の中で概説される。本章の主な目的は、こうした野心的なテーマのもとで、分析される理論、時間、そして空間上の諸要素を確認し、以後の物語における実証的事実やその構造についての主要な特徴を述べることである。

現 代 病

　1906年に、オーストリアの若き小児科医だったクレメンス・フォン・ピルケ Clemens von Pirquet（1874-1929）が科学的な語彙の中に新たな用語を持ち込んだ。初期の免疫学領域における、一見全く関係がないようなさまざまな臨床・基礎の観察を理解するための建設的な概念上の枠組みを確立しようとして、フォン・ピルケはあらゆる型の生物学的な反応性の変化に対して、「アレルギー」という用語を用いることを提唱したのである。彼による反応性の変化という考えには、疾患に対する免疫が樹立されることだけでなく、組織の傷害に帰結するような、いわゆる過敏反応ないし過剰反応という病態を引き起こす病的状況も含まれていた。したがってアレルギーという概念は、血清病、花粉症、蚊やハチの刺咬症に対する過敏性、そして食物に対する多様な過敏反応などの症例の病態を表すのとまったく同じように、ジフテリアや結核のような一般的な感染症に罹ったり、適切な免疫を得るに至った個人に対しても用いられることになった[2]。

　フォン・ピルケの新用語は、彼の同業者たちからあまり受け入れられなかった。1912年には、フランスの著名な生理学者であるシャルル・リシェ Charles Richet（1850-1935）が、外界の物質に対する過剰な反応性（リシェの言葉を正確に引用するならば、そうした物質に対する防護の欠如）という意

味は、リシェ自身の作った用語である「アナフィラキシー anaphylaxis」の中に十分含まれていると主張して、この新用語は余分なものであると無頓着に片づけてしまった。リシェ自身の言を借りるなら、「ピルケとシックは生物が外界の物質に対して引き起こす反応をアレルギーと名付けたが、私にはこの用語をアナフィラキシーという用語にさらに加えて導入する必要があるとは思われない[3]」とのことだった。それから何年も経ってからも、血清病のメカニズムを解明するために、当時ピルケに非常に近い立場で働いていたハンガリー人小児科医のベラ・シック Béla Schick（1877-1967）と、オーストリア生まれの内科医であるハンス・セリエ Hans Selye（1907-82）の両人が、フォン・ピルケの「新しい無用の用語を紹介する余計な出版物」に対して同世代の人々が向けていた敵意について回想している[4]。

　フォン・ピルケの新用語を批判者たちが嫌ったのは無理もないことだった。20世紀初頭において、免疫の機構はほぼ例外なく目的論的にとらえられており、潜在的な病因というよりも疾病に対する防護手段であると考えられていたのである。フォン・ピルケ自身が認識していたように、免疫immunityと過剰反応supersensitivityの間には密接な生物学的関係があるという彼の主張は、様々な面で直観に反したものであった。というのは「この2つの用語は相互に矛盾するものであるからである[5]」。免疫学的疾患に関するフォン・ピルケの理論に抵抗するような土壌はほかにもあった。ヒトのジフテリア感染症などの疾患への予防手段として、ウマ由来の抗血清を投与することによって、血清病が急速にその主要な合併症になりつつあったが、それでもフォン・ピルケがアレルギー性の起源を持つと示唆した多様な病態は、一般にはまれで命に関わらない、切迫した臨床的な関心を持ちにくい疾患群とみなされていたのである。当時の人々が直面していたより切迫した課題としての医学的・社会的な諸問題、たとえば急増する乳児および母体の死亡率や、急性感染症の高い有病率や死亡率が持続していたことなどと比べると、アレルギーの臨床医学ないし実験室における発症は、疫学的、経済学的、社会的、そして政治的にも限定的な重要性しか持ちえない科学的な難問であると考えられていた。

　しかし結果的には、同年代の人々がフォン・ピルケの免疫学的反応性に関する定式化を棄却したのは、時期尚早であったことが証明された。20世紀の間に、アレルギーは正統的な医学用語の中だけでなく、政治や大衆的な文化の中にも効果的に浸透した。この新たな千年紀の始まりまでに、アレルギー疾患はより一般的になり、致死的であることがより多くなり、増加し続ける様々なアレルゲンによって引き起こされることが明らかになった。英国では、他の多くの先進国と同様に、3人に1人以上の人々が人生のどこかで喘息や花粉症、あるいは食物ないし薬物アレルギーのような、何らかのアレルギー疾患であると診断されるようになった。さらに気がかりなことには、アレルギーは子どもたちの間で明らかに増加しており、アレルギー疾患の増加傾向が発展途上国でも明確になってきた。こうしたグローバルな動向の結果として、アレルギー疾患は20世紀の終わりまでに、世界保健機関（WHO）のような国際機関にとって重要な公衆衛生上の懸案事項となり、同時に国内外で経済的資源の重大な支出先となった。1980年代には、米国におけるアレルギー疾患の経済的コスト（処方、入院、医療機関受診のコストという意味で）は年間15億ドル（2014年現在で約1500億円）と見積もられていたが、1990年代の半ばまでにはこの負担は約100億ドル（1兆円）まで増大した[6]。ロンドンの英国王立内科医師会 Royal college of physicians の2003年の報告書によれば、アレルギーは救急外来受診、外来での診察、病院での治療をすべて除外しても、年間9億ポンド（約1500億円）程度の国民健康保険（National Health Service: 英国の国民健康保険制度）への負担となっていた。地域での運営でも、英国ではアレルギー疾患がプライマリケアにおける処方料の10％（6億ポンド）〔約1000億円〕を占めていると見積もられ、これは「消化器疾患（全体の10％）のそれに匹敵し、心血管疾患（全予算の23％）のほとんど半分に達している」[7]。

　現代の臨床家、疫学者や、医療機関の経営者たちの重大な関心事となるのと同時に、アレルギーは産業界に対して利益の上がる市場を作り出した。19世紀後半から製薬会社が花粉症や喘息の新たな治療法の開発を助成し続けてきたが、第二次大戦後には初めて、アレルギー疾患の治療薬の製造が莫大な

経済的資源を消費し、かつ生産するようになった。同時に、現代社会における アレルギーの広がりは化粧品産業やクリーニング産業の投資を引き寄せ、食品産業や小売業により詳細な生産と表示の基準を生み出すことになり、新たな研究を促進し患者や家族に対して知識やアドバイスを提供するための国内外の慈善基金を誕生させ、そしてメディアによって「現代病」と呼ばれ全世界を席巻するアレルギー疾患が大々的に報道されるようになった[8]。

アレルギーに関する関心の高まりには別の側面が存在した。ちょうど 19 世紀後半の多くの人々が「ちょっと肺病持ち consumptive なのだ[9]」と主張したように、20 世紀後半の人々はいつも（あるいはいくらかの誇りをもって）自分のことを「ちょっとアレルギー体質なのだ」と考えるようになった。こうした肺病からアレルギーへの変化は、2 つの疾病の有病率や発生率の変化だけでなく、かつて結核（肺病）がそうであったように、アレルギーという用語がその臨床の境界を形成するとともに、その境界を超えて比喩としての用法を獲得していくという社会現象を反映していた。

先の千年紀の終わりの時点で、アレルギーは特定の免疫学的反応性の観点から厳密に定義された、臨床的ないし実験的な状態だけを表していた訳ではなく、アレルギーという用語は同時に一般的な心理学的反感や過敏性という状態を意味することが可能となり、そして一部の論者にとってアレルギー的な過敏状態とは、教育と礼節の潜在的なシンボルとみなされるようになった。より広範な政治的側面では、アレルギー疾患の増加傾向は進行する生態学的なバランスの崩れによって引き起こされていると考えられ、結果としては環境破壊への反対運動の中にそれが組み込まれた。したがって、21 世紀初頭までにアレルギーという用語の意味の広がりは劇的に変貌した。疫学的、社会経済学的、地政学的、そして文化的な用語として、アレルギーは文明病の原型としての結核（そしてさらには痛風、ヒステリー、神経衰弱症のような様々な他の疾患）の位置に効果的に取って代わった。

現代社会におけるアレルギーの爆発的流行は衝撃的な物語であり、その中には疾病理論と実地臨床の重大な変化、グローバルな公衆衛生的関心の出現とその国際協調、世界的な製薬、化粧品、そしてクリーニング産業の成長、

室内環境、大気の状態や職業環境の著しい変化、現代の生態学や環境に対する過敏性の増大や、生命科学の科学技術面と文化面での複雑化が含まれている。したがって、アレルギーの歴史は現代の医学と文化が決定的に変化したことを明らかにしている。同時にその歴史は、現代という時期を特徴づけている、急性感染症から慢性変性疾患への顕著な疫学的転換についてどのように理解するか、そして複数の徴候が確かに存在している現実を受け止めることと同時に、疾患の呼称（表示）の文化的な意味が変化していくことを、疾患の歴史を、時を超えて、どのように追跡していくか、あるいは疾患の分布やその含意と、文明化のプロセスとの関係をどのようにして探究するかという、困難だが解明する価値のある歴史編纂上の複数の疑問を投げかけている。

文　明　病

　19 世紀初頭に、内科医で化学者でもあったトーマス・ベドーズ Thomas Beddoes（1760-1808）は、富裕階級に流行している疾患の特徴を述べた一連の膨大な論述を出版した。ベドーズは肺病についての医療機関を 1799 年にブリストルに設立しており、そこではよく考えられた多様な気体の混合物、ないし「人工空気」を吸入することでさまざまな慢性病（喘息を含む）の治療をしようとしていた。彼は特に結核症の 2 つの病態である、肺病 consumption とるいれき（リンパ節結核）scrofula の病因、治療法、そして予防に関心を示していた[10]。彼はある種の労働者階級の人々が、限定された食事ないし劣悪な労働環境のいずれかの理由によって、特に（結核に対して）脆弱であると認識していたが、同時に富裕な消費者階級がこの病気にかかりやすいことについても強調していた。ベドーズにとって「我々の島（ブリテン島）の重大な疫病」に対して、中産階級と富裕階級が好ましからざる脆弱性を示していることは、遺伝的な原因によるものではなく、座業の多い生活習慣、ファッショナブルな露出の多い衣服、そして不健康な（物理的）生活環境の組合せに起因するものであった。つまり「肺病による傷害は室内環境の誤った管理から進行していくのであり、変化させられないような自然要

10

因によるものではないということが今後明白なものとなる」のだった[11]。

　ベドーズは「我々を肺病にするような生活上の要因を減少させる」ために
は、人間社会が、結核の蔓延とは持続的で根の深い社会的な病理現象の表れ
であると認識することが何よりも必要だという点にこだわった。つまり「し
かしながら、まず第一に、我々の慢性疾患というものは我々自身が作り出し
たものだということをシデナム Sydenham ＊とともに信じなければならな
い[12]」。

　ベドーズの肺病の原因や病態生理に関する説明と、市民の健康を改善する
ための彼の処方箋は、いくつかの観点から解釈されうる。まず第一に、ベ
ドーズは結核が現代の文明病であり、同時代の生活習慣や環境の直接的な結
果であり、あるいはロイ・ポーター Roy Porter が示唆するように、どちらも
健康を犠牲にして富を追及する、新興の消費経済と資本主義イデオロギーの
産物である、とみなしていたのは明らかである[13]。この観点からは、結核、
痛風やさまざまな神経病は、難治性で不変の先天的な形質によって引き起こ
されるものではなく、現代社会の機構、慣習、そして組織によって確実に引
き起こされるものだった。もちろん、ベドーズの文明と病気の関係について
の定式化は目新しいものではなかった。実際には、彼は伝統的で親しみ深
い、社会の進歩に伴う病害という物語を説明に用いたのであり、過去にも
ジョージ・チェイニー George Cheyne（1673-1743）、ウィリアム・カドガン
William Cadogan（17世紀中 -1797）やトーマス・トロッター Thomas Trotter
（1760-1832）などの多くの啓蒙主義的な医学者の著作の中で、こうした言説
が体系的に詳しく述べられて有効に用いられていた[14]。しかし、ベドーズの
説明では、疾患の新たなパターンを作り出す上で、単なる個々人のあまりに
無節制な生活ではなく、広範囲に及ぶ社会や文化の変化が重要であるという
点に力点が置かれていた[15]。

　肺病の社会病理学についてのベドーズの明晰な表現から、さらに導かれる

＊訳注：トーマス・シデナム（1624-89）は17世紀英国最大の内科医。シデナム舞踏病にその名
を残す。

ものがある。18世紀から19世紀にかけて、痛風、神経質や結核といった複
数の疾病は、それらの臨床的な直接の特徴について、当時の理論形成や経験
的な知識に影響を与え、それらを形作るのを助長するような象徴としての意
味を持っていた。例えば、ロイ・ポーターとジョージ・ルソー George
Rousseau が示唆しているように、痛風は速やかにその固有の象徴性を獲得
し、何よりもこの病気は人々から望まれるものになった。なぜなら、痛風は
一般社会ないし医学的な想像の世界において、知的能力、高等教育を受けた
文明的階級の気質や感受性と明確に結びついていたからである。痛風は名誉
のシンボルとなり、疾患であるとともに文化的状態も示すものになった[16]。
同様に、キャサリン・オット Katherine Ott が指摘したように、19世紀後期
において「『肺病質 consumptive』という用語は明らかに多くの意味を持って
いて」、再現性を持ち、おそらくは客観的な複数の身体的徴候、という形で
全てが説明される訳ではなかった。つまり、肺病という言葉は結核の臨床徴
候や病理的過程を示すだけでなく、同時にロマンティックで芸術的な言外の
意味を伝えていた。すなわち「肺病は単なる身体の疾患であるだけでなく、
同時に心と魂のそれである[17]」。この文脈では、ベドーズの言葉には物質的
なそれと同様に比喩的な影響によっても、疾病に対する理解やレッテルが作
り出されていく様子が暗示されている。
　疾患を引き起こすような物質的、文化的な要因を暴く点では、ベドーズは
おなじみの現代社会批判を用いていた。チャールズ・ローゼンバーグ
Charles Rosenberg が米国の医師ジョージ・ベアード George Beard（1839-83）
の業績についての著作で示しているように、何世紀もの間「文化批判の表現
やそれを正当化する手段として、疾患の頻度や原因の理論、病理学を用いる
の」が慣例として行われてきた[18]。この伝統から考えると、ベドーズの肺病
に関するアプローチは、ベアードによる神経衰弱症や花粉症についてのそれ
と同じように、「医学理論であるのと同様に社会に対する発言」から成り
立っていた[19]。重要なこととして、ベドーズ自身は文明の適応性に対して楽
観的であったし、より具体的な点では、医学の進歩が実際には現代病の適切
な治療法や予防法をもたらすかもしれないと思っていたのだが、多くの他の

人々は現代社会がもたらす負の変化に対してより悲観的な見方をし、文明化された社会（医学も含まれる）はそれ自体が今や病んでいると主張するようになった。文明と現代医学の働きによって作り出された疾病を、明るい啓蒙主義のいう「医学の進歩による凱歌」[20]に対比する暗い代償として強調することで、ヨーロッパと北米における不平不満の声は、より単純でナチュラルな生活習慣への回帰を提唱していた[21]。

　文明に内在する危機的状況についてのベドーズの見解は、豊かさによる病気に関する彼の発言のさらなる含意を明らかにし、それはその後何世紀もわたってマックス・ノルダウ Max Nordau、ジョージ・ベアード、ジークムント・フロイト Sigmund Freud、ノルベルト・エリアス Norbert Elias、ルネ・デュボス René Dubos などの多くの論者によって再検討され書き直されることになった[22]。文明が変化していくにつれて行動や健康と疾患のパターンもまた、同様に変化する。古い病気が後景に退くと、残された間隙は新たな病気が発生することで明らかに埋められる。フランス生まれで生態学に関心の深い、ピューリッツァー賞を受賞した微生物学者で実験病理学者であるルネ・デュボス René Dubos（1901-82）の言葉を借りると「健康への脅威は生命の逃れがたい随伴者なのだ[23]」。この観点では、病気のない世界という夢、あるいは生物学的・文化的な変質に対する抜きがたい恐怖というのは、社会・政治・文化における偶発的な事態によって形作られ色づけされたもので、ユートピアないしディストピア〔ユートピアの対語〕における幻想であるということが明らかになる。ポーランド生まれの社会学者ノルベルト・エリアス Norbert Elias（1897-1990）が、何年も前にその文明化のプロセスについての記念碑的な研究で主張したように、文明は決して「すべての人間の可能な行動様式におけるもっとも進歩した状態」とも、「生活の最悪の状態を運命づけられたもの」ともみなされるべきではない。すなわち、

　　文明化によって我々は、より文明化されていない人々には知られていないある種の複雑にからみあった状況の中に組み込まれてしまうと感じている。しかし、我々が同時に、そうしたより文明化されていない人々もま

た、我々がもはや、少なくとも彼らと同じ程度には蒙らなくなっているような困難や恐怖にしばしばさらされているということを知っている[24]。

エリアスによる、変化のない澱んだ状態ではなく複雑で動的な過程というつり合いのとれた総体的な文明観は、デュボスやルドヴィック・ヒルシュフェルト Ludwik Hirszfeld（1884-1954）、あるいは先駆的なポーランド人内科医であるルドヴィック・フレック Ludwik Fleck（1896-1961）のような病理学者たちの包括的な哲学的検討の中で、散発的な表現としてその影響が認められる。彼らはいずれも、疾患を単に外界からの外敵の侵入という観点から考える傾向が、どれほど過度の単純化であり見当違いであるかと強調していた。病理学的過程の生態学的な複雑性に関するこうした問題は、古典的な文学作品の中においても疾患の成立様式、駆引き、そして伝達の手段という形で表れ、とくにアルベール・カミュによる 1947 年の小説『ペスト La Peste』が最も有名である。その文中で（登場人物の）ジャン・タルーがベルナール・リュー博士に思い出させたのは、「我々はお互いに自分の中に疫病を持っているのだ。誰も、地球上のだれも、それから自由ではない」ということだった[25]。生体がもしも潜在的に病原性のある生物を宿らせていたり（そしてある状況ではそれに依存しており）、あるいは身体が自分自身を刺激しうるとすると、疾患と死というものは生命にとって不可欠の部分であり、敵は真の意味でその内部に存在しているのだった。

19 世紀初頭と 21 世紀初頭における疾病と社会についての理論には、必然的に顕著な差があるのだが、文明化のプロセスと健康と疾病のパターンの間では複雑な相互作用があるというベドーズによる考え方は、アレルギーが現代病として驚くべき形で出現してきたことを分析するうえで建設的な枠組みを提供している。ある面では、アレルギー疾患の増加傾向は現代の生活習慣、より具体的には現代の室内、職場、都市部、そして地球全体の環境へと次第に広がった汚染物質の増加と関連づけられる。こうした疾患は、歴史的な汚染のパターンが地球規模であることと特に重大な関連を持つ。ローゼンバーグが述べたように、様々な慢性病の流行というものは、もはや「病的な

14

環境の都市」という面だけでとらえることは出来ず、より広範な「進行する
地球規模の生態学的現実」という情況の中でとらえられている[26]。しかし、
同時にアレルギーは、痛風と同様に20世紀におけるこの全世界的な伝播と
受容を容易にした、特定の個性とともにあると考えられたのは明らかであ
る。複数の医師や科学者たちが、一方に花粉症のような疾患を、他方に人種
的、教育的、そして文化的な優越性との間のイデオロギー的な結合を築き上
げ、アレルギー（あるいは、少なくともある種のアレルギーの徴候）を魅惑
的で最新流行の状態にした。

　別の点では、18世紀から19世紀にかけての神経病の増加と同様に、20世
紀にアレルギー疾患が増加したことは、環境保護論者や臨床生態学者たちに
よって、近代的な産業社会を批判したり、生態学的なバランスや健康、そし
て環境の持続可能性に注意を払うような、よりシンプルで調和のとれた生き
方を探究するために援用されてきた[27]。

　例えば、20世紀末の論者らによれば、アレルギーを持つ多くの人々は預
言者として機能しているのであり、有毒物質による環境の産業汚染が持つ危
険性を、社会に対して警告する役割を果たしていた[28]。ベドーズの時代と同
様に、健康と疾患が知覚されるパターンは、社会批判を表現するための適切
な媒体として引き続き供給されていた。最後に、現代の文明病の原型とし
て、アレルギーは、感染症の後退やヒステリーや痛風といった他の流行疾患
が減少したことによって生じた疫学的、文化的空隙を埋めつつあるとみなす
こともできる[29]。現代生活に避けては通れない随伴者として、生態学的スト
レスを喚起する標識（ないし記憶）として、そして内部からの疾患が実在す
る証拠として、アレルギーはそれゆえに、日々の生活に病理、もしくは精神
病理上の確信を再現することで繰り返される信念へと信用を付与してもい
る。

アレルギーの学説史
　多くの慢性疾患と同様に、アレルギーはその現代医学、政治、大衆文化に
おける傑出した位地にも関わらず、歴史家たちの興味をほとんど引いてこな

かった。ポーター Porter やルソー Rousseau が述べているように、歴史家た
ちが慢性疾患を無視しているのは「いくらか近視眼的に見える[30]」。疫学的
変化についての諸研究では、感染症の減少に対して明らかに焦点を絞ってい
るのにも関わらず、彼らは現代における慢性の変性疾患が増加していること
に対してはほとんど詳細な洞察を示していない。癌や関節炎の歴史について
の初期の例外[31] を除けば、あるいは環境における決定因子と、石綿症、珪
肺、そして鉛中毒のような慢性非感染性疾患を規制する政治が取り扱われて
きた産業医学史の分野における近年の研究[32] を除くと、歴史家たちがこれま
でのところ限定された関心しか示してこなかったのが、現代の人口動態と健
康の推移の劇的な否定的側面、あるいはアーネスト・グルーエンバーグ
Ernest Gruenberg が何年も前に、20 世紀中葉における慢性疾患と身体的障害
に関する刺激的な考察の中で、「成功の中の失敗」と手際よく片づけたとこ
ろのものであった[33]。

　アレルギーは免疫学の学説史の中でもほとんど目立たないままだった。免
疫学に関する近年の建設的な概説として、イラナ・ローウィ Ilana Löwy、
アン・マリー・ムーラン Anne Marie Moulin、アルベルト・カンブロージオ
Alberto Cambrosio、ピーター・キーティング Peter Keating、アーサー・シル
バースタイン Arthur Silverstein、レズリー・ブレント Leslie Brent、ポー
リーン・メイザムダー Pauline Mazumdar、アルフレッド・タウバー Alfred
Tauber、トーマス・セーデルクウィスト Thomas Söderqvist やその他におい
て、この学問分野の進展について多数の決定的な特徴が記述されてきてい
る[34]。特にこれらの著者が明らかにしたのは、19 世紀から 20 世紀にかけて
の、身体の防衛メカニズムに対する免疫学的アプローチを特徴づける、明確
に異なる概念的枠組み（パラダイム）の変化が見てとれるということであ
る。こうした報告で述べられているように、基礎と臨床の免疫学は、およそ
1880 年から 1920 年の間には実験病理学そして生理学と密接に結びつけられ
ており、予防接種や血清療法のような新たな治療法の促進と普及のために役
立てられていた。20 世紀の初めの数十年間には、ワクチン療法の失敗が理
解されてきたことと免疫化学 immunochemistry（ノーベル賞を受賞したス

16

ウェーデン人化学者スヴァンテ・アレニウス Svante Arrhenius が 1904 年に
造った造語[35]）の夜明けが相まって、生理学・病理学から免疫学を分離さ
せ、同時にその注意を臨床的問題から抗原・抗体の生化学についての基礎研
究へと移行させたのだ。しかし、1950 年以降になると、免疫学−生物学的現
象への関心の再燃（臓器移植の拒絶反応や自己免疫疾患のような）がこの分
野にさらなる変化をもたらし、再び免疫学は「医学の実地臨床に必須の生物
学的研究」と結び付けられた専門分野となった[36]。

　しかし、こうした広範な歴史的枠組みの中で、多くの免疫学の学説が徐々
に、生産的に蓄積していったことは疑いようもなく明らかである。その中に
は、あるいは他の理論とは独立しているが、はっきりと認められる自己と非
自己の区別についての理論上の論争があり、あるいはパウル・エールリッヒ
Paul Ehrlich の抗体産生に関する側鎖説、フランク・マクファーレン・バー
ネット Frank Macfarlane Burnet のクローン選択説、ニールス・イェルネ Niels
Jerne のイディオタイプ−抗イディオタイプネットワークの提唱、あるいは
より最近のモノクローナル抗体の生産のような、将来性のある仮説や技術の
開発と普及がある。ワーウィック・アンダーソン Warwick Anderson、マイル
ズ・ジャクソン Myles Jackson、バーバラ・グットマン・ローゼンクランツ
Barbara Gutmann Rosenkrantz が「免疫学の不自然な歴史」に対する彼らの辛
辣な論証で説得力をもって主張するように、学説史家たちはしたがって、主
に伝統的な枠組み、あるいは免疫学者たち自身によって確立された「創り上
げられた伝統」の中で仕事をし、そして「免疫、感染、あるいはアレルギー
といったあいまいで不確かなテーマ——再発見された伝統という先祖伝来の
伝説の一部としては同定されないようなトピック」の探究には失敗してき
た。こうした見方からは、「これまでに代わる免疫学の学説史、実験室のた
めではなく、臨床医学と文化のための学説史」の必要があり、かつそのため
の余地が残されていることは明らかである[37]。

　最近まで、アレルギー学をその主な対象とする歴史研究もまた、知的・学
問的な進歩の成果報告がその多くを占めており、アレルギー学の発展を、重
大な数々の発見、重要な刊行物や影響力のある科学者たちといった、一連の

里程標ないし踏み石としてお決まりに描き、それらが全体として、免疫病理学の研究を 19 世紀後半の深刻な無知から、新たな千年紀の初頭における進歩した知識と治療力という立ち位置へと転換したとしていた。主に臨床免疫学者、およびアレルギー学者自身によって編纂されたため、現代の臨床家たちが、自分たちの専門領域の進歩における決定的瞬間のそれとして認識してきたこうした一連の成果の系譜を概説してきた。つまり、1894 年に「過敏症 hypersensitivity」という用語が初めて使用されたこと、1902 年と 1903 年に全身性と局所性のアナフィラキシーが特定されたこと、1906 年のアレルギーという用語の導入、ヘンリー・デール Henry Dale によるヒスタミンの発見、1920 年代早期にアレルギー反応の受動免疫移入〔血清の移入によって生体反応を他の個体に移転できること〕が示されたことと「アトピー」の特徴づけ、1950 年代と 1960 年代の、それに関連する免疫学的機序による過敏症の分類、両大戦期と戦後における、より効果的な薬物療法的アプローチの導入（例えば抗ヒスタミン薬、気管支拡張薬、そして吸入ステロイド）、1967 年の IgE の発見、そして近年になって、アレルギー疾患の病態生理に関わるケミカルメディエーターの免疫学的な理解が進展したことである[38]。

　アレルギーの歴史におけるこうした一本道の言説、特にハンス・シェードワルト Hans Schadewaldt による広範な文献学的概説[39]は、確かにアレルギー科医の想像力や臨床的な問題の焦点を形成した登場人物や概念を理解するのに役立っている。そして、あるいは職業上の不安がある時に彼らを安心させるような効果を与えてきたかもしれない[40]。しかしながら、こうした学説史は社会史家たちが特に関心を持つような論点を、適切に検討することに失敗してきた。それは何より、アレルギー現象の機序についての、同時代の非常に議論の多い論争を無視しがちだった。その代わりにそこでは、現代の科学的知識がスムーズで問題なく創造されてきたことに寄与したと思われる進歩だけが記述されてきた。結果として、こうした実証主義者のアレルギー学史に関する著作では、しばしばアレルギー疾患の当時競合していた説明を低く見積もって、安易に花粉症、喘息、そして他の病態の免疫学的な理解に対して優先順位を与え、同時代にはこれらの疾患の、ホルモン性、毒素性、神経

原性、心理学的、そして社会的な原因の可能性に深い関心が持たれていたことを軽視してきた。同様に、それらの学説史ではしばしばアレルギーと免疫の関係の本質や、免疫反応の進化におけるアレルギー現象の役割についての関心を軽視してきたが、これらの関心は20世紀を通じて臨床家や科学者たちを二分してきたのである。重要なことに、こうした理論では同様に、知的、制度的、実地臨床上の医学専門領域としての臨床アレルギー学の直接の起源やその決定的因子についても見過ごされてきた。臨床免疫学や臨床アレルギー学は、多くの実証主義者の業績が暗黙のうちに推測しているように、研究室での過敏症やアナフィラキシーの研究から直接ないし労力を伴わずに生じてきたわけではない。逆に、英国と米国では、より実地臨床あるいは臨床医による考察の集積から、医学の専門領域としてのアレルギー学の発展が直接に形作られたのである。

　最後に、あるいはさらに重要なことだが、実証主義者の学説史は、時代とともにアレルギーの意味が変わっていった経過を見過ごし、アレルギーという用語それ自体の柔軟性あるいは弾力性を無視しがちであった。結核（そして他の多くの疾病分類）の意味が19世紀から20世紀にかけて変化したように、アレルギーの意味も時代とともに変化したというのは、理解しておくべき重要な事実である。今日ではアレルギーは、1906年にこの用語が最初に着想された時とは異なる病的状態の組合せを指しており、その領域も意味も当時とは異なっている。現代における花粉症、喘息、そして食物アレルギーの論述の中には、フォン・ピルケによる生物学的反応性の変化というもともとの着想のわずかな影響しか残っていないものもある。診断的なカテゴリーの意味と、疾病の名称は決して固定されることがなかった。ルドヴィック・フレック Ludwik Fleck が1927年に主張したように、疾患は決して安定した天与の存在とみなされるべきではなく、むしろ「観念的な仮想の概念で……その周りで患者と多様な疾病現象がグループ分けされているが、しかし、その概念に完全に一致することは決してないものだ[41]」。キャサリン・オット Katherine Ott は最近上梓された模範的な結核の文化史についての著作で、疾患とは常に「考えの寄せ集めで、グループの中で時間の経過とともにその位

置を変化させる」としてフレックの警告を繰り返した。徴候が存在論的には実在しているにもかかわらず、病気とは「人体、医学的原理、そして疾病の物理的要素の中で設定された文化的な人工物なのである[42]」。

　少数の歴史家たちは、こうしたより広い歴史的文脈の関係に基づいて、アレルギーを含む臨床免疫学史を探究し始めている。例えば、キャスリン・ウェイト Kathryn Waite とマイケル・エマニュエル Michael Emanuel は、19世紀後半の産業革命期後に現れた疾患として、花粉症の臨床的輪郭を形作ることに関わった広範な物質的・文化的要素を検討している[43]。同様に、ジョン・ギャビー John Gabbay とカーラ・ケアンズ Carla Keirns の喘息に関する研究では、疾患概念が形作られ、治療法へのアプローチが作り出されるうえで、どのように広範な医学と社会のイデオロギーが影響するか検討している[44]。より最近では、イラナ・ローウィ Ilana Löwy とケントン・クロカー Kenton Kroker による、シャルル・リシェのアナフィラキシー理論に関する建設的な分析、ティリ・タンゼイ Tilli Tansey によるヘンリー・デイルのヒスタミン発見に関する注意深い分析、そしてオーハド・パーンズ Ohad Parnes による初期の自己免疫疾患に関する明快な論述などがあり、アレルギー学の歴史を、基礎科学の歴史とより広範な病理学史の文脈の内実により近いものとして示唆に富む形で描き出している[45]。最後に、グレッグ・ミットマン Gregg Mitman による 19 世紀と 20 世紀のアメリカ文化における花粉症の位置づけについての傑出した研究は、アレルギー疾患の歴史をより精細に検討しただけでなく、医学史を急激に発展する環境問題の歴史とより有効に結合させることには有益であると示した[46]。特にミットマンの花粉症に対する環境的視点からの鋭い分析は、アンダーソンと同僚たちによる「学問領域の狭い境界の中で衰弱させられていない、より生態学的な免疫学史」という要求に的確に応じているだけでなく、「個人の、社会の、認識に基づいた、そして技術的な資源や制約が、学問分野の境界をいかにして形作り維持しているかについて、よりニュアンスに満ちた、つまり直線的でなく、因果関係を前提としない理解」を代わりに作り出したかもしれない[47]。

　本書の目的は、19 世紀末から 20 世紀初頭の実験生理学と小児科にあるア

レルギーの歴史の起源から、現代における爆発的な蔓延という地位に至るまでを追いかけることであり、ミットマン、ローウィ、クロカー、ケアンズらによって開始された過程を継続することである。研究の基礎となる一次文献は、西洋先進国の保存記録(アーカイブ)や図書館から引き出されている。そして記述の焦点は主に英国、北アメリカ、そして西ヨーロッパにあり、まさにその地でアレルギー疾患は初めて重大な社会経済的・公衆衛生的問題として立ち現れ、臨床アレルギー学が初めて他と区別された医学の専門領域として確立されたのである。とはいえ、20世紀後半の発展途上国における劇的なアレルギーの増加と、国際的な保健機関により表明されている世界的なアレルギー疾患の社会経済学的負担への増大する関心により、現代の疫病としてのアレルギー誕生の物語は、必然的に全世界に広がるものとなっている。

　次章では20世紀初頭におけるクレメンス・フォン・ピルケによる、先駆的なアレルギーの定式化の起源と受容について述べる。フォン・ピルケの業績は、感染症の自然歴についての彼の知識と、小児における予防接種反応や猩紅熱やジフテリアの治療を受けた患児における血清病に対する自身の観察に密接に基づいていたが、にもかかわらず、彼はそれと同様に、特異体質 idiosyncrasy に関する伝統的な観念や、19世紀後半における過敏反応についての説明、そしてシャルル・リシェのような実験生理学者による基礎的な研究にも強い影響を受けていた。フォン・ピルケの発見は、実際に西洋の医学・科学の領域における共通認識となり、彼による、基礎研究が臨床に対する実用的な含意をもつという先見性は、20世紀のほとんどの期間でアレルギーの研究と診療を支配し続けた。にもかかわらず彼の業績に対する初期の受容では、その理論におけるアレルギーの意味論と機構、そして生物学的反応性が変化することの多様で破壊的な表れの進化論的な重要性について、ヨーロッパと北アメリカの科学者と臨床医たちの間で、多くの論争を呼んだことは重要である。

　免疫学的メカニズムがある種の疾患の病態を説明しうるかもしれないという認識が、すぐに過去の花粉症、喘息、そして湿疹などに関する病因論の理

解を置き換えたわけではなかった。そして、その後も一部の学者たちは、そうした疾患をホルモンや心理学的な攪乱によるもの、ないしは毒素に対する反応という形で認識し続けていた。しかしフォン・ピルケの観察によって、これまで別々の疾患と考えられていた複数の病気がまとめて取り扱われ、かつ新たに共通の病態、共通の疫学、そして共通の自然歴を有すると考えられたことは明白だった。花粉症のような疾患の生物学的側面に注目することで、アレルギーという概念は、アプローチの焦点を環境や気候に関するものから治療や個々人のアレルギー反応への介入へと変貌させた。第3章で後述するようにこの変化は、ワクチン療法の開発や花粉症の臨床研究と相まって、一般的に減感作療法、ないし免疫療法と呼ばれる、治療の核心となる新療法が誕生するための推進力を与えた。この治療法のメカニズム、有効性、そして安全性と、臨床家が治療法を行う意図については議論があり、かつ実際には抗ヒスタミン薬のような様々な薬剤の普及がその治療上の位置づけに挑戦してきたが、それでも減感作療法は大西洋の両岸で、20世紀中葉に新たな臨床医学の専門領域が確立する上での拠り所を与えたのだった。

　1960年代までには、臨床アレルギー学が多くの西欧諸国で、それ自身の国内の専門学会、多数の学術雑誌、そして学術集会、ワークショップ、研究計画や研修計画など拡大し続ける国際共同事業のネットワークを有する、他から独立した医学分野として確立された。こうした国際的なイニシアチブは、その多くが新たに誕生した世界保健機関（WHO）により調整されており、アレルギー疾患の規模が劇的に増大しているという認識によってある程度つき動かされていたし、ある程度はその認識自体を助長することにもなった。終戦直後の数年間には、アレルギー疾患はもはや、かつて20世紀初頭に考えられていたような、西欧先進国の教養ある文明化された諸階級に限定されたものではないことが明らかになった。1950年代から60年代にかけて、花粉症、喘息、食物や薬物へのアレルギー、そしてハチ刺咬症に対する過敏反応は、全世界の全ての社会階層にとってますます一般的なものとなり、かつ致死的なものとなったと考えられた。同時に、片頭痛、腸炎、掻痒感、そして多発性硬化症といった一見〔アレルギー〕特異的でないような臨床

的状態が、アレルギーによって説明されるのではないかと疑うことが臨床家（そして大衆）の習慣になった。例えばスイスの製薬会社であるチバ社（CIBA）が1948年に発行したパンフレットの中では、ある面では自社の抗ヒスタミン薬が持つ幅広い薬効を広告するために「アレルギーは隠れていませんか Steckt eine Allergie dehinter?」と問いかけた[48]。第4章では、戦後期にアレルギーが全世界的な現代病に変貌していったことを検討するとともに、アレルギー疾患の増加傾向に対応した結果としての国内外の政府および公益法人による努力を取り扱い、そしてアレルギー反応に関わる免疫学的メカニズムを明らかにし、そして増大する有病率と死亡率を食い止めるために新たな薬物を作り出す取組みについて述べる。さらに、アレルギーがますます、国際的な製薬産業だけでなく、化粧品業界やクリーニング業界、食品産業、そしてメディアの投資を引きつけることになる様子も取り上げる。

　アレルギーが現代世界で蔓延するとともに、その出現に関するさまざまな説明も広まるようになった。ベドーズやベアードの、結核と神経疾患に関する前世紀の痛烈な見解に酷似しているが、アレルギー学者たちはそれが主として現代文明の病であるとみなし、現代の豊かなライフスタイルや環境によって作り出されたと考えた。ドイツの社会学者であるウルリヒ・ベックUlrich Beck が、数年前にその印象的な分析の中で、彼の言うところの「リスク社会」について指摘したように、「高度先進現代社会の中で社会的な富の創造には、社会的なリスクの創造が構造的について回る」。現代社会の住民は、彼が示唆するには、「文明の噴火口の真上に住んでいる[49]」。第5章で述べるように、第二次大戦後の数十年間において、アレルギーの増加傾向はまさにこうした言い方で説明されていた。リスクの疫学的な評価は、しばしば喘息などの疾病の臨床的定義の変化や、アレルギーという用語自体の増大する弾力性に悩まされたが、にもかかわらず20世紀後半には、アレルギー性疾患はますます現代の「汚染物質」（例えばタバコの煙、自動車の排ガス（ヒューム）、そしてハウスダスト）、現代の建築と装飾の様式、母乳育児と予防接種のパターンの変化、ないしは家の中での衛生環境、食事や運動の変化と結び付けられるようになった。

　戦後のアレルギーに関する議論は、アレルギー反応の意味論、ないしは進化における目的論に関する根強い議論が復活してきたことによっても特徴づけられる。レイチェル・カーソン Rachel Carson（1907-64）やセロン・G・ランドルフ Theron G. Randolph（1906-95）といったアメリカの活動家たちの先駆的な仕事により、世界中の環境保護論者と生態学者は、アレルギーは単なる免疫の異常であるという免疫学者と臨床アレルギー科医たちに異議を申し立てるようになった。反対に彼らは、アレルギーは広範な環境的・生態学的ダメージによってもたらされる危険に対する、まったく適切な防護反応を成していると主張した。第6章で述べるように、こうした議論により、アレルギー疾患のパターンの変化や、何より多数の化学的物質への過敏患者の出現が、グローバルな現代消費社会への明白な政治的批判として、暗黙裡に描き出されることになった。アレルギーは社会進歩に伴う病理のメタファーとして唯一のものではなかったのだが、それは通俗的な抵抗文学や映画のなかで力強く描き出され、現代生活の広範な危機に対する、理にかなった意味深長な反感の象徴として通用するようになった。この千年紀の終わりには、アレルギーはおそらくは生来のものであろう生物学的な反応性と、現代物質社会の人工物との間で進行する食い違いを示唆に富む形で表現していたのだった。

アレルギーの国

　アトランティックシティーで1935年に開催された、アメリカにおける2つのアレルギー学会の合同集会でディナー後に行われた演説で、米国アレルギー研究協会 American Association for the Study of Allergy 会長であるJ・ハーヴェイ・ブラック J. Harvey Black（1884-1958）は、おどけて、アレルギーの臨床領域を近代国民国家になぞらえた。アレルギーの「公正で、実利的でさえある地理、地勢とその他の特徴の報告」は、あるいは臨床家たちにはいくらかの利益となるかもしれないと主張して、ブラックはその境界、気候、環境、そしてほとんど未知のその領域における、無制限に思われるその天然資源について論を進め、さらにその移住者たちの政治的な専門職としての忠

誠と作戦行動について詳しく物語った[50]。ブラックの例えは流行したのが明らかだった。

　例えば、あるアレルギーに関する一般向け書籍は1939年に出版され、読者を「この奇妙で人をじらせる状態の迷路の中で進むべき道を見つける」手助けすることを目的としていたが、アメリカを代表するアレルギー科医であるウォーレン・T・ヴォーン Warren T. Vaughan（1893-1944）は、その中で感作された身体を、識別できる敵の攻撃という繰り返される脅威に対して自らを防衛しようと奮闘する「巨大都市ないし巨大国家」になぞらえた。ヴォーンは、両者の状況に共通なのは、「前線の戦略的地点に配備され、その任務が侵略への抵抗である」、その領土の防衛が専門の構成員に委ねられている点であると主張した。ほとんどの場合、「アレルギー国」の「住民たち」（つまり多様な細胞）は調和のとれた安定的な環境の中で生きており、「その本性において非常に定常的で刺激性のない液体に浸った状態」である。しかしながら時には「それまで国境警備隊に気付かれることのなかったような」ある種の物質が入り込んだ場合、この国は自分自身を守るために防衛機構を動員するのである。ヴォーンが示唆したのは、この外敵が再度侵入しようとした場合、防御物質（抗体や、ヒスタミンのようなメディエーター）の過剰産生が、一般的なアレルギー徴候の発現につながるのではないかということであった[51]。

　相互に関連したものだが各々別の、あたかも地理学的な「アレルギー国」という考えは、1930年代にブラックやヴォーンによって広められたわけだが、しっくり来るものだった。非常に新しく特異な歴史を持つということに加えて、アレルギーは（そのすべての多様な外見で）同時に特別な地理（学的特徴）を示していた。ある次元では、このことは単純に、アレルギー疾患が時間的であると同時に、空間的にも広汎な疫学的分布を示しつつあるということを意味した。20世紀初頭の数十年において、アレルギーは単に西欧世界で他の地域よりも多いというだけではなく、その中の特定地域でより流行していた。例えば北アメリカでは、1930年代から40年代にかけて、花粉症の有病率推計値は東部沿岸地域の3％から、ブタクサが特に繁茂している

ミシシッピー川流域の 10％までの格差を示した[52]。20 世紀の間にこうした
アレルギー疾患の地理的分布は変化した。発症率や有病率の地域差は残存し
たが、アレルギーは先進諸国と同様に発展途上国においてもまた流行域に到
達した。例えば、花粉症は日本では 1930 年代早期には明らかに知られてい
ない疾患であったが、1986 年までには、高度に大気が汚染された〔花粉の多
い〕地域では、実に 30％以上の子どもたちが花粉に起因するアレルギー性鼻
炎に罹患していることが報告された[53]。

　アレルギーの全世界への展開と、アレルギー疾患の有病率の局所的な地域
差は、ブタクサやある種のイネ科植物の成長と散布というような、自然環境
の変化という形である程度説明できる。しかし、環境すなわちアレルゲンへ
の暴露リスクは、自然地理学的要因や環境要因によってのみではなく、政治
的・経済的な影響によっても形作られるということは理解しておくべき重要
な事実である。グレッグ・ミットマン、ミシェル・マーフィー Michelle
Murphy、そしてクリストファー・セラーズ Christopher Sellers が、その環境
と健康に関する優れた論文集の序文で控えめに言及しているように、健康リ
スクへの暴露は地理的と同様に、社会的にも決定される生産と消費のパ
ターンによって枠組みづけされている。というのは「植民地の社会に広がる
厄介な瘴気から、大都市部あるいは居留地の『下層の大衆』による悪臭やご
み、そして西欧やそれ以外の地域での産業生産が引き起こしそうな様々な危
険にいたるまで、恩恵と猛威の力はその（暴露の）形態の中にもともと組み
込まれている」からである[54]。したがって、花粉症や喘息のような疾病の、
環境についてのあるいは生態学的な歴史の中で、細心の注意を払う必要があ
るのは、地理的なそれと同様に、経済的あるいは政治的な力に対してであ
り、これらは都市、職業、室内あるいは産業の環境を形作るだけでなく、そ
の過程において、ある種の健康への危険因子に暴露する危険性をさらに増悪
させるのである。

　最後に、疾患カテゴリーと専門領域のどちらとみなすとしても、アレル
ギーは同時に固有の文化地理学を保有してきた。アレルギー疾患の臨床的な
輪郭とシンボルとしての境界線が組み上げられ、消費されているのは広範な

領域で、例えば研究所、病棟や診療所の中であり、国家的・国際的な保健機関の調査の中であり、そして医学雑誌や教科書の紙面であり、新聞や雑誌のコラムの中であり、一般向けの映画や文学の中であり、患者の心と身体の中であり、そして政治家や現代の環境保護論者、そして臨床生態学者のレトリックの中である。したがってアレルギーについての科学的な指摘、臨床的観念、そして政治的な定式化や素人の体験は、「文化的影響の網目の中で濾過されている」のである[55]。そしてそれらは全体として、現代におけるアレルギーの位置と意義を、実際に現れた臨床徴候と同様に、定義している。

　その一方では逆に、アレルギーは伝統的な地理的、政治的、臨床的、そして生物学的境界を強化したり反論したりするためにも用いられている。結核の社会病理学に関するベドーズの鋭い批判に呼応して、そのために現代病としてのアレルギーの出現の歴史は、必然的に社会、政治、文化、経済、そして生態学的なその影響力への言及を伴っていて、これらの影響が健康と疾病のパターンを形作り、そして現代における知識の分布と力の均衡を決定づけている。

第 2 章

奇妙な反応

　　変化する反応性というこの一般概念に対して、私はアレルギーという用語
　を提唱する。

クレメンス・フォン・ピルケ、1906 年[1]

　アレルギーという用語は、1906 年 7 月発行のドイツの医学雑誌で、クレ
メンス・フォン・ピルケによる、短い思弁的な論文において初めて用いられ
た。この用語は 2 つのギリシャ語の単語である αλλος（「他の」あるいは
「別の」を表す）と、εργεια（「活力」ないし「反応性」を示す）を結びつけ
ることで、様々な形で現れる生物学的反応性の変化を定義するために簡便な
手段を提供することを企図していた。フォン・ピルケが新提案のルーツとし
たものは様々だった。1 つには、ヨーロッパとアメリカの最も有名な研究機
関のいくつかにおいて、実験室で働く実験生理学者や病理学者からの、動物
に異物を注射した時に認められる、奇妙で一見すると過大に見える生理学的
な反応についての科学的報告を彼は明らかに利用していた。しかしそれと同
時に、フォン・ピルケの生物学的反応性を理解し探究するための体系は、
ウィーンの小児病棟における患者で明らかになった、感染症やワクチン反応
の自然歴についての彼自身の臨床経験によって綿密に組み上げられていた。
　実際に、この用語の起源と進化は、フォン・ピルケが単に研究室の実験台
からだけでなく、あるいはフォン・ピルケ自身にとってはおそらくより重要
であったかもしれないが、患者のベッドサイドでの観察から得た洞察を活用
することに深く関与していたことを証明している。

彼の生物学的反応性の変化という定式化は、しばしばその批判者たちによって異議を唱えられたし、アレルギーが当初持っていた広範な意味は彼に続く研究者たちによって容赦なく狭められてしまったが、それでもクレメンス・フォン・ピルケが広範な臨床的現象と実験的なそれを、他とはっきり異なる概念的枠組みの中で系統的に並べたことは、結果として大きな影響を与えた。アレルギーという用語それ自体も、最終的には世界中の基礎医学者と臨床家、そして患者たちと一般大衆によって広く受容された。免疫学的反応性に関するフォン・ピルケの主だった臨床研究も、臨床アレルギー学を医学の専門領域として展開させることに影響を与え、かつ、ある程度は持続的な影を投げかける役割を担った。何より、フォン・ピルケがその初期論文で洞察力を持って提示し、注意深く検討した臨床的・基礎的な難題は、20世紀のほとんどの期間においてアレルギーの研究を悩ませ続けることになった。本章の目的は、フォン・ピルケによるアレルギー理論の起源を、19世紀末と20世紀初期における特異体質と免疫の研究史から検討し、彼の挑戦的な理論が速やかに受容され、修正されたことを分析し、そしてフォン・ピルケの業績が、その後のアレルギーの歴史に対して持続的な影響を及ぼしたという点にハイライトを当てることである。

特異体質と過敏症

外来物質に対する、奇妙で時に致死的な反応は古代から報告されていた。ハチ（ハナバチ・カリバチ）に対する特異的な重症反応も古代の記録が残っているが[2]、もっとも一般的な型の特異反応はさまざまな食物に対するものだった。例えば、ヒポクラテス Hippocrates（460-375BC）自身の著作と、その同時代人や追随者の著作が集積された文献「ヒポクラテス全集 Hippocratic Corpus」では、ある人たちがチーズを食べるときに「ほとんどの人は傷害を受けないが……他の人たちは調子が悪くなる」という証言に触れている。重要なこととして、こうした反応はチーズの性質に起因するとは考えられておらず、特定の「個体の構成要素の中にチーズへと敵対するものがあって、その（チーズの）影響下で目覚めて活動するようになる」ことに原因があると

考えられていた[3]。何世紀か後には、ヒポクラテスによる選択的な感受性という着想が、ラテン文学の哲学者かつ詩人であるルクレティウス Lucretius（98-55BC）によって、洗練された形で表現された。彼はその包括的な思想書である『物の本質について』の中で、「ある人にとっては食物であるものが、他の人にとっては猛毒になりうる」と主張している[4]。こうした外来物質に対する、通常は起こらないような反応について当てはまる概念は、かつては特異体質 idiosyncrasy という用語の中に含まれていて、それはすなわち、ロンドンの外科医で眼科医のジョナサン・ハッチンソン Jonathan Hutchinson（1828-1913）が、1884 年に「発狂した個性」と呼んだところのものだった[5]。

　近世には、食物、ハチ類の刺咬症、そして確かに様々な薬剤に対する、特異体質による有害で時には命に関わるような反応についての散発的な報告が急増した。ハチ刺咬症による全身反応の最初の臨床的な症例報告は 17 世紀末に出版され、1765 年にはフランスの内科医によってこの原因による最初の死亡例が報告された[6]。18 世紀から 19 世紀の間には、ある種の薬物（例えばヨード剤、臭素剤、ヒ素、タバコ）が、さまざまな食事が引き起こすのと類似した、特異体質による皮膚あるいは全身の反応を引き起こすことが既に知られていた[7]。それに加えてますます多くの論者が、さまざまな疾患のプロセスが正常からの機能的な変異や逸脱という点から理解されると考えるようになった。1698 年にリッチフィールド在住の内科医だったサー・ジョン・フロイヤー Sir John Floyer（1649-1734）は、彼自身も喘息患者だったのだが、感受性のある患者に呼吸困難を引き起こしうる様々な物質について注意深く列記している。情動的なストレスや運動が喘息患者に与える影響を記載したことに加えて、フロイヤーはまた、発作に先行する喫煙、金属蒸気、食物、ちりや、天候変化の持つ役割について詳細に述べている[8]。19 世紀には、花粉症と喘息はどちらも、塵、干し草、羽毛や動物といった外的物質に対する、特異体質による過敏性という形で理解されていた。論者たちの中には、ある種の病的状況の確認を外界からの特定の刺激に対する特異体質による反応という形で考えることは、その背景にある体質や感受性の正確な

本質を解明できていない、ということを認める者もいたが、それでも反応の直接原因を発見することは、少なくとも「既知の危険の正確な発生源を理解し、そうした原因を回避することが可能だ[9]」という臨床的に明白な利点をもたらしたのである。

19世紀の最後の数十年間には、外的物質に対する、特異体質反応が新たな意味を持ち、かつ緊急性のある課題となった。臨床的な関心は、ストレスに曝され、こうした影響を受けやすい西洋の文明化された大衆が、おそらくますます曝されていたと思われる多くの新薬や潜在的な刺激物質の激増によって促された面もあった。例えば、アメリカの内科医であるジョージ・ベアード George Beard（1839-83）によれば、現代文明は、ある型の神経衰弱（ベアードによればアメリカ型神経質ないし神経衰弱症）に対して責任を負っており、人々の気候の変化に対する感受性を増大させるだけでなく、「食物、薬物、そして外的な刺激物質に対する特別な特異体質」を作り出してもいるのだった[10]。

しかし、より目立った点としては、感染症に対する新たな治療法が創造され普及したこともまた、生理的な特異体質がヒト疾患の病態に果たしている潜在的な役割への注目を促した。ヴィクトリア朝期に西ヨーロッパと北アメリカで細菌説が華々しく出現したことと、何よりも特定の病原体の役割が信じられるようになったことは、病原体が組織の傷害を引き起こし、そうした傷害から人体が防御される機構だけではなく、微生物やその毒素に対して身体の防衛反応を強める方法についても、活発な臨床と基礎医学における研究を促した。

この時期、感染症に対する免疫を分析し、賦活するためのアプローチは広範でしばしば対立する2つの理論が支配していた。1880年代から90年代にかけて、動物学者のイリヤ・メチニコフ Elie Metchinikoff（1845-1916）は、免疫とは本質的には細胞に起因する現象であり、ある種の白血球（彼のいう「貪食細胞 phagocytes」）が、侵入した微生物を貪食し破壊することによって成し遂げられると提唱した。メチニコフの細胞性免疫という理論〔細胞説〕は、フランスのパスツール研究所で勤務していたアレクサンドル・ベスレト

カ Alexandre Besredka（1870-1940）のような科学者たちによって積極的に受け入れられ、かつ修正されたが、一方では、その代わりとなるような液性免疫という学説を唱えたドイツの反対者たちによって激しい異議が申し立てられた。例えば、ローベルト・コッホ Robert Koch（1843-1910）、エミール・フォン・ベーリング Emil von Behring（1874-1917）、そしてパウル・エールリッヒ Paul Ehrlich（1854-1915）によれば、感染に対する有効な防御には血清中にある特定の因子が介在していて、この因子は次第に抗体 antibody と呼ばれるようになった。研究者の中にはこの 2 つの理論はお互いを排除するものではないと考える者もあり、かつ抗体の存在やその実在性については議論の余地が残っていたのだが、19 世紀から 20 世紀への変わり目にかけて研究者たちは、次第に細胞性免疫説よりも液性免疫説を好むようになり、感染症に対する抗体の正確な機能を明らかにすることに注目するようになった[11]。

19 世紀の最後の 10 年間には、感染を受けた患者や免疫された動物由来の血清には生体を防御する能力（抗毒素性 antitoxic）があることがわかり、特定の抗血清（抗体を含む血清）ないし抗毒素を投与することで、感染症を治療できるのではないかという希望を抱かせた。エミール・フォン・ベーリングと北里柴三郎（1856-1931）によって、血清療法、あるいは受動免疫として知られることになる、こうした治療の臨床的な意義が初めて示された。ベルリン衛生学研究所のローベルト・コッホ研究室で働きながら、フォン・ベーリングと北里は、致死的にならない量の精製した毒素を動物に注射することでジフテリア抗毒素（血清）を作り、1891 年のクリスマスの日に、ジフテリアに罹患した子どもを、抗血清を用いて治療することに成功した。フォン・ベーリングに 1901 年の第 1 回ノーベル医学賞をもたらした、感染症の悲惨な被害と戦うためのこの新療法は、すぐにジフテリアに罹患した多くの患児へ応用されただけでなく、破傷風の患者にも用いられるようになった[12]。

血清療法の持つ効果はすぐに明らかになった。ジフテリア抗血清が商業生産され、それがヨーロッパの多くの病院で実地診療へと導入されたことは、ジフテリアによる死亡率を劇的かつ持続的に減少させた[13]。あるいはこの成

功に刺激されたのかもしれないが、多くの臨床家が多くの他の疾病へ血清療法を応用しようとした。20世紀初頭にはアメリカ人内科医でハンブルクにある州立衛生研究所の所長だったウィリアム・ダンバー William Dunbar（1863-1922）が、花粉症の患者の「花粉毒素」の作用に対して拮抗させるために、ウマとウサギから作成した「抗毒素血清」を用いた[14]。同様に当時の医師たちの中には、重症てんかん患者に由来する血清を同じ疾病のより軽い病型に罹患している他の患者に注射することで、免疫を確立させることを期待した者もいた[15]。しかし、感染症治療で、それが明白に成功したにも関わらず、血清療法には抗血清を標準化することの困難さと、安全性に対する懸念の双方に関わる問題点がいくつもあった。その臨床応用後すぐに、医師たちは患者の一部が抗血清の反復投与で、とりわけウマ由来の抗血清で治療を受けた時に重篤な全身反応を引き起こすと記載していた。こうした反応には発熱、紅斑、下痢、血圧低下、関節痛、そして呼吸困難が含まれた。後に「血清病 serum sickness ないし serum disease」として知られることになる、この疾患による最初の死亡例は、多くの史家が述べる1896年ではなく、恐らくその前年にはすでに報告されていた[16]。1895年の *British Medical Journal* 誌〔英国の著名な総合医学雑誌で現存する〕には、治療ないし予防目的にジフテリア抗毒素の投与を受けた3人の患者の死亡例（アメリカ、ノルウェー、ハンガリーから）の詳細な報告が掲載されている。重要なことに、ニューヨークでの若い女性の死亡例における剖検所見から、内科医たちは、死亡は「用いられた抗毒素自体に何らかの形で起因する」はずはないと主張して、人体の抗血清に対する反応が、患者の死亡に果たした潜在的な役割についてほのめかしていた（そしておそらく偶然ではないだろうが、処置自体への非難を回避していた）[17]。

　血清病の臨床的特徴についての報告は、アレルギーの発見が成し遂げられるうえでの直接の背景として、きわめて重要な要因となったが、一方では、研究室の実験生理学者たちによる、異種タンパクに対する奇妙な特異体質反応についての〔臨床のそれとは〕全く異なる、多くの報告も同じように重要だった。19世紀にかけて科学者たちは、散発的な多くの報告から、免疫を

作り出す効果に加えて、異種タンパクを動物に注射することでも、外的物質に対する過敏状態を増強しうると推測するようになった。例えば、1839 年にフランスで大きな影響力を持った生理学者フランソワ・マジャンディーFrançois Magendie（1783-1855）は、卵のアルブミンを繰り返し注射されたウサギがまれに突然死することを記載している[18]。それに続く数十年で、科学者たちは病原体ないし体外由来血清の注射を受けた動物が、同様の致死的な反応を起こすことを報告していた。1894 年に、エミール・フォン・ベーリングが、ジフテリア毒素を反復投与されたモルモットの反応が増強することを記載するために、「過敏性 hypersensitivity」ないし「過感受性 supersensitivity」（*überempfindlichkeit*）という用語を提唱した[19]。その機序が明確に説明されている訳ではなかったが、そこでは一般的に、そうした死亡は投与を受けた動物のその物質に対する生物学的反応というよりも、外からの物質の直接作用に起因すると仮定されていた。

　20 世紀初頭には、動物と人間における過敏反応の原因や機序についての多くの研究で、こうした散在する報告の核心的な部分が、さらに重大な焦点となった。このうち最も有名な実験は、2 人のフランス人内科医で生理学者であるシャルル・リシェ Charles Richet（1850-1935）とポール・ポルティエ Paul Portier（1866-1962）によって行われ、その実験の業績によってリシェは 1913 年のノーベル賞を受賞した。1901 年と 1902 年に行われた一連の実験では、もともとリシェとポルティエは動物にイソギンチャク由来の毒素に対する免疫をつけることを企図していたのだが、彼らはイヌが 1 回目のそれよりも少量の毒素注射を 2 回目に受けた時に、呼吸困難と死亡を引き起こすことがあると示した。彼らはこの現象が、免疫が弱まることの産物であると信じたため、毒素の効果に対する過敏性の増強を記述するために、「アナフィラキシー anaphylaxis」（文字通りの意味は「防御の欠如」）という用語を提唱した[20]。

　その後数年の間に、ヨーロッパと北アメリカの多くの研究者がリシェとポルティエの観察を決定的な方向に発展させた。1903 年には、リールのパスツール研究所で働いていたモーリス・アルトゥス Maurice Arthus（1862-1945）

34

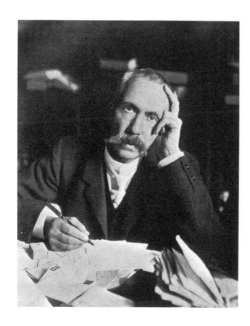

図1　シャルル・リシェ Charles Richet

が、全身性ではなく、ウサギにおける局所的なアナフィラキシーを誘導する
ことが可能であると示した。この反応は一般にアルトゥス反応*と言われる
ようになった[21]。その3年後には、2人のアメリカ人内科医であるミルトン・
ローズナウ Milton Rosenau（1869-1946）とジョン・アンダーソン John
Anderson（1873-1958）が、ウマ血清を静注した際に突然死したハムスター
と人間の双方の個体で（より一般的な現象としてのリンパ体質〔かつて突然死
の原因となると考えられていた、リンパ腺の発達した体質のこと〕ではなく）、（個体）
特異的なアナフィラキシー性の感作が関与している、という潜在的な可能性
を注意深く評価している[22]。こうした多様な過敏反応の正確な病理学的プロ
セスは未だわかっていなかったが、初期の研究から、実験的なアナフィラキ
シーには免疫学的な基盤があると次第に仮定されるようになった。つまり、
この現象には生物学的な（個体への）特異性があり、こうした免疫を作り出

＊現在のアナフィラキシーという用語には全身性の過敏反応という意味が含まれるため、通常は
　アルトゥス反応に対してアナフィラキシーという用語は用いられない。

すためにはそれ相応の待ち時間を必要とし、そして感作動物の血清を用いることで、それを受動的に（別の個体へ）移行させること（受動免疫反応）ができると考えられた。多くの研究者たちは、こうした知見が、アナフィラキシー現象をまず成り立たせるのは（抗原として知られる）外的物質の直接毒性ではなく、血清中の特異抗体の出現である、ということを証明していると解釈した。

　クレメンス・フォン・ピルケがアレルギーという用語を 1906 年に提唱した時、生物学的反応性の変化という彼の概念の注意深い体系化では、動物における過敏性の機序や意味についての最新理論と、患者が受けた血清療法の副作用に対する医学的関心が増大したことの両方を大いに利用していた。しかし、彼の明確な目標は、単にアナフィラキシーのような、広範でおそらく相互に関連している生物学的現象の臨床的理解を深めることではなく、また

単に血清病の病因論や発病機序についての臨床的な知見を強化することでもなかった。そうした理解についてはすでに、ピルケ自身がウィーン大学小児病院で血清療法を行った患児の観察が影響を与えていた訳だが、むしろ彼が切望していたのは、免疫と過敏性という一見関連したプロセスの本質的な関係を明らかにすることだった。現代の論者たち（何より歴史家たち）の中には、医科学へのフォン・ピルケの寄与を過小評価しがちな者がいる。彼らはオーストリアの一小児科医〔ピルケ〕の空想的な推測よりも、リシェの華々しい実験的業績を重視するのだが、それでも、フォン・ピルケが臨床アレルギー学を形成しそれに焦点を当てた効果は巨大で永続的なものだった。何より、彼の業績がみごとに描き出しているのは、アレルギー研究の起源と進歩が、臨床と基礎の双方に、すな

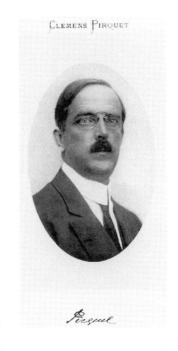

図2　クレメンス・フォン・ピルケ Clemens von Pirquet

わちより正確には、複雑だが相互に結び付いた、外的物質に対する過敏反応についての、微生物学、免疫学、生理学、病理学、そして臨床医学の研究史にどのようにして起源を有しているかということである。

クレメンス・フォン・ピルケとアレルギーの誕生

　クレメンス・フォン・ピルケはウィーンにほど近いヒルシュステッテンで1874年の5月12日に生まれた。彼の父親はベルギー貴族の家系に連なり、地主政党の代表者としてオーストリア議会に議席を有し、鋭敏な詩人かつ戯曲作家でもあった。母親は敬虔なカトリック教徒で、ウィーンの上流階級の銀行家の娘だった。クレメンス・フォン・ピルケは最初、自宅で家庭教師に教育を受けてからウィーン周辺の学校に通い、その後、僧職となるためにインスブルック大学で神学を学び、ベルギーのルーヴァン大学で哲学を学んだ。しかし、卒後しばらくして神学の学習は放棄され、若き貴族にとって医学は不似合いなものだと考える彼の家族の意向に大いに反してだったが、ウィーン大学に入学して医師としての経歴を歩み始めた。1年間ウィーンで学んでから、彼はプロシアのケーニヒスベルク（彼のいとこで義理の兄弟にあたる人物が外科の教授をしていた）に移り、さらにグラーツへ移って1900年にそこで医師資格を得ている。おそらくは、当時グラーツ大学の小児科教授だったテオドール・エシェリヒ Theodor Escherich に影響を受けて、そしてあるいは小児感染症への膨らみつつあった関心にも突き動かされて、陸軍での軍医としての6ヵ月間の勤務の後に、フォン・ピルケは小児科を専攻することになった。まずベルリンのオットー・フォン・ホイブナー Otto von Heubner のもとで6ヵ月勤務し、その後1901年には、それまでにエシェリヒが主催するようになっていた、ウィーン大学小児病院で彼のインターンシップとレジデント勤務を開始した[24]。

　フォン・ピルケの私生活には明らかに困難が伴っていた。1904年に彼はマリア・クリスティーネ・フォン・ヒューゼン Maria Christine von Husen と結婚したのだが、彼女はベルリン時代に出会った若いドイツ人女性だった。身分違いの女性と結婚したと思われたがために、彼の家族のほとんどは結婚

式への出席を拒否し、彼の新妻を家庭内に受け入れることができなかった。彼の配偶者選びだけが単に彼の兄弟との間で明らかな摩擦を引き起こしたわけではなく、もともと彼が医師という専門職を選択したことによっても緊張が生じており、それは 1912 年以降に、母親の不動産を分配することについての未解決の法的論争となって激化した。というのは、オーストリア貴族の伝統に沿って長子相続を行う代わりに、それが彼女の 7 人の子供たちで分割相続されたのである。ウィーン小児病院でピルケの同僚だった伝記作家によれば、フォン・ピルケの結婚には困難がつきまとった。マリアは様々な身体、精神の苦痛に悩まされており、その中には進行するバルビツール依存症も含まれた。婦人科手術の失敗のあと、子供を産めなくなった。彼の家族は結婚に反対していて、そして彼の家庭生活の軋轢は同僚や友人たちにも明らかになっていったが、しかし、それでもクレメンスとマリアは 1929 年に 2 人で自死を選ぶまで互いに助け合い、献身し合っていた[25]。

　波風の多い私生活ではあったが、フォン・ピルケは専門職としては科学的研究と臨床医学への双方への貢献でかなりの成功を収め、世に知られることになった。その経歴の初期から、フォン・ピルケは明らかに様々な免疫学的問題へ強い関心を持っていた。ウィーン大学とミュンヘン大学で衛生学の教授だったマックス・グリューバー Max Gruber（1835-1927）の、「潜伏期〔ここでは免疫学的感作が成立するまでの時間のこと〕の研究は、おそらく免疫の概念に対する重大な手がかりを与えるだろう」という助言に従い[26]、そして同時代の人々が小児の発達に関心を持っていたことにもおそらく影響を受けて、フォン・ピルケは血清病の経時的な特性を研究し始めた。何より、彼は小児疾患とワクチン反応の自然歴における、抗原–抗体の相互作用が持つ性質と、潜伏期の重要性の双方から仮説の設定を開始した。例えば、ピルケはグリューバーとともに、毒素の抗毒素（血清）による中和反応について、パウル・エールリッヒの主張に異議を唱えるような複数の文献を出版している[27]。

　しかし、現代的な文脈でより決定的なのは、フォン・ピルケの潜伏期についての研究によって、微生物とその毒素がヒトの病気で果たしている役割に

ついての伝統的視点へ彼が疑問を抱いたことである。1903 年に彼は感染症の理論についての試論を執筆したが、その中には、疾患の主要徴候（発熱、皮疹、白血球減少その他の全身症状や徴候）は単に侵入してきた微生物の活動に依存しているわけではなく、むしろ身体の、それらの微生物やその毒素と反応するような抗体を産生する能力に依存しているということが主張されていた。彼の結論は次に述べるように人目を引くものだった。

1. 潜伏期の長さは外的物質に依存するだけでなく、そこで問題となっている生物自体にも依存している。
2. 疾患の徴候はその生物の中で産生された抗体が、その原因となっている外的物質と反応し始めるまさにその時点で発現する。
3. 獲得免疫とは、それは（いったん獲得すると）持続するのだが、その生物が以前よりも早く抗体を産生する能力であり、それに付随して潜伏期の短縮が起きる[28]。

　フォン・ピルケの理論は明らかに当時の病理学思想の主流から外れていた。一般的に、臨床医と病理学者は疾患を、宿主が外的因子に侵略された結果であると解釈しており、それに続く疾病の臨床経過を外からの侵略者（微生物とその毒素）と内部の防衛機構（白血球と抗体）の戦いという形で描いていた。ただし、当時主流となっていたパラダイムからの逸脱を示してはいたが、それでもフォン・ピルケが、身体が決定的な役割を果たすような形で、急性感染症とワクチン反応の病態生理を定式化したのは全く新しいことという訳ではなかった。1881 年にはすでに、ロンドンの王立外科医師会で行われた一連の特異体質に関する講義で、ジョナサン・ハッチンソンが疾患の発症では個体差を認識することが重要であると言外にほのめかし、「すべてを説明できるような外的要因を作り出す」ことをもくろむのは危険である、と強く主張していた[29]。
　近年のオーハド・パーンズとイラナ・ローウィによる研究が示しているように、19 世紀末から 20 世紀にかけての時期には多くの臨床家や科学者もま

た、病理学をより動的で全体論的^{ホリスティック}なものとして理解しており、彼らは宿主の
反応が疾患の徴候に対して寄与していることに力点を置いていた。例えば、
組織学者で神経病理学者でもあるカール・ワイゲルト Carl Weigert（1845-
1904）によれば、侵入した微生物による直接の傷害は、宿主により引き起こ
された炎症のプロセスが引き起こすそれ（障害）と比べると、しばしば取る
に足りないものであるとされた[30]。ワイゲルトやその追随者たちにとって
は、ほとんどすべての病理学的現象は「何よりもまず自己破壊的なプロセ
ス」、あるいはワイゲルトの言うところの「シバ Siva〔破壊をつかさどるヒン
ズー教の主神の一〕効果」なのであった[31]。同様の見方は、タイタス・シャル
ビンスキ Tytus Chalubinski（1820-89）からルドヴィック・フレック Ludwik
Fleck（1896-1961）に至るまでのポーランド学派に属する病理学者・医療哲
学者のグループからも示されていた。シャルビンスキとその後継者たちは、
（要素）還元主義者たちによる医学に対する静的なアプローチに反論し、彼
らが病態生理についてのナイーブな説明とみなしたものに挑戦するために、
疾患のダイナミックで生態学的^{エコロジカル}な概念を作りあげたが、その中では病理学的
な現象の複雑さと、個人の生理学的な反応性が中心的な役割を果たすことが
いずれも強調されていた[32]。

　フォン・ピルケの人体病理学で、生物学的反応性が果たす役割についての
論述を形作ったのは、彼の急性感染症の自然歴についての幅広い知識と、ワ
クチン反応についての彼の詳細な研究だった。それはさらに、自身の
ウィーンの小児病院での猩紅熱やジフテリアの治療を受けた小児に対する抗
毒素血清の効果についての観察から影響を受けていて、同時にそうした観察
から直接情報を得てもいた。再び臨床的な現象の時間特性に焦点を合わせる
ことで、フォン・ピルケとそのハンガリー人共同研究者であるベラ・シック
（1877-1967）は、血清病はよくある一連の病理的特徴を示すことを明らかに
した。特に彼らは、血清療法後の症状発現は、感染症を発症する時のそれと
類似の様式をとるということを確認した。つまり、そこでは最初の注射と症
状発現までの間に再現可能な時間間隔、すなわち潜伏期があった。さらに、
それに続く注射ではより早く強い反応が引き起こされた（あたかも感染症に

対する2回目の暴露のように)。フォン・ピルケとシックはここから、血清病の臨床的な特徴は抗血清自体の直接の産物ではなく、「抗原と抗体の衝突」によって特徴づけられる、ある種の過敏反応の帰結であると結論付けた。重要なこととして、これらの研究の結果は1903年にまず暫定的な形で報告され[33]、続いて1905年に出版された著書で詳説され[34]、一見逆説的に見えるが、免疫と過敏症の間には密接な関係があることを推測していた。

　　疾患から体を守るべき抗体が、一方ではある種の疾患の原因にもなるという概念は、最初は不条理に聞こえるかもしれない。そのように感じることの基礎にあるのは、我々が疾患は生命体に傷害を及ぼすだけだとみなすことに慣れており、また抗体が単に毒素に対抗する物質だとみなすのに慣れていることに由来する。我々が余りにもたやすく忘れてしまうのは、疾患は免疫の発展段階の1つとしてのみ現れるということと、生命体は免疫の利点をしばしば疾患という方法でのみ獲得するということである[35]。

ベッドサイドで収集された、それぞれ異なるが相互に関連した臨床現象のこのような観察こそが、フォン・ピルケにアレルギーの概念を定式化する物証と推進力を与えたのだった。『ミュンヘン医学週報 *Münchener Medizinische Wochenschrift*』に1906年に掲載された短い論文の中で、フォン・ピルケは生物学的反応性についての洗練された説明を提唱し、そこでは免疫と過敏症の明らかな対照性を調整するだけでなく、実験生理学者が報告したアナフィラキシーについての観察と、血清病の症例についての診察室での全く異なる観察を一緒に描いており、彼はこれらの観察は「免疫学の分野に属しながら、（これまでの）その枠組みにうまく適合しない」と指摘した。リシェ、ローズナウ Rosenau、アンダーソン Anderson、フォン・ベーリングその他の業績を引用しつつ、同時に自身のシックとの（全体として「免疫された生物の過敏症」の可能性を示唆している）研究も引用して、フォン・ピルケは彼が中心的な疑問とみなすところのものを提示した。すなわち「しかし、免疫と過敏症は相互に結びついているのだろうか、あるいは、発症前の治療に

よって免疫を作り出すプロセスと、過敏症を引き起こすそれとは区別した方がよいのだろうか？」というものである[36]。

フォン・ピルケは「2つの用語は互いに相反している」と認めていたが、にもかかわらず何よりも免疫と過敏症の間の密接な類似点、特にその1回目と2回目の抗原暴露時に、反応時間が変化する点を強調した。過敏症と免疫の正確な免疫学的特徴についてのさらなる研究を促進することを願って、フォン・ピルケは生物学的反応性のこうした多様な表れに対する理解を、「それが生物であれ無生物であれ、何らかの有機毒素と接触した動物が経験する状況での変化を表現する……新たな一般化された用語」を提唱することで単純化することを試みた[37]。

　　変化する反応性という一般概念のために、私はアレルギー allergy という用語を提唱する……ワクチンを打たれたり、結核に罹患したり、あるいは血清を注射された個体は対応する外的物質に対してアレルギーとなる……免疫 immunity という用語は、外的物質の生体内への導入が何も明らかな反応を引き起こさないような過程に限定されるべきで、従って、そこには完全な無反応状態が存在している[38]。

フォン・ピルケは生物学的反応性に関する彼のアプローチが、基礎医学と臨床の双方に持つ含意を認識していた。特に、彼は免疫学的反応性の新たな定式化、すなわちアレルギーを明らかに特異体質に対する伝統的な臨床的知見へと結びつけており、そうすることで既知の、あるいは一見新しいものに見える様々な病気を新たに理解するための道を開いた。

　　アレルゲン allergen〔アレルギーを起こす物質〕の中には、その刺咬症が反応性の低下や過敏反応を引き起こす点で、カやハチの毒素が含まれるべきである。この理由で、このアレルゲンという用語に、（ウォルフ＝アイズナー Wolff-Eisner によれば）花粉症を引き起こす花粉、イチゴやカニの中に含まれじんま疹を起こす物質、そしておそらくは特異体質を引き起こす

多数の有機物質も包含させてよいかもしれない[39]。

　疾患の新たな理論のために暫定的な枠組みを確立してから、1911年に出版された著作では、フォン・ピルケはアレルギーの臨床的特徴の概要をさらに発展させて説明した。1909年に彼はパリのパスツール研究所で働かないか、という誘いを断ったが、それは何よりそのポストに臨床の職務が付属していないためだった。代わりに彼は、ボルティモアのジョンズ・ホプキンズ大学で初代の小児科教授になるという誘いを受けることを選んだが、北アメリカにはわずか1年間しか滞在しなかった。1910年にはドイツのブレスラウ大学での職につき、そしてその翌年にはウィーンに戻り、彼の師であるエシェリヒの後を襲って、新築の小児病院で小児科教授の地位に就いた[40]。米国時代の彼はあまり生産的には見えないが、それでも2つのアレルギーに関する包括的な論文を完成させ、その後、それは1911年に米国医師会 American Medical Association から1冊の著書として出版された[41]。

　その概要は1906年にすでに発表されていたが、免疫学的反応性の検討から得られたフォン・ピルケの研究方法の典型的な特徴は、彼の1911年の著書全体と、生物学的反応性の特異的なパターンを注意深く示したその付図を通じて明らかになっている。第一に、彼は明らかに免疫と過敏症の間の一見逆説的に見える関係への強い関心を保持していた。さらに、彼の関心の中では様々なタイプでの反応性の変化について、正確な時間的、質的、そして定量的な側面を明らかにすることに焦点がしっかりと合わされており、それによって臨床医学と実験でのさまざまな観察を比較対照することが可能になっていた。最後に、彼はアレルギーの広範な臨床的重要性を変わらず非常に強調していた。論述のほとんどはアレルギー反応の典型的な形態としての血清病、ワクチン反応と動物における実験的アナフィラキシーについての記載に割かれていたが、フォン・ピルケはじんま疹、食物に対する特異体質、そして花粉症についても免疫学的反応性の変化が果たす役割を考慮していた。それに加えて、ちょうどハッチンソンが何年も前に特異体質について推測したように、フォン・ピルケは梅毒、猩紅熱、結核などの多様な感染症の諸症候

にもアレルギーが関与していると推測していた[42]。

　フォン・ピルケはこうした疾病の病態生理に関わる機序の仮説についても、1911 年により広範囲の検討を加えていて、そこでは彼の臨床経験と、動物と人間における実験的な検討結果の両方を利用していた。特に、彼は感作を引き起こす物質（つまりアレルゲン）の本態についての同時代の議論を再検討していて、「血清アレルギー」の特異性についての根拠を要約し、アナフィラキシーの受動的な伝達〔ここでは他の個体へ血清を移入することで同一症状を再現することを指す〕を示した実験結果について詳述している[43]。この現象を引き起こす血清因子の正確な特徴や作用機構は不明のままだったが、フォン・ピルケはほとんどの形態のアレルギーが、アレルゲンと何らかの形で相互作用する特異抗体によって介在されていると確信していた。そこには、宿主の反応性が病因論のなかで重要であるという、自身が初期に検討した内容も密接に大いに反映されていて、この仮説に含まれる意味をピルケは見失わなかった。

　　こうした説明には抗体の全く新しい概念が含まれる。今まで抗体は、全く疑問の余地のないものとして防御物質の中に数えられていた。1 つの典型例と考えられるのはジフテリア抗血清である。この抗体の作用は抗原、すなわちジフテリア毒素を完全に中和することであるが、一方で私の仮説では、他のこうした抗体は抗原と共に新たな毒性物質を作り出してしまう。この重要な新概念は、抗体によって間接的に疾患が引き起こされるかもしれない、という推論のなかに存在したのであり、これはその当時のエールリッヒ学派の信奉者たち、例えばクラウス Kraus らにとっては全く反する考え方であった[44]。

フォン・ピルケのこの言葉が示すように、彼の免疫と過敏症に関する新たな取組みは彼の同時代人たちにあまり受け入れられなかった。彼らはベッドサイドでの臨床観察から得られた知見よりも、細心の注意を払って行われた実験結果を重視しがちだったのである。まず最初の事例として、批判者たち

はフォン・ピルケの新たな専門用語（アレルギー）を冷たく却下してしまった。例えばシャルル・リシェは、アナフィラキシーを引き起こす正確な機構についての彼自身の見解の普及を促す意味あいもあり、彼が不必要と考える新用語〔アレルギー〕を採用することを拒絶している[45]。リシェがアレルギーという用語を拒否したことは多くの同調者を得た。1911 年にフォン・ピルケの著書が『ランセット Lancet』誌〔高名な総合医学雑誌。現存する〕で書評を受けた時には、レビュアーはその専門用語を「幸福とは言い難い組合せ」と呼び、そして外的物質に対する感受性の増大を記述するために、リシェがすでにアナフィラキシーという用語を作っていることに言及した[46]。数年後には、過敏症による現象を分類しようという賢明な試みの中で、米国を代表する免疫学者である、ロバート・A・クック Robert A. Cooke（1880-1960）とアーサー・F・コーカ Arthur F. Coca（1875-1959）の 2 人もまた、アレルギーという用語を、臨床的状態を分類する手段とすることについて不満を表明している。というのは、ピルケのもともとの定義に固執すると結果的に「仮に積極的には混乱を招かないとしても、そうした非常に多様な本態が結びつくことの価値を失くしてしまうような現象」を包含することになったからである。こうした文脈では、クックとコーカは単純に過敏症 hypersensitivity という言葉を用いることを薦めていた。彼らの意見によれば、すでにその用語がアナフィラキシーに関する文献の中で標準的に用いられていたからである[47]。

　同時代の論者たちは、フォン・ピルケの血清病に関する報告と、ヒト疾患の病因論における抗体の役割（そして、推論としての、身体の反応性が果たす役割）を強調していることについても異議を申し立てていた。例えば 1908 年に出版された免疫血清に関する短い研究論文では、ドイツ出身の微生物学者で、当時ニューヨーク市保健局で勤務していたチャールズ・F・ボードゥアン Chales F. Bolduan（b.1873）が、モルモットを用いたいくつかの実験について議論している。彼の主張するところでは、フォン・ピルケとシックによる、血清病は抗原と抗体の相互作用による直接の帰結であるという理論は「到底支持できない」と考えられた[48]。クックとコーカも血清病の

特徴に関するフォン・ピルケの説明については異議を唱えた。何より彼らは
複数の研究で、血液中の「特定の沈降素 precipitin〔特定の抗原に反応し沈降性
の特徴を示す抗体〕」ないし「抗原」の存在あるいは欠如が、疾患の徴候と相
関することが示せていないということをその異議の論拠としていた。クック
とコーカは、この関係が欠如していることだけでも「フォン・ピルケの理論
を棄却するのには十分である」として、血清病をアナフィラキシーに直接相
当するような現象とはみなせないと主張したのだった[49]。

　まれにフォン・ピルケ自身がこうした批判に対して、対抗する理論を注意
深く検討して回答することがあった。例えば 1911 年には、リシェの、特定
の毒素に対する免疫と過敏反応が「2 群の別種の物質」によって促進されて
いるという説は、未だに推測の域に留まっていて、なぜならば「今までのと
ころこうした理論的物質が分かれて存在しているということは証明されてい
ないから」だと指摘している[50]。しかし、フォン・ピルケは血清病、ワク
チン、そして感染症の間の類似についての彼の業績が「未だに注目されてお
らず」、そして「理論の主要な論点である反応時間の差については、多くの
科学者によって未だに理解されていない」ということに鋭敏に気づいてい
た[51]。フォン・ピルケによる（自身への）評価は正確だったように思われ
る。アレルギーという観念、より限定するならば宿主の反応性がもつ役割
が、実験生理学と臨床病理学の多くの研究では些末な扱いに留まっていたの
に対して、対照的にアナフィラキシーへの関心は活発になっていた。20 世
紀の最初の 20 年の間に（アレルギーというよりも）アナフィラキシーに関
する文献や著書の出版数は多くの言語で続々と出版された[52]。それに加え
て、ヨーロッパと北アメリカの同時代の論者たちは、いかにしてアナフィラ
キシーが「今日におけるもっとも有名な科学用語の 1 つ」となったかについ
て、時に嘲るように記載している[53]。科学者や臨床医は「病理学の領域にお
ける」アナフィラキシーの重要性を認めていたが[54]、それでも彼らは同時
に、その用語が大衆の想像力をとらえたがために、ロシア生まれの免疫学者
であるアレクサンドル・ベスレトカが 1919 年に述べたように「かなりの流
行語」になっていると認識していた[55]。

　フォン・ピルケの考えに対する組織的な無視は短命だった。(重大なこと
に、フォン・ピルケではなく) リシェがアナフィラキシーの実験についての
業績によって 1913 年のノーベル賞を受賞した時には、用語法上の潮目がす
でに変わり始めていたことに注目すべきである。その前年にアメリカの病理
学者であるラドヴィグ・ヘクトン Ludwig Hektoen (1863-1951) が『米国医
師会雑誌 Journal of the American Medical Association』に論文を発表している
が、その中ではアレルギーとアナフィラキシーという用語をほぼ相互に交換
できるものとして用いているだけでなく、フォン・ピルケによる反応性の変
化という概念の定式化にとって中心的であった実験医学と臨床の結びつきを
明確にしていた[56]。その 4 年後には、『ランセット Lancet』誌に公表された
花粉症に対する予防的なワクチン投与についての論文の中で、アムステルダ
ム大学の血清学教室で講師であった B・P・ソルマーニ B.P. Solmani が、同
様にアレルギーという用語を「花粉抽出物に対する過敏性」の短縮用語とし
て用いた[57]。1923 年には、スコットランドで教育を受けた内科医で、呼吸器
疾患の病理学に関する著書があり、後に「アレルギーという主題」について
の彼の臨床研究の結果を報告する著書も書いているアレクサンダー・ガン・
オールド Alexander Gunn Auld が、ペプトン注射に対する反応においてアナ
フィラキシーが関与している可能性について概説しているだけでなく、アレ
ルギーという用語を一群の疾患 (花粉症、喘息、片頭痛、てんかん、じんま
疹その他の皮膚疾患) を記載するために用いており、これらの疾患に対する
治療としてペプトンによる免疫賦与療法を推奨した[58]。多くの著作や雑誌論
文の表題が示唆しているところでは、1920 年代の末までに、徐々にアレル
ギーという用語が、より好都合で、あるいはより耳に心地よい言葉として、
多様な実験的ないし臨床の現象を記載するための手段として、アナフィラキ
シーに取って代った[59]。

　新たな、ますます使い勝手がよくなったこの臨床用語を作り出したことだ
けが、クレメンス・フォン・ピルケによる生物学的反応性の変化についての
計画的な解析による唯一の遺産という訳ではない。まず何よりフォン・ピル
ケはその研究から、微生物やその毒素に対する皮膚反応の変化が、診断的な

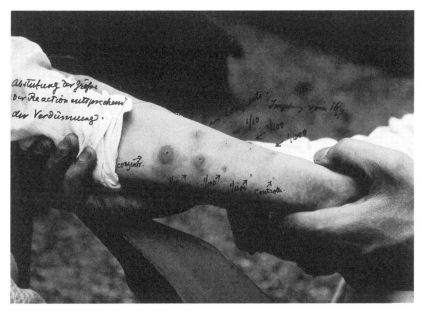

図3　患者の皮膚反応を施行するクレメンス・フォン・ピルケ

目的で使えるかもしれないと推論した。結核患者に対する天然痘ワクチン接種への反応性が変化することについての観察から、1907年に彼は、ツベルクリン接種による皮膚反応（すなわち「ツベルクリン反応」）の性質は、患者が結核菌と過去に接触したかどうかを決定するのに利用できるのではないかと示唆している。この検査は、特に成人患者では、感染の既往歴と活動性の感染を区別することが必ずしもできないのだが、それでもフォン・ピルケは、この皮膚反応が、その後にアルベール・カルメット Albert Calmette（1863-1933）によって導入された結膜テストよりも好ましいだけでなく、検査によって病院や学校の子どもたちの誰が結核であり、したがって隔離を要するかを明らかにすることができるので、この検査は予防面でも重要である、と強く主張した[60]。フォン・ピルケは結核の「アレルギー検査」と彼が名づけたものについて正当な誇りを抱いていた。1927年に出版されたアレルギー領域のある総説で彼自身が述べているが、彼の「実地臨床上もっとも

重要な発見、すなわち皮膚ツベルクリン反応は、世界中の小児科医によって、私が何年も前に考案したときと同じ解釈で用いられている[61]」のだった。20世紀中葉には、結核の免疫が成立するうえで過敏症が果たしている正確な役割（と何よりその本態）が繰り返し議論の的となった[62]のだが、それでもフォン・ピルケの検査は診断のための標準手段となり、ジフテリア、鼻疽、あるいは放線菌症のような他の疾患に対する同種検査の開発のためにもモデルを提供した[63]。

フォン・ピルケのアレルギーという概念は、他の基礎医学ないし臨床上の結果ももたらした。免疫と過敏性の過程の間には明らかに相関関係があると主張することで、彼はヒト疾患の徴候と臨床経過を決定づけるうえでの、身体の防御機構とみなされるものの役割へ新たな関心を呼び起こした。その結果、彼がアレルギーを定式化したことは、免疫学と医学あるいは病理学の、基礎医学と実地臨床の双方でのつながりを維持するのに寄与したが、それは免疫化学による抗原と抗体の解明による急激な関心の高まりが、基礎医学を診察室（臨床医学）から事実上分離する、まさにその時に起こったのである[64]。ノーベル賞を受賞したデンマーク人免疫学者であるニールス・イェルネ Niels Jerne（1911-94）が何年も後に述べたように、「免疫学が医学と内輪の経路を有し、それが独立したことを埋め合わせたのは予防接種、アレルギー、そして血清診断」に関する研究が直接生み出した結果なのだった[65]。

反応性の変化についてのフォン・ピルケの省察が生態学や生物学を方向づけたことは、アレルギー、そしてのちには自己免疫が、実地臨床と科学的研究の固有の領域として現れてくる思考の文脈を形作ることにもなった。20世紀の最初の数十年には、アレルギー、アナフィラキシー、あるいは過敏性というどの用語でとらえられているにしても、免疫学的な反応性の変化が花粉症、喘息、じんま疹、湿疹（この用語はギリシャ語由来で、語義としては「沸騰してこぼれる」あるいは「火を吹く」といった意味である）、食物に対する過敏体質、アスピリンその他の薬剤に対する過敏性、ハチ刺咬症への反応、結核のような感染症、そしてリウマチ、子癇〔現在の妊娠高血圧症候群のこと〕、片頭痛、あるいはてんかんなどの（それ以外の）様々な疾患の臨床徴

候でその病因に含まれていると考えられた[66]。ヒトの疾患におけるアレル
ギーの役割についての研究が増加するにつれて、医学文献の執筆者たちは
徐々に、こうした様々な病的状況がどの程度、類似した病理所見を呈するか
ということと、個々の患者がしばしば身体の複数の部位で臨床徴候を呈する
というその疾病としての様式の双方を強調するようになった。病理学的観点
からは、好酸球増多症（ある種の白血球の増加症）と血管透過性の亢進が、
アナフィラキシー、あるいはアレルギーという用語で理解されている疾患に
いつも認められる特徴だと推測された[67]。こうした論者たちは多様な徴候と
いう面で、喘息、花粉症、そしてさまざまな皮膚と消化管のアレルギー症状
の間に関連性が疑われると自信を持って再三述べていた。例えばある面で、
臨床研究では喘息患者で単純に湿疹、じんま疹、そして花粉症の罹患率が高
いということが明らかになった[68]。別の面で見ると、医学文献の執筆者たち
は単に理論的に花粉症を体の他部位で起こった喘息とみなしただけでなく、
「粘膜での疝痛」「腹性喘息」などという用語を用い、あるいは「胆汁性頭
痛」という言葉を神経性に起きる喘息の一形態として解釈したのである[69]。

　アン・マリー・ムーランが示したように、フォン・ピルケによるアレル
ギーの定式化は、もともと「予防接種の予期しない結果の研究から派生した
ものであった」。したがって、「集団的予防接種という概念を持ち続けたまさ
にその免疫学が、同時に人体の特異体質という考えをも宿した」わけであ
る[70]。それに続く、アレルギーの主要な病理学的特徴に関する研究は、臨床
家と科学者たちが、異なる一群の特異体質を 1 つの表題でまとめて取り扱う
のを促進することになった。喘息、花粉症、じんま疹、湿疹そしてさまざま
な他の病的状況が、同一の病理、共通の病因と共通の予後を共有し、そして
多くの症例では、同様の治療によく反応すると考えられた。時に「中毒性特
異体質」[71]「喘息症候群」[72] あるいは「滲出性素因」[73] の表れとみなされること
もあったが、こうした病的状態は「アレルギー性疾患」と次第に総称される
ようになった[74]。こうした形で、クレメンス・フォン・ピルケのアレルギー
という用語が徐々に受け入れられたことで、新たな疾患カテゴリーが作り出
される基礎が固められた。

アレルギーのメカニズムと意味

　いろいろな意味で、ヨーロッパと北アメリカで、臨床と実験医学の研究者たちによって、アレルギー、アナフィラキシー、そして過敏性という概念が広く用いられるようになったことは、過敏性の本態とその免疫との関係を明らかにすることで、研究者たちがその領域をより効果的に探究できるようにしたいというフォン・ピルケの大きな希望の現実化を促進した。20世紀の最初の20年で、フォン・ピルケ、リシェ、アルトゥスや他の人々の業績は、明らかに実験生理学の研究を活性化し、臨床医学の異分野の距離を近づけ、そしてさまざまな病的状況の治療に対する新たなアプローチのための枠組みを提供した。しかし、フォン・ピルケや彼の同時代人たちによってもたらされた勢いにもかかわらず、免疫学的反応性の変化に関する初期の研究は多くの問題や矛盾に悩まされた。

　1つ目の例として、外的物質に対する過敏性が多くの病理学的プロセスですぐに示されたにも関わらず、アレルギーという概念は疾患の学説においていかなる明確な、ないし迅速な進歩も引き起こさなかったことがある。逆に、花粉症、喘息やさまざまな関連疾患についてのすでに確立していたその他の解釈は生き残っていた。例えば、多数の論者が喘息と花粉症が神経起源であるという点を強く主張した。カナダ人内科医でオックスフォード大学の王立教授職を務めたサー・ウィリアム・オスラー Sir William Osler（1849-1919）は、自身が1919年に出版した『内科学書』の第8版の中で、19世紀の複数の論者（例えばジョージ・ベアードとヘンリー・ハイド・サルター）によって提唱された「気管支喘息の大多数の症例には強い神経症的要素が存在する」という説を繰り返している[75]。何年か経ってからケンブリッジ大学の王立医学教授職で、保健省と医療研究評議会による予防接種に関する合同委員会の座長を務めたサー・ハンフリー・ロールストン Sir Humphry Rolleston（1862-1944）も、過敏性への関心の高まりが、しばしば「過敏な神経系による反射性の原因」の影響に対する関心を締め出しているその時代の風潮に対して異議を唱え、同時に、アドレナリンの喘息発作に対する治療効果は、おそらくその交感神経系を刺激する作用に関連しており、従って

「迷走神経緊張症 vagotonia の状態を消し去る」とも述べている[76]。

　喘息と花粉症について神経性要因の可能性を検討することに加えて、医学分野での著作者たちは互いに競合するさまざまな病因の解釈を考えていた。そのため、臨床家たちは花粉（ないしそれ以外の外的因子）が、ある種の患者に花粉症と喘息の発作を引き起こすうえで直接の役割を果たしていることを一般的に認識していたが、その一方でこれに加えて、局所における鼻および気管支粘膜への化学的刺激の関与[77]、（細菌タンパクへの感作を伴うか否かに関わらず）細菌感染の役割[78]、特に喘息について心理的あるいは情動的な決定因子[79]、そして徐々に遺伝の関与[80]を強調するようになった。さらに重要なことに、一部の論者はいわゆるアレルギー疾患が、患者自身の免疫反応ではなく、毒素の直接作用によって引き起こされる可能性に対して引き続き強い関心を持っていた。まさに、第3章で論じるように、20世紀の最初の10年間に、2人のイギリス人内科医によって花粉症に対する新たな治療法が生み出されたことは、この病気がまず第一に、それに対して能動的免疫が確立できるような「草木花粉に見出される可溶性毒素によって引き起こされている」という信念に基礎を置いていたのである[81]。

　重要なこととして、花粉症と喘息のアレルギー以外の学説が支持され続けたことによって、時にはアレルギーないしアナフィラキシーが病態生理に果たす役割を重視するアプローチに対して、もっと直接的な反対がもたらされることもあった。例えば、1913年にはブリュッセル大学の微生物学教授であるジュール・ボルデ Jules Bordet（1870-1961）が、アナフィラキシーが「多様な疾患でその関与を疑われている」が、その一方で過敏性の感染症における役割が「微生物毒の病理学的な役割」を犠牲にして誇張されてきたというのは有りうることだと述べている[82]。1926年のあるドイツ人執筆者による「アレルギー体質」についての本への匿名の評論では、「漠然とした臨床医学の後背地」を有する多様な疾患が引き起こす「すべての疑問にアレルギーが答えることはないだろう」ということだけではなく、一部の読者には、本書の著者は「その理論を飛躍させすぎている」ように思われるかもしれないと示唆している[83]。ロンドン在住の外科医であるアレクサンダー・フ

ランシス Alexander Francis もまた、1930 年代に自身が喘息の治療として施行していた鼻焼灼療法を擁護する文脈で、「血管運動系の乱れ」を引き起こす（粘膜）充血は、それ自体が喘息の発症に関与しているが、主として過敏性と脱感作が「大衆の夢想をとらえた」ためにこれまで無視されてきたと指摘した。彼の言によれば、

　　皮膚テストは単純で魅力的だった。そしてワクチンは病原タンパクが発見された場合には免疫をもたらすことになっていて、万能治療として人気があり、そしてすべての喘息による悩みの解決はすぐ手の届くところまで来ていると考えられた[84]。

　しかし、多くの論者が指摘したように、疾患のアレルギー理論と新たな診断技術を採用しても、その病因についての疑問点はしばしば解決できなかった。特に、特定の免疫学的反応性を臨床症状と関連させることは一般に困難だった。というのは、外的物質に対する皮膚反応は、例えばアメリカのアレルギー学者であるアイザック・チャンドラー・ウォーカー Isaac Chandler Walker（1883-1950）によって考案された感作試験のようなものでは、喘息患者でしばしば陰性であったのである。結果として、皮膚テストを用いることで「喘息発作の原因を追いかけようとして、疲れ果てた馬が迷い込む腸詰のなかへと入り込んだ」内科医は、しばしば明らかな特定の（抗原）感受性を同定できないことにいら立ち、そして最終的に残されるのは「昔ながらの診断である気管支ないし神経性の喘息」なのだった[85]。
　ヒト疾患の病態生理におけるアレルギーの正確な役割が未だに推論上のものであったのに加えて、アレルギーの生物学的なメカニズムと意味についての議論や疑いもまた存在していた。当時は、細胞性というよりも液性免疫に対する新たな関心の線にそって、仮に全ての型ではないとしても、動物とヒトでのほとんどの過敏性が、抗体によって介在されているという全般的な合意があった。過敏反応の（個体）特異性に加えて、感作動物の血清を用いて実験的アナフィラキシーが受動的に移入できることについてはすでに初期の

研究で明らかにされていた。1921 年には、2 人のドイツ人内科医であるカール・プラウスニッツ Carl Prausnitz（1876-1963）とハインツ・キュストナー Heinz Küstner（1897-1963）が、食物に対するヒトの特異体質（ここでの症例は魚に対するもの）が血清を用いて（他の個体へ）同様に移入できることを示し、それによってヒトのアレルギーに抗体が果たしている役割を確証した[86]。しかし、この一般原則には明らかな例外があった。フォン・ピルケはツベルクリンに対する陽性反応は抗体によると推測していたのだが、他の研究者たち、とりわけリシェはアナフィラキシーとツベルクリン感受性の亢進の間には、顕著な違いがあることを指摘していた[87]。同じようにロールストンは、薬物に対する抗体が存在することは未だに十分確立されていないので「アナフィラキシー、そしてアナフィラキシー様 anaphylactoid という言葉を薬物に対する特異体質に用いるのは避けるべきだ」と後に主張している[88]。

　仮にこうした例外を無視するとしても、実験的なアナフィラキシーや臨床上のアレルギー疾患で、（抗体と推定されている）特定の液性因子を同定することは、過敏反応を引き起こす特定のメカニズムについてさらなる疑問を引き起こす結果になっていた。1917 年の『ランセット Lancet』誌で、ある論者が述べるところによれば、アナフィラキシーの原因を明らかにするために、「複数の理論が折につけ提唱されてきた」が、結局そのほとんどは「ある点からの説明であり、何か別の側面からの説明が欠けていることが示されていた[89]」。生物学的な過敏性の発現についてのそうした拮抗する説明は、ある程度は抗体の存在やその特性、そして抗原抗体反応の正確な本態についての、より難解な不確かさを反映していた[90]。それに加えて、それらは免疫学的過程における抗体の型、そして潜在的機能についての実用的ないしは哲学的な関心にも起因していた。研究者たちは過敏性について常に何らかの沈降抗体、あるいは凝集抗体が存在するということを示すことができず、そして「正常な」抗体が病気の原因となるということを受け入れかねたこともあり、こうした議論の中では、こうした症例でこれまでに認識されていない型の抗体、結局は「血清レアギン serum reagin」「レアギン性抗体 reaginic antibody」あるいは「アトピー性レアギン atopic reagin」と呼ばれるようになるものが存在するのではないか、あるいはその代わりに何か抗体とは別の血清因子が存在するのではないか、と推測されたのだった[91]。

　しかし、個々の抗体（そして他の液性因子、例えば補体）の作用部位と様式には不明の点があった。特に、問題になっている抗体は血流中で活性を持つのか、それとも細胞表面に固定された状態ではじめて作用するのかということが大きな議論の的になった。徐々に主流となった、免疫への化学的アプローチへの関心という方向に沿って、多くの論者は、抗原への初回曝露が特定の物質（おそらくはレアギン性抗体）、つまりリシェの「トキソジェニン toxogenin」、あるいはベスレトカの「センシビリシン sensibilisin」のように様々な呼び名で呼ばれている物質の産生を刺激する、という複雑な液性機構を仮定していた。これに続く曝露では、この物質が抗原と反応し血清中に毒性複合体（リシェの言うアポトキシン apotoxin、そしてフリードベルガー Freidberger の言うアナフィラトキシン anaphylatoxin）を形成し、それが最終的に局所と全身におけるアレルギーないしアナフィラキシー徴候の発現を引き起こしている、と考えられた[92]。しかしフォン・ピルケ、ボルデ、そして誰よりベスレトカを含む他の論者にとっては、抗原と抗体は細胞に固定された状態か、あるいは細胞内で相互作用し、それに続いて活性メディエーター（介在因子）が感作細胞から放出される、と考える方がもっともらしいように思われた[93]。例えばフォン・ピルケによれば、抗原抗体の混合物を注射すると症状発現までに遅延時間があることから、「おそらく抗体には生体細胞と先に結合することが必要なのだろう」ということが推測された[94]。フリードベルガーの液性説に対するベスレトカの批判が公表されたことについて、1919年の無記名の批評者が如才なく述べているのは、こうした代替的なアプローチは「互いに常に矛盾するわけではない」ということだった。というのは「双方の陣営は、相変わらず、おそらく多かれ少なかれ正しいのである。おそらく真実としては、こうした反応は細胞内で起きており、それによって全身と局所の双方へ作用する毒性物質が遊離されるのかもしれない[95]」ということだった。

　こうしたメカニズムに関する論争は、イギリスの科学者かつ臨床医である
ヘンリー・デール Henry Dale（1875-1968）の研究によってある程度解消さ
れた。彼は最初、ケンブリッジ大学の自然科学部門を卒業し、その後ロン
ドン大学で医学を学んで、1904年からはウェルカム生理学研究所の薬理学
のポストを得て、後にその所長となっている。1910年にウェルカムの研究
室で行われた検討で、デールと化学者のジョージ・バーガー George Barger
（1878-1939）は β-イミダゾリル-エチルアミン、すなわちヒスタミンが、麦
角のインビトロ in vitro（体外実験系）でのネコ子宮筋収縮作用における活性
成分であることを明らかにした[96]。当時、ヒスタミンが動物の中に生理的に
存在することは知られていなかったのだが、デールと共著者たちはその後の
研究で、この物質には末梢血管拡張、血圧低下、気管支攣縮と直腸温の低下
を含む、多様なインビボ in vivo（生体内）での生理活性があるということを
示した。すぐにヒスタミンが過敏性に関与する可能性が疑われた。というの
は、デールとパトリック・レイドロー Patrick Laidlaw（1881-1940）が1911
年に指摘したように、直腸温の低下は「アナフィラキシーショックに特有」
の現象だったからである[97]。
　2年後に、むしろ偶然によるものだったが、デールはこの分野へのさらに
重大な貢献を成し遂げた。というのは、彼は感作されたハムスターの、腸管
ではなく、子宮の平滑筋を用いてアナフィラキシーの体外実験系モデルを開
発したのである。重要なことに、デールは自身の実験系を、彼のいうアナ
フィラキシーの「ライバル仮説」、特に抗原抗体反応が起こる場についての
複数の仮説を検証するために用いた。特に、彼の業績が示したのは、リン
ガー液で平滑筋試料をよく洗浄し、したがって「体液をそれ（筋の表面）か
ら除去する」ことによっても、感作抗原への暴露に対する反応としてのアナ
フィラキシー性の筋収縮は抑制されないということだった。彼の業績が「ア
ナフィラキシー性抗体」の正確な本質や、その沈降素との関係を明らかにし
た訳ではないことは自身でも認めていたが、それでもデールは自身の研究に
よって、抗原は細胞ないし組織に固着された抗体と相互作用しているという
理論が立証された、と結論付けたのだった[98]。

デールは神経の化学伝達に関する業績で 1936 年のノーベル賞を受賞したが、その後も彼のいう「アナフィラキシー過程」についての論争に関与し続けた。特に、彼は正常組織にヒスタミンが存在することを証明し、トーマス・ルイス Thomas Lewis（1881-1945）が局所の組織障害に特徴的な「三重反応」（赤色線条、紅潮、膨疹）の原因物質として同定した H 因子 H-substance とヒスタミンの間には関連があると主張した。デールは 1929 年まで行われた王立内科医協会のクルーニアン連続講義〔名誉ある招待講演〕の中で、アナフィラキシーにおいて、それまでには（血液中を循環するのではなく）組織に固定された抗体と、遊離されたヒスタミンが果たす役割を示唆する証拠が集積されつつあることに十分な自信をもって、以下のように断言した。

　　したがって我々は、アナフィラキシー・ショックは細胞傷害の結果であり、抗原と凝集抗体の細胞内反応による、と描写できるかもしれない。ヒスタミンはそれが全身反応であっても、ある臓器に限局していても遊離され、その後の反応に対する徴候への効果は著明であり、ヒスタミン自体が作り出す症候群との全体的な類似性は顕著なものだ。様々な動物種でこの徴候は同様である[99]。

重要なことに、デールの考えは実験的アナフィラキシーと臨床的なアレルギーの徴候の正確な関係についての、なじみ深いいくつかの問題を繰り返していた。動物モデルとヒトの臨床疾患との間には違いがあると認識していたが、それでもデールは 1929 年に実験的なアナフィラキシーとヒトのさまざまな生来の、ないし後天的な特異体質の双方が、ヒスタミン遊離を含む類似のメカニズムによって介在されていると主張していた[100]。この 2 つの現象の間を結びつけることは、まずリシェによって提起された。もともと彼は、病理学の一般原理を探究するために適合したモデルとしてアナフィラキシーを確立しようと望んでいたのである[101]。しかし、アナフィラキシーが他の生物種ではそれ自体が異なる形で発症してくるという認識は、ヒトでアナフィラキシーを誘導するのは動物よりもはるかに困難であるという事実とともに、

生物学的反応性の変化についての、実験的な疾患モデルと臨床疾患の関係という、挑発的で大部分まだ解決されていない疑問を引き起こしていた。実際に、20 世紀前半の英国における臨床アレルギー学の第一人者であるジョン・フリーマン John Freeman（1876-1962）も、アナフィラキシーという用語の有用性や意味について長年にわたり疑問を持ち続けていて、1950 年になってもなお、この概念は「せいぜいかろうじて臨床疾患（の用語）の中に入り込んできたにすぎない」のだと述べている[102]。

　ヘンリー・デールはまた、その多くの著作のなかで、この 2 つの領域に関連した難問に細心の注意を払っていた。すなわち免疫と過敏性の関係と、アナフィラキシーの生物学的そして進化論的な、重要性あるいは意味である[103]。もちろん、まさにこれらの問いかけは、正確には何年も前にクレメンス・フォン・ピルケが初めてアレルギーの概念を定式化したことによって引き起こされたのであり、その間の数十年にかけて、多数の論者がいつもこのテーマに戻ってきていた。同時代における微生物学的な概念づけの中では、免疫学的プロセスを、何よりも侵入してくる微生物に対する防御の形態としてとらえており、これにパウル・エールリッヒによる、正常環境では自己抗原への抗体は産生されないか除去されているという信念[104]があいまって、複数の論者たちが、過敏性とは単に免疫学的な機能不全を構成しているか、あるいは後にカール・プラウスニッツが、ロンドンの聖ジョージ病院でのある講義で「正道を踏み外した免疫」[105]と呼んだところのものだと示唆していた。医学分野での執筆者たちは免疫とアナフィラキシーでは異なった型の抗体が存在すると予想しただけでなく、ダーウィン的な言い回しで、アナフィラキシーは新たな物質へ適切に対応する自然の防御機構が破綻したことを示す、と推測していた[106]。

　しかし、科学者と臨床医は、このようにアレルギーやアナフィラキシーを、免疫の何らかの反対物として理解することに対して次第に疑いを持つようになった。例えば、1912 年のヘクトンは「免疫とアレルギーの間には相矛盾するものはなく、それはいわば抗原反応の 1 つの形であって、免疫が賦与される過程での偶発的な出来事である[107]」と論じた。同様にボルデは、ア

ナフィラキシーは「免疫の反対物」ではなく、むしろ「生体防御の過程での事故」であり、それは「外的要因に対する闘争がまさに行われているという事実」を証明していると主張した[108]。リシェその他の人々はこの主張をさらに進め、アナフィラキシーは進化過程における不可欠の段階であると強く主張した[109]。誰よりもリシェは、アナフィラキシーの生物学的な重要性についてより壮大な主張を行っている。1913 年のノーベル賞受賞講演で、リシェはアナフィラキシーが「体液のパーソナリティ」の完全性を保つための手段として働いており、そうした個性が（心理学的パーソナリティと並行して）「我々の気質の化学的組成」を形成していて、「我々を他人と異なるものにしている」と主張した。こうした見方によれば、アナフィラキシーは時には個人を犠牲にしながらも、化学的な「人種の完全性」に対する防御手段を提供しているのだった。

　　したがって、アナフィラキシーは我々の種にとって必要で、しばしば個人にとって有害である。個人は死ぬかもしれないが、それは問題ではない。人類という種はその本質的な完全性をいかなる時でも維持しなければならない。アナフィラキシーは種を、その純粋性が損なわれるような交雑の危機から防衛しているのだ[110]。

リシェがアナフィラキシーの進化論的重要性についてここで論述した内容には、明らかにそれより以前の、そして実はずっと持続していた、花粉症などの特異体質性疾患に関する人種差別論者の理論が含まれていた[111]。それに加えて、そこには国家アイデンティティの保持と、帝国主義のあからさまな脅威へ対抗することへの深刻な不安によって明らかに悩まされていたその時代に、階級間に社会的、政治的、地理的な境界を確立し維持することと、人種的純血性を維持することへの同時代の優生学的な関心が充満していた[112]。

リシェの独特の姿勢は、アレルギーとアナフィラキシーに関する臨床的あるいは科学的文献の中で主流から外れたものに留まったが、それでも彼の思想の多くが、修正し弱められた形ではあっても生き残った。例えば彼によ

る、体液性のパーソナリティが（その心理学的な相当物と同様に）、種の進
化と個人の歴史の双方の意味で化学的な記憶の 1 つの形を成しているという
指摘は、第二次大戦後にフランク・マクファーレン・バーネット Frank
Macfarlene Burnet（1899-1985）やルネ・デュボスのような当時の代表的な
免疫学者や微生物学者たちによって再び公式化された。それに加えて、彼が
生物学的個性を強調したことや、種ではなくむしろ個体のための「新たな種
類の生理学」といった論述は、疾患への〔症例〕収集的で統計的なアプロー
チへの関心の増大に直面しながらも、特異体質という概念の中に保持され
た[113]。1920 年代までには、多くの免疫学者と臨床医は生物学的な個性を「陳
腐化した話題」であるとみなしていたのだが[114]、それでも、アレルギーとい
う新領域の提唱者たちは外的物質に対する特異体質反応の本態や治療を探究
し続け、その結果として、抗原回避（例えば花粉症や喘息に対する転地療
養）だけを目的とはせず、むしろ萌芽的ながら、生物学的反応性の変化のう
ちの、破壊的な要素を修正し取り除くことを目的とした治療への道を開拓し
たのである。

アレルギーによる死

　1929 年の 2 月 28 日に、クレメンス・フォン・ピルケと妻のマリアは自殺
した。彼らの死には謎めいた部分が残っている。いろいろな意味で、
フォン・ピルケは小児科医として非常に成功した経歴を歩んでいるように見
えた。ボルティモアからヨーロッパへ帰ってきてから、彼はわずかな期間ブ
レスラウで働き、その後、彼がトレーニングを開始したウィーン小児病院の
小児科教授に任命されることになった。彼の経歴の中では、広範な臨床医学
的、科学的内容についての活発な発表が行われた。何より、彼は人体計測へ
の強力で生産的な関心を持ち続けたし、小児病棟で用いるための隔離ベッド
を設計し、児童精神医学にも寄与し、そして食物の栄養学的価値を測定する
ための新たな手段を考案した。これは彼自身によって「栄養学的ミルク等量
nutritional equivalent of milk」ないし「nem」と呼ばれ、熱量よりも積極的な
栄養価の指標を提供すると主張していた[115]。

　彼の明らかな職業上の成功を考えると、フォン・ピルケが自死を選んだことはなおさら衝撃的なことに思われる。母親の不動産に関連した長引く法廷闘争による家族からの孤立、彼の妻の長年にわたる身体と精神の疾患、そしてますます困難さを増す祖国〔オーストリア〕の状態が全体として自殺という考えを促したというのは考えられることである。フォン・ピルケの孤独感が、同時代人たちが彼の主要業績について、その科学的ないし臨床的な価値に疑念を抱いていたことによって深まったというのも同様にもっともらしいことだ。というのは、アレルギーと「nem」は彼の同僚たちからも反対されていたからである。それに加えて彼の知的業績の中にも、フォン・ピルケが次第に死の想念によって心を奪われていったことを示す証拠がある。生物統計学への関心の高まりとともに、彼が1920年代の多くの時間と労力を費やしたのは、彼の言う、さまざまな疾患に関する「重心」（すなわち、死亡率のもっとも高まる日）を計算することであった。1927年に出版された彼の研究は、かなりの統計的専門知識と写実的な想像力を示している。急性感染症が強い季節性を持つ一方で、彼が力説したのは、感染部位やその本質によって死亡の極期が大いに異なるということだった。対照的に、悪性腫瘍による死亡には季節との関連はなかった[116]。こうした死亡率の記載への執着は、彼の伝記作者の1人に、フォン・ピルケの自殺は加齢という過程自体への恐怖と関連していたかもしれないと推測させている[117]。

　その経歴の中期には、フォン・ピルケはアレルギーとその徴候について、彼が抗原抗体反応による特徴的な徴候だと考えていた麻疹の典型的発疹についての議論と、正常な予防接種反応と「異常ワクチン反応 paravaccine」というべき現象を区別することに限ってわずかな文献を発表しただけだった[118]。しかし20年代の後半には、彼はさまざまな意味でその経歴を開始することになったこの知的な意味での問題群に、いくらかの活力をもって回帰した。1927年に彼は、リシェによるアナフィラキシーの提唱に続く時期の、アレルギーに対する科学的ないし臨床的な関心の出現についての概説を出版し、その中では自身のこの領域に対する貢献に焦点を合わせていた。自身のツベルクリン検査とジフテリアに対するシック試験が一般的な診断技術と

なっている点に言及してから、彼は明らかな満足とともに「血清病という用語とアレルギーという概念は、おおむね受け入れられるようになった」と指摘することができた[119]。

　同時期には、フォン・ピルケのアレルギーへの関心が再燃したことと、加齢と死のプロセスへの高まりつつある関心が、彼が呼ぶところの「Allergie des Lebensalters」、つまり「生命段階におけるアレルギー」についての研究となって表れた。その死の直前である1929年に発表された予備的な著作で、彼の着想は萌芽的な形で紹介されていたが、彼は自殺する前に、それまでに着手された多様な疾患の年齢分布についての見取り図を完成することはできなかった。そして、癌の死亡率について年齢が与える影響についての単著はその死後に出版された。こうした研究の中でフォン・ピルケは「ほぼすべての良く定義された死因」についての「特徴的な年齢曲線」が、生物学的反応性の変化ないしアレルギーの、その年齢に依存した形態に由来するかもしれないと提唱している[120]。

　重大なことに、フォン・ピルケの加齢生物学に関する業績は、彼の初期におけるアレルギー概念の定式化や、後期におけるこの分野の歴史的発達についての考察と同じように、彼がその生涯を通じて、どのように一般的な生物学的反応性の変化の表れとしての、包括的ですべてを含むようなアレルギー概念を維持していたかを示している。しかしながら、同時代人たちによってこの用語の厳密な意味が大幅に狭められたということが、彼の死の時期までには明白になっていた。次第にアレルギーは、こうした広範な生物学的観点からは理解されずに、アナフィラキシーや他の過敏性と同義語、すなわち、組織障害だけを引き起こすような特定の形の免疫反応であると考えられるようになった。例えば、1927年には、ハンフリー・ロールストンが、現時点までにアレルギーは「過敏性やアナフィラキシーの同義語と一般的にみなされるようになったが、これはその用語に与えられた元来の意味では無い」と述べている[121]。2年後に、これはフォン・ピルケの没年だが、喘息、花粉症と類縁疾患の研究を目的とする米国の代表的な2学会によって新たに合同で発刊された、『アレルギー学雑誌 Journal of Allergy』の編者たちの発言にも

ロールストンの言葉と同様の内容が見られる。彼らの取扱いが「現在の医学的用語法」と一致していることを指摘しつつ、編者たちはこの雑誌が「人間の特定の過敏性に関する、臨床的な側面についての論文を発表するための媒体」として発刊されたと明言している[122]。こうしたアレルギーという用語のより限定的な意味が、科学者と臨床医によってまったく一般的に用いられた。

1933 年、名高いが風変わりなアメリカ人病理学者で、結核と免疫および過敏性に関する業績で有名なアーノルド・ライス・リッチ Arnold Rice Rich（1893-1968）もフォン・ピルケによるアレルギーの包括的な定義から意図的に距離を置いている。曰く、

> フォン・ピルケのもともとのアレルギー概念がどのようなものであれ、というのはこの用語には現在のところ厳密な用語法の統一性がないのだが、それでも現在においてアレルギーという言葉は、ほとんどの医療者にとって後天性の過敏性というものと同義語となっており、これはこのテーマについて毎年出版されている多くの論文の中で 1 度は言明される説明と同様である。そして私がこの論文で用いるであろうこの用語の意味も、この意味においてのみである[123]。

クレメンス・フォン・ピルケが、過敏性と免疫に関する科学的・臨床的研究の新たな始まりを作り上げる上で与えた影響力は、しばしばノーベル賞に輝いたエミール・フォン・ベーリング、パウル・エールリッヒ、シャルル・リシェ、そしてジュール・ボルデのような、ヨーロッパの同時代人たちによる業績によって影が薄いものになっている。しかし、次章で私が主張するように、フォン・ピルケがアレルギーという用語に与えた本来の意味はおそらく拒否されてしまったのだが、彼によるアレルギーの取扱いを特徴づけていた概念上の洞察力や臨床研究の焦点についての影響は、ときに底流となって、20 世紀を通じて外的物質に対する特異体質反応の研究に影響を与え続けた。より詳細に述べるならば、1929 年の『アレルギー学雑誌 *Journal of*

Allergy』の創刊、同時期の欧州諸国における「アレルギー疾患」についての
大学院コースの誕生[124]、そして 1920 年代に大西洋の両側で病院内の「アレ
ルギー科」が首尾よく誕生したことが、フォン・ピルケの科学と医学に対す
る功績についての、こうした豊かでかつ速やかな伝説的業績に、劇的な証明
を与えている。彼の死のまさにその瞬間にこそ、西ヨーロッパと北アメリカ
の研究室と病院の中に、臨床アレルギー学という新たな専門分野が誕生した
のだった。

第3章

診察室でのアレルギー

こうした中毒性特異体質の研究によって、医学の新たな領域が切り開かれるというのは誇張に当たるかもしれない。しかし私は、それらの研究が旧来の医学にもともとあった巨大な領域へ、新たな角度から光をあてるということについては自信を持っている。

ジョン・フリーマン、1920 年[1]

（2つの大戦の）戦間期には、クレメンス・フォン・ピルケのアレルギーという着想は強い影響力を持ったことが判明した。その意味に曖昧な面があるのは明らかだったが、アレルギーという用語は、散発する症状の雑多な集まりや、すでに知られている疾患を説明ないし分類するためだけでなく、新たな医学の専門領域での中心的な治療や実験のパラメーターを定義するために、西洋の基礎医学者、臨床家や患者の間でますます用いられるようになった。何より、ヒトの疾患で生物学的反応性の果たす役割が中心的な重要性を持つと強調したことで、フォン・ピルケが病理学的プロセスに埋め込んだビジョンに含まれる動態的で全体論的（ホリスティック）な前提は、臨床的な関心の方向を、花粉症や喘息といった疾患に対する単なる環境あるいは気候（転地）療法から、同定可能な特定のアレルゲンに対する免疫学的な反応を扱う試みへと転じさせた。20 世紀の最初の数十年には、大西洋の両岸におけるアレルギー科医（その名前で世に知られるようになるが）は、一般に接種療法 inoculation therapy、脱感作、またはアレルゲン免疫療法と呼ばれるアレルギー疾患の新たな治療法を開発し、完成させることに主な関心を集中し、アレルギーを起

こす外的物質に対して過敏な患者が、もっと耐えられるようになることを意図した。

　クレメンス・フォン・ピルケの洞察によって、専門領域の分化に必要な、意味と概念の堅固な基礎が疑う余地なく与えられていたが、そうした新たな治療法が開発され、新たな専門領域が誕生したことは、同時代の関心がより広範囲で高まったことにも明らかに影響を受けていた。例えば、接種療法の主要な起源は（フォン・ピルケによるアレルギーの初期理論の起源に酷似しているが）、実験動物でのアナフィラキシーや過敏性についての論争あるいは基礎研究からではなく、むしろ 19 世紀末から 20 世紀初期にかけての感染症やワクチン療法への臨床的な関心や、それと密接に関連する、花粉症が花粉毒素の作用により起きる疾患であるという理解にあった。本章の主なテーマは、2 人のイギリス人内科医によって 1910 年代に、花粉症の治療法として初めて接種療法が考案されたその背景と、その後に、時にはその有効性と安全性が大きな批判にさらされはしたのだが、それでも減感作療法がヨーロッパと北米の医師たちによって、自分たちのアレルギー診療の土台として認められた経緯を探ることである。その過程で、減感作療法が精力的に受容され、西洋世界で専門領域としての臨床アレルギー学が拡大した背景には、アレルギー疾患のスケールが大陸、階級や文化を超えて次第に広がっているという専門家、政治家や大衆の認識が伴っており、おそらくこうした認識によって拡大現象が促進されてもいたということを述べようと思う。

花粉症、階級、そして文化

　1819 年に、英国の内科医であったジョン・ボストック John Bostock（1773-1846）は「目と肺の周期性疾患」に関する詳細な報告を行った。彼自身がそれらに長年苦しめられていたのだった。「毎年 6 月の初めから中旬あたりに」出現しおよそ 2 ヵ月で終息するこの疾患は、目のかゆみ、鼻汁、発作的なくしゃみ、呼吸困難と全身倦怠感が特徴だった[2]。先人の医学文献（その中には 10 世紀のラーゼス Rhazes〔アル・ラーズィー、ペルシアの錬金術師かつ医師〕、17 世紀のヤーコブス・コンスタン・ド・レベック Jacobus Constant de

Rebecque〔スイスの医師（1645-1732）〕、そしてボストック自身が気付いていたように、啓蒙主義期の卓越した内科医であったウィリアム・ヘバーデンWilliam Heberden が含まれる）は、時として同様の徴候が、おそらくはある種の花の芳香によって引き起こされ、夏季に出現すると報告していたが、それでもボストックは一般に、時には彼の名誉をたたえて「ボストックのカタル Bostock's catarrh」〔カタル（性炎症）とは粘膜の炎症のうち、浸出液の産生をその主体とするものをいう〕と呼ばれる新たな疾患に対して、最初の明確な臨床上の記載を行ったと認められている[3]。

　ボストックが正しく理解していたように、彼の描写したその疾患はありふれたものではなかった。しかし、彼はその9年後には、彼のいう「catarrhus aestivus（ラテン語）あるいは夏季カタル」の臨床的特徴について、28人の追加症例から得られたもっと包括的な報告を公表できた。ただし、その疾患は次第に医師、そして同時に大衆によって「花粉症」と呼ばれるようになった。ボストックによれば、こうした徴候を引き起こすのは、一般に推測されているように「新たな枯草から発散されるもの」による訳ではなく、第一に過剰な熱と日光、そして身体的な労作によっていた。彼はそれゆえこうした疾患を夏季の数ヵ月に回避あるいは緩和するために、より冷涼で気候のさわやかな沿岸部、例えばイングランド南東部のラムズゲートへの旅行を行うよう推奨した。重大なことだが、ボストックはこうした疾患が「特定の疾病」であると認識されるようになったのはつい最近のことであると述べ、花粉症は「社会の中流と上流の階級」の中だけで発症し、おそらく「貧困層の間」では聞いたことがないと推論していた[4]。

　花粉症はすぐに医学的な注目を集めるようになった。1830年代初頭には、内科医で、骨相学協会を創設し会長を務めていたジョン・エリオットソンJohn Elliotson（1791-1868）が、ロンドンの聖トーマス病院で行われた医学生に対する連続講義で花粉症の臨床的特徴について議論している。エリオットソンによれば、この病気について彼の患者の1人から最初に聞いていたが、花粉症はボストックが推測していた熱や日光によって引き起こされる訳ではなく、「草類 grass の開花」に暴露して引き起こされるのだった。それ

に加えて、彼は動物との接触が花粉症を引き起こす可能性を、「ウサギから発散されるもの」による1症例を取り上げて話題にしている。しかしもっと注目すべきなのは、エリオットソンがこの疾患の階級分布に関するボストックの主張に異議を唱えていたことである。「より上流の階級に多く見られるようである」という点には同意していたが、それでもエリオットソンは、慈善診療所に集まっている「貧しい人々」の間では花粉症が誤ってふつうの風邪と診断されており、その結果として「下層階級の中では」その頻度が低く見積もられている可能性があると主張していた[5]。

　複数の医学の論者によって「きわめてまれな病気[6]」とみなされてはいたが、特に英国と北アメリカでは、19世紀中葉の間に花粉症は次第に一般的になってきた。英国の開業医でホメオパシー医でもあったチャールズ・ブラックレイ Charles Blackley（1820-1900）は、このテーマについての包括的な論文を1872年に発表しているが、彼によればヴィクトリア朝時代の英国で花粉症の頻度が増大しているのは、「この疾患に対する関心の増大自体が、症例をもたらす効果を持つようになっており、こうしたこと（頻度の増加）が明らかに医療関係者の注目をもっと集めるようになっている」ためであり、あるいは言い方を変えると「増悪ないし誘発因子として作用するこうした疾患の増加」によると考えられるのだった。正確な事実がどうであれ、ブラックレイは、花粉症の明らかな増加がますます「一般人と医療界の人々」の双方で関心を集めるようになっていると述べていた[7]。

　花粉症の臨床的特徴や社会の中での分布についての関心の高まりは、様々な形で示された。ある面では、症例が次第に増加したことが、特に北アメリカでは一般大衆の中での花粉症についての団体が増加する後押しをした。米国花粉症協会 The United States Hay Fever Association は1874年に創立されたが、ニューハンプシャー州のホワイト山脈中にある一流の保養地であるベスレヘムにその拠点を置いており、会員たちは、夏と秋に花粉の飛散（花粉雲）という危険から逃れるためにその協会へと集まった人たちだった。（アメリカ）西部における同様の団体がミシガン州のペトスキーで設立されたのは1882年だった。どちらの組織も、主として中流階級の専門職に属してい

る会員の出自の良さが自慢であり、どちらも同じようにその研究を促進したり、富裕な上流階級が足しげく訪れる花粉症（対策用の）保養地で、その大気の純粋性を保つこと、そして花粉症が時代の流行で、かつ望ましくさえある疾患だと宣言していた[8]。秋期の花粉症流行について、主要な原因植物としてブタクサ ragweed が告発された時には、米国のこうした花粉症協会はまた農務省や公衆衛生局と共同で、ありふれた雑草とみなされていたその撲滅運動も起こしていた[9]。

　花粉症には臨床医たちも興味を示した。それはアメリカに限ったことではなくヨーロッパ大陸でも同様で、何より一部の論者が「花粉症の大流行地」とみなしていた英国でもそうだった[10]。1859 年にドイツの内科医であるフィリップ・フェーブス Philipp Phoebus（1804-80）が、花粉症の病理学と治療について広い範囲の国際調査を開始したが、それは何よりこの病気の民族的そして地理的な分布を明らかにするためだった。フェーブスの調査は医学雑誌への多数の国からの通信文や報告の引き金となり、1862 年にはその結果として花粉症についての主要著作の 1 つが刊行された。彼はその中で先行するボストックのように、花粉症は「夏の最初の熱気」（そして何よりオゾンの効果）が、疾病にかかりやすい素因のある個体に作用することによって引き起こされると主張しており、著書の中ではアングロサクソン系の人物がこの疾患に最もかかり易いという証拠を示している[11]。

　しかし、正確な意味で花粉症がエリート階級の流行病として現れてきたのは 1870 年代になってからであり、3 人の医学者がそれぞれ独立にこの主題についての重要な研究論文を刊行することになった。北アメリカでは、モリル・ワイマン Morril Wyman（1812-1903）とジョージ・ベアード George Beard（1839-83）がこの疾患についての広範囲にわたる研究を続けた。ワイマンはこの分野の多くの著作者たちと同様に少年期から花粉症に罹患していて、「花粉症休暇」を定期的にホワイト山脈で過ごしていたのだが、彼自身の症状発現はブタクサ（*Ambrosia artemisiaefolia*）の開花にきちんと同期していた（さらに印象的なことに、明らかにその曝露によって発症が誘発されていた[12]）。ベアードの調査でも同様に、ワイマンのブタクサが中心的な役

割を果たすという結論は支持されたが、彼は花粉症が、第一には「アメリカ
神経症」の表れであるとも主張していた。つまりそれは、現代アメリカ文明
特有のストレスや緊張が引き起こした神経衰弱の一形態ということだった。
ベアードにとって、花粉症は「根本的な意味で神経症」であり、神経衰弱症
と同様に、現代生活の広範な、有害な特徴によって作り出されていた。それ
はつまり、移動と通信の新たな方法であり、非律動的で旋律を持たない「現
代の産業化について回る騒音」であり、商取引の量や新発見の速度が増大し
たことであり、気候の変化であり、家庭内や経済上の問題であり、女性の教
育水準と精神的活動の向上であり、そして自由の増大だった[13]。「現代の神
経質は」ベアードが我々の心に今なお訴えるような形で 1881 年に主張した
ところによれば「その環境と戦っている生体システムからの叫び声なのであ
る[14]」。

　ワイマンとベアードの注意深い検討は、英国でチャールズ・ブラックレイ
によって行われた実験によく似ていた。多くの同時代人たちと同様に、ブ
ラックレイは花粉症の正確な原因を明らかにすることに特に関心を持ってい
た。彼自身も長年それによって苦しめられてきたのだった。多くの著者らは
素因としての体質性因子、すなわち英国の内科医であるウェイター・ヘイ
ル・ウェルシュ Waiter Hayle Walshe（1812-92）が 1871 年に呼んだところの
「不変の神経性特異体質[15]」が決定的な役割を果たしていると認めていた。
それでも、花粉症による個々の患者の発作に対して、さまざまな潜在的誘発
ないし増悪因子が相対的にどの程度、関与しているかについてはかなりの論
争があった。1859 年にブラックレイは、この問題を解決するためによく考
え抜かれた一連の実験に着手した。自分自身と彼の患者たちを対象として、
ブラックレイは安息香酸、クマリン、多様な芳香、オゾン、粉塵そして熱や
光の影響の役割を重視していた過去の花粉症の報告を効果的に否定した。そ
れに加えて、さらなる検討が必要だと認めていたが、彼は動物からの放散物
の役割についても疑問を呈した。1873 年に初版が刊行された、彼の知見を
報告した包括的なモノグラフで、ブラックレイは力強く「すべての種類の花
粉が何らかの花粉症の徴候を引き起こし、そして他のいわゆる原因は全て、

この疾患を引き起こす上でほとんどないし全く寄与していない」と結論付けている[16]。

　ブラックレイの研究では、彼が互いに拮抗するような花粉症の原因を評価し、除外するために払った配慮と、大気中の花粉の季節分布を収集、定量し記載するために新たな装置を開発したことの双方が注目される。しかし、ブラックレイの著作は医学雑誌上で好意的な評価を得たし、彼の実験と理論はどちらも、医学領域における指導的立場の一部、たとえば耳鼻科専門医のモレル・マッケンジー Morell Mackenzie（1837-92）[17]によって熱烈に支持されたのだが、カタル性であれ喘息性の形態であれ、花粉は花粉症の唯一かつ直接の原因であるというブラックレイの信念は、必ずしも同時代人に広く受け入れられた訳ではなかった。この時代の細菌説が疾患を説明する力に基づいて、（マッケンジーによって否定的に「熱狂的微生物狂」と言われた[18]）一部の論者たちは、花粉症患者の鼻汁分泌物中における微生物のもつ病因的な意味を強調し、そのためにキニーネや他の薬剤を局所投与することを薦めていた[19]。それに加えて、花粉症を炭水化物に富む食事と結び付けていたジョージ・ベアードや英国の内科医であるウィリアム・ヤング William Young（1843-1900）などは、現代的なライフスタイルの影響をとりわけ強調し続けた[20]。しかし1903年には、花粉を花粉症の原因であるとするブラックレイの先駆的な主張は、アメリカ人内科医でハンブルク州立衛生研究所の所長だったウィリアム・P・ダンバー William P. Dunber（1863-1922）による、影響力の強い支持を得ることになった。微生物の役割、そして何より、それ以外のすすやほこりのような多様な病因候補である因子の可能性を否定することで、ダンバーは自身の実験から、特異体質的な体質因子と、外からの刺激因子との協同作用を強調する立場へと導かれた。そして彼は「草類の花粉による刺激に対して、特別な過敏性を示すような一群の人たちが存在する」という結論に至った[21]。重大なこととして、花粉症は花粉毒素の産物であるというダンバーの信念は、感染症に対抗するために作成されたものと同様の特異的な抗毒素（血清）を作成するように彼を促したが、それは20世紀の最初の10年間で接種療法が開発されるうえでの非常に重要な歴史的文脈をも

たらすことになった。

　個々の症例で花粉症の発作を引き起こす正確な因子を明らかにしようとするだけでなく、ブラックレイ、ベアード、そしてダンバーは、当時この疾患の頻度が増加傾向であったことの、推測される原因についても慎重に考察している。ブラックレイによれば、近年の症例数の増加は、部分的には農業と人口動態上の変化に辿ることができる。ブラックレイの主張では、18 世紀から 19 世紀にかけて、耕作される土地の面積が次第に増加しただけでなく、牛の飼料としてソバの実よりも干し草用の草を育てて用いるのがより一般的になった。干し草生産の増大は、それ自体が「商業の成長と富や贅沢全体の増加」によって突き動かされていたが、都市部への人口移動によってもその影響が強められた。現代の都市住民は、明らかに草類花粉への早期曝露によって防御されておらず、すぐに花粉症にかかりやすくなってしまった。ブラックレイは、ロンドンの聖メアリー病院接種療法部門のメンバーによって特異的減感作療法という概念が見出されるのに先駆けて、評論の一節で示唆していたのだが、農夫たちがめったにこの病気にかからないということの証拠は、一部には「その影響を及ぼすものへ持続的に曝露すること」によって、花粉に対して作り出される「ある種の非感受性の獲得」ないしは「免疫」という形で説明できるとしていた[22]。

　当時の医学で花粉症の出現が、当時の環境における花粉量の増大やその分布の変化にさらされた結果である、と理解されていたことは、明らかに治療アプローチの枠組みを形作っていた。臨床家の中には発作を緩和するためにさまざまな物質（この中にはコカイン、キニーネ、ヒ素、麻銭、タバコの煙が含まれる）の点鼻、内服、そして吸入を推奨している者もいた[23]が、19 世紀後半のほとんどの著作者たちは、花粉症患者に対するもっとも有効な戦略として抗原回避、あるいは「気候〔転地〕療法 climate therapy」を推奨していた。アメリカの論者たちが花粉の作用から逃れるために、山中の「花粉症の楽園」へ引きこもることを推奨する一方で、イギリスの論者たちは海へ、特に海に取り囲まれていて、そのために花粉を運んでくる陸風にさらされにくい「小さな島ないしは細長い半島のような形と性質を持っている海辺の土

地」へ患者たちを送りこむことを好んだ[24]。こうした推奨は大西洋の両岸
で、沿岸部や山中の複数の地域を花粉症に対する最新流行の保養地として確
立する役目を果たし、治療を目的としたある種の旅行が普及するのを促進し
た[25]。山地や海への旅行が不可能な場合は、花粉症の患者たちは室内にとど
まるか、花粉量が最小限であると期待される、人口稠密な大都市の中心部へ
旅行するよう薦められた[26]。

　しかし、19世紀には花粉症の出現と流行について、環境因子が重要であ
ると認識された一方で、ブラックレイ、ベアードその他の人々は、こうした
花粉症の増加に体質的あるいは文化的な要因があることを認めていた。初め
て多数の経験例による概論を公表した1828年には、ボストックはすでに花
粉症は主に中上流階級で発生すると推測していた。その後の数十年で、医学
領域の執筆者たちと花粉症患者たちは同様に花粉症と階級のつながりについ
て繰り返し述べることになった。例えばブラックレイによれば、花粉症は通
常「貴族階級の病」であり、特に知的専門職、その中でも神学と医学領域の
人物に多かった。つまり、「恐らく疑いようもないのだが、もしもこの病気
がほとんど完全に社会の上流階級に限られていないとしても、教養ある人々
以外でこの病気を見ることは、まれであるとして間違いない」のだった[27]。
同様に、ジョージ・ベアードは彼の言う「南方ニグロ」の研究から「未開人
や半未開人、あるいは野蛮人においてさえ、神経病は存在しないか、存在す
るにしても非常にまれである」と結論付けており、「この人々における花粉
症や神経性消化不良というものは、冗談以外の何物でもない[28]」とさえほの
めかしたのだった。

　1887年の西ロンドン内科外科学会で行われた講演で、顧問医師〔専門医登
録を行い、主にかかりつけ医からの紹介を受けて勤務する勤務医〕でロンドン病院の
臨床医学名誉教授でもあったサー・アンドリュー・クラーク Sir Andrew
Clark（1826-93）は、花粉症特有のパーソナリティについて明確に説明して
いる。

　　花粉症をひとたび発症するときには、それが同時に示しているのは神経

系との関連の深さであって、女性よりも男性を、無知な人よりも教養ある
人を、無作法な人よりも礼儀正しい人を、道化師よりも（王宮の）廷臣を
といった形で患者が選択される……灼熱の地帯よりも温和な地帯を、田園
地帯よりは都市を、そして花粉症患者が現れるいかなる風土の中でも、
アングロサクソン系か、少なくとも英語を用いる民族をその患者として多
く選ぶ[29]。

　クラークの発言が示唆するのは、花粉症の特徴的発作が花粉によって引き
起こされる可能性がある一方で、この疾患が起こるのは必須の条件としての
「神経質 nervous constitution」を有している人たちに限られており、こうした
体質はしばしば遺伝するが、教育と文明化によって獲得されるのかもしれな
かった。ブラックレイ、ベアード、ダンバーの全員が認識していたように、
教育（あるいはブラックレイの言うところの「精神文化」[30]）の力が花粉症
のような神経性疾患の素因を生み出し、フェーブスが 1860 年代に暫定的に
認め、その 20 年後にクラークが確立した、この疾患の明らかな地理的およ
び人種的な分布だけではなく、それが人類の歴史の中で比較的新しく出現し
てきたことも説明できると考えられてきた。ダンバーは 1903 年に「未開人
たちや、文明国ではほとんどの労働者階級が花粉症を免れている事実が、他
の考慮すべき問題と同様に、花粉症を高度な文明化の帰結とみなすべきであ
ると示唆している」と述べている[31]。同じようにブラックレイは、農夫階級
の中では花粉への早期曝露と相まって、文化や教育が欠けていることが、こ
の労働集団の中でこの疾患の有病率が低いことに関与しているかもしれない
と考えていた。これに加えて、ブラックレイが以下のように先見の明をもっ
て警告したように、19 世紀を通して教育の機会が拡大したことは、この病
気がこの時期に出現してきたことを説明できるだけでなく、花粉症の頻度を
さらに増大させていくという不吉な見通しをもたらした。

　こうしたすべての状況を計算に入れると、ある時点では花粉症というも
のが全く知られていなかった、ということは大いに考えられることだ。そ

74

して相当に確かなのは、近年ではそれがはるかに高頻度な病気になっているということだけでなく、人口が増大し文明と教育が進歩するのに伴って、この疾患は現在の状態以上に一般的なものになるだろう、ということである[32]。

　こうした論者の中には、体質、文化、そして疾患を結びつける議論をさらにもっと進める者もいた。グレッグ・ミットマンが示しているように、米国における花粉症協会の会員たちは公然とその（花粉症に対する）脆弱さに誇りを持っていた。それはこうした脆弱さによって自分たちが下層階級からほど遠い者になっているからだけではなく、彼らがその帰結として、感受性、富や余暇の所有者として定義されるためでもあった[33]。英国では、このように繰り返された物語が、モレル・マッケンジーによって最も熱心に取り上げられた。ロンドン喉頭科病院に勤める顧問医師で、1887年の『喉頭鼻科学雑誌 Journal of Laryngology and Rhinology』の創設者でもあったマッケンジーは、もともとその喉頭科についての専門技術で高名だったのだが、続いて彼が、プロシア皇太子フリードリヒⅢ世のための助言を乞われて招請された際に、喉頭癌の致命的な誤診を犯したことでも有名になっている。この失敗によって彼は英国王立外科医師会から除名されてしまった[34]。
　1884年に初めて出版された短い論文でマッケンジーは、その時までに医学文献で人気のある主題となっていた、英国と米国の人々がフランス、ドイツ、ロシア、イタリア、スペイン、そしてスカンディナビア諸国の人々よりもはるかに高頻度に花粉症へと罹患しているという主張を繰り返した。しかし、マッケンジーによれば、こうした一見気がかりな事実は「実際には、文化や文明化の面でより不利な条件に置かれている人々に対する我々の優越性を示しているという点で、自らを満足させるべき理由を与えている[35]」のだった。同様に、個々の花粉症患者たちはこの疾患の社会地理学（社会的分布）から慰めを与えられるべきだった。

　しかしながら、花粉症の患者はこの疾患が、ほとんど例外なく教養ある

人士に限定されているという事実をもっていくらかの慰めを得るだろう。したがって、夏のくしゃみが文化とともに歩むようにして、もしかするとだが、知的尺度において向上すればするほど、その頻度が増大すると推測されるかもしれない。したがって、すでに暗示されているように、我が国全体としての花粉症傾向は、他の人種に対する我々の優越性の証明と考え得る可能性がある[36]。

　女性の教育や（抑圧からの）解放についての同時代の議論を辛辣に引用しつつ、マッケンジーは、階級や人種に対するのと同じような高慢な口調で花粉症のジェンダー分布を説明した。一部の論者はマッケンジーや他の人々が認めていたこの疾患が男性に多いという点について疑義を唱えていた[37]が、マッケンジー自身は花粉症が男性に多いということに疑いを持っていなかった。こうした状況は彼が嘲るように述べたところでは「男女の平等を擁護する熱烈な努力を称賛している[38]」のだった。以前からの、ある種の疾患に対する最新流行で、望まれており、そして最も重要なことには、相続（遺伝）しうるものであるという論述に影響を受けて、マッケンジーは「花粉症と文化の密接な関係という考えが大衆に十分理解された時には、この訴えは、あるいは痛風のようによい血統の象徴とみなされるかもしれない[39]」と主張した。したがって、それまでの結核や痛風と同様の形で、花粉症は、文明的で教育を受けており教養のあるエリートだけが罹患するような名誉の象徴となった。

　こうした思い上がった貴族階級の症状としての花粉症の公的イメージは、ときには同時代の文学中にも現れていた。『ハワーズ・エンド』（1910 年出版）では、E・M・フォースター E. M. Forster〔イギリスの小説家（1879-1970）。『ハワーズ・エンド』は代表作の 1 つ〕が、20 世紀初頭の英国階級における知的、倫理的な形勢に加えて、時代遅れのリベラルで人文主義的な価値観の脆弱さが露呈していることを鋭く分析しているが、そこでは花粉症が生来の文化的な教養を具体化したものとして表現されている。この小説の冒頭部から、生まれながらに土地持ちの有閑階級の一員であるティビー・シュレーゲルと

チャールズ・ウィルコックスが2人ともこの病気にかかっていることが明らかになる。すなわち「花粉症は毎夜ずいぶん彼を苦しめていた。頭は痛くなり、目は涙ぐみ、彼女に話したように彼の粘膜が全くもって満足しかねる状態になるのだった[40]」。対照的に、ティビーの姉妹には同情されていた身分の低い保険会社の事務員で、チャールズと揉み合っているところに本棚が落下して命を落とすレオナルド・バストは、この疾患にかからないのである。

　重大なことに、フォースターの、花粉症は天の配剤によるという演出のなかでは、バストは彼の地位にしばりつけられていて、学習を通して向上しようとする彼自身の努力にもかかわらず、永久に文明的な（アメリカで言われていた）「花粉症的個性 hayfeverities」をもつ身分からは締め出されていた。むしろある意味では、彼の苦学こそがその転落が起こることを確かなものにした。というのは、彼はまさにそこに加わることを切望していた文化の構成要素である人物と物質によって殺されるのだから。フォースターの小説中でのエリートの主人公たちにとって、教育を通して獲得された文化では、決して「自然人（すなわち下層階級）と哲学的な人間の間に横たわる断崖」の橋渡しをすることはできないのだった[41]。こうした観点からは、花粉症はおそらくは運命づけられている階級分化のシンボルかつ守護者となっていて、飾り気のない生物学的な用語によって、工業化の過程で形成され異議を申し立てられている社会と政治の境界線を、生まれつき変えられないものにしていた。「バラを一目見てくしゃみをするくせがあるか無いかということが、間もなく、疑う余地もなく、一般大衆 common herd から選良を区別するために、h の字以上に確かな、1つの試験になるだろう[42]」とその何年も前にモレル・マッケンジーが推論していた。

　注目すべきこととして、19世紀のほとんどの医学文献で明らかにされているように、2つの病気がアレルギーの同時進行する徴候とみなされるはるか昔から、花粉症は決まって喘息と関連があると考えられていた。喘息 asthma という用語自体は花粉症よりもはるかに古い歴史を持っていて、古代の医学文献まで遡ることができる。喘息という用語はヒポクラテス学派、ガレノス学派〔ガレノス Galenos はローマ時代最大の医師〕や中国の伝統医学の中

で、呼吸困難 dyspnoea を示す一般用語を構成していた。つまり、呼吸自体
の苦しさないしは息切れのことである。それは息切れ呼吸や喘鳴、あるいは
ローマのストア派哲学者セネカが呼んだところの「『最後のあがき（呼吸）』
が持続するようなもの」に特徴づけられていた。喘息は当時もっとも一般的
には、体液バランスの崩れによるとされた[43]。これに続く数世紀の間、医師
たちは散発的な論文でこの用語の使用を追認してきたが、一方では喘息の病
因論や病理学についての古代の理解に対して挑戦し始めてもいた。例えば、
17 世紀の間には、ベルギー人のヤン・ファン・ヘルモント Jan van Helmont
（1577-1644）、2 人の英国人医師トーマス・ウィリス Thomas Willis（1621-75）
とジョン・フロイヤー John Floyer（1649-1734）が、その器質的な病巣（原
因臓器）として肺に注目しただけでなく、ちりや羽毛、タバコの煙、ある種
の食物、運動、そして情動のような特定の環境に由来する誘発因子も同定し
ていて、ある家庭の中で複数の構成員に喘息が出現することは重要であると
推測していた[44]。

　18 世紀後半から 19 世紀前半にかけて、臨床の場で患者を診察したり疾患
を診断するためにさまざまな新器具や手法が導入された。具体的には、1761
年のレオポルド・アウエンブルガー Lepold Auenbrugger による胸部の打診法
であり、1819 年のルネ゠テオフィル゠ヤサント・ラエネック René-Théophile-
Hyacinthe Laennec による聴診器を用いた聴診法であり、1846 年のスパイロ
メーター（呼吸機能検査）であった。

　より綿密な病理解剖学が誕生するのとともに、こうした技術によって徐々
に、肺における特定の疾患としての「喘息」と、より一般的な徴候である呼
吸困難が分離されただけでなく、医学論文中での一般的な病名としての喘息
が、腎性、心原性、そして気管支原性といった喘息の亜型へと分割されるこ
とも促された[45]。19 世紀の間には、喘息の徴候の主座が肺に位置するという
ことが信じられるようになるにつれて、医学論文ではこの用語の使用を、痙
攣性ないし麻痺性のいずれの型でも発症し、しばしば花粉症と合併して発症
するような、気管支に病態の主座を持つ（気管支原性の）亜型に限定するこ
とが、ますます支持されるようになった[46]。

　19世紀後半に気管支喘息への医学的な関心が増大したことは、何より英国の内科医であるヘンリー・ハイド・サルター Henry Hyde Salter（1823-71）の主要な著作や論文[47]に表れているが、そこでは明らかに同時代の疾患理論によって形作られた、病因論や発症機序の新たな理解が生み出されていた。何よりも喘息は、花粉症の場合と酷似しているが、「輪状線維の緊張性収縮」によって小気管支の閉塞に至るような、遺伝性の神経症の一形態であるとみなされるようになった[48]。ヨーロッパの科学者や臨床医たちの研究室で行われたより詳細な病理学的検討によって、いわゆる特異的な（病理）組織所見もまた見出された。すなわち、ジャン・シャルコー Jean Charcot（1825-93）とエルンスト・フォン・ライデン Ernst von Leyden（1832-1910）によって見出された結晶、そしてハインリヒ・クルシュマン Heinrich Curschmann（1846-1910）によって最初に見出されたらせん状の鋳型産物であり、いずれも多くの喘息患者の喀痰中に認められた[49]〔いずれもそれぞれ Charcot-Leyden 結晶、Curschmann のらせん体として病理学にその名を残す〕。より重大なこととして、この疾患の社会的特徴もまた変貌した。ジョン・ギャベイ John Gabbay が述べたところだが、18世紀の著作者たちの中には、例えばスコットランドの内科医であるジョン・ミラー John Millar（1733-1805）のように、喘息を主として工匠たちの疾患であると考えていた者もいた。対照的に、英国の外科医であるトーマス・キング Thomas King（1809-47）のように、社会階級と最新流行のライフスタイルを告発するような主張を拒否し続けた者もいたが、それでも19世紀の間には花粉症同様に、喘息も主として上流階級の疾患となり、市立病院や慈善病院ではめったに見られないが、教養のある知的エリートを私立病院で診療している医師たちは日常的に診断し治療しているようになった[50]〔英国では一般に高額な医療費のかかる私立病院の方が診療レベルは高いとされている〕。

　花粉症の場合のように、喘息の社会的な背景は、おそらく富裕層にのみ手が届くような海辺の避暑地や、大陸の山間にある保養地における気候（転地）療法を治療として推奨することに影響したかもしれない[51]。しかし、19世紀後半から20世紀の前半にかけて、ヨーロッパでもアメリカでも清浄で

新鮮な空気の追求が人気を集めた一方で、医師たちは神経の緊張を取り除き、気管支の過敏性を改善するような新旧の局所ないし全身療法を推奨してもいた。例えばヘンリー・ハイド・サルターは、全例にアヘンを使用することについては、その「筋の不随意運動を刺激し、筋痙攣（スパズム）を起こしやすくなる[52]」ために反対していたが、それでも彼は抑制薬、刺激薬、そして鎮静薬のどの作用機序を持つかで分類される、多様な市販の大衆薬の使用を推奨していた。つまりタバコであり、吐酒石（酒石酸アンモニウム）であり、トコンであり、コーヒーであり、クロロフォルムであり、何よりもチョウセンアサガオやベラドンナ（セイヨウハシリドコロ）を含むような薬用シガレットであり、インド大麻や大麻であり、エーテルであり、そしてロベリア（ミゾカクシ）であった[53]。これに続いてウェイター・ウォルシュ Waiter Walshe やウィリアム・オスラー、ジョン・ソローグッド John Thorowgood（1833-1919）のような他の論者たちが、自分の好みの調合薬をこのリストに加えたが、サルターの一般的なアプローチやその特定の調合への好みは、ほとんどの西欧国家で喘息治療に強い影響を与え続けたし、20世紀に至るまで医薬品製造業者へ収益源を与えることになった[54]。

　この時代の喘息患者たちに対する疾患の影響や、この疾患を緩和するために使われたさまざまな治療は、フランスの作家であるマルセル・プルースト Marcel Proust（1871-1922）の生涯と書簡の中で明らかに表れている。彼による7巻本の小説である『失われた時を求めて』は1913年から27年にかけて出版され、速やかに古典文学としての地位を獲得した。カトリック信者の医師とユダヤ系の母の息子として生まれて、プルーストは9歳のときに最初の喘息大発作を経験し、終生この疾患によって日常的に苦しめられた。例えば1919年には、彼は「喘息の遷延する発作によって……私は最近ここ数日間、わずかに動くことさえ不可能になっていた」という様子について書いている。翌年、彼は作家仲間のマルセル・ブーランジェ Marcel Boulenger への手紙の中で、何日間か「ずっと息も絶え絶えになっていた」ために執筆活動が困難になっていたと説明している[55]。海岸部への転地療養を行うことに加えて、プルーストは多種多様な治療でその症状を和らげようとした。その多く

80

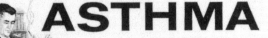

STRAMONIUM
CIGARETTES
HELPFUL IN
ASTHMA

*as reported in the British
Medical Journal, August 15, 1959*

**Noted allergist reinvestigates
an old treatment for bronchial asthma**

For about 150 years Europeans have inhaled smoke from burning stramonium leaves to relieve asthmatic attacks.

Now a noted allergist reports in the British Medical Journal that results of controlled studies leave no doubt that inhaling stramonium (atropine*) smoke has a beneficial effect on the function of the lungs in bronchial obstruction.

The results indicate that smoking stramonium cigarettes has a definite place in the treatment of asthma, increasing the vital capacity and giving a feeling of relief, without unpleasant side effects. In many cases during the controlled study the patients voluntarily commented on their increased ease of breathing.

Stramonium cigarettes have been manufactured by R. Schiffmann Co. for more than 80 years and have been *available without prescription in every drug store* throughout the U. S. and Canada under the name of ASTHMADOR. These cigarettes contain no tobacco and are not habit forming.

ASTHMADOR is also sold in pipe mixture or as aromatic incense powder. Sufferers from bronchial asthma will almost invariably find relief, as indicated in this report.

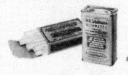

Atropine is the alkaloid of stramonium.

図4　1959 年ごろの米国の雑誌広告。〔注：チョウセンアサガオ入りの抗喘息効果を持つ
　　タバコの広告である。商品名 ASTHMADOR〕

は彼の「燻蒸療法」のために設けられた特別の燻煙室で投与された。何より、彼が用いたのはチョウセンアサガオやエスピック Espic のシガレット、

レグラス Legras やエスコフレール Escouflaire の（燻蒸用）粉末〔いずれも当時一般的だった喘息治療薬の商標〕、エピネフリン、カフェイン、炭酸燻蒸剤、孤立療法、自己暗示法、モルヒネ、そしてアヘンであった。最後のものは 19 世紀半ばに同様の目的でチャールズ・ディケンズ Charles Dickens（1812-70）〔イギリスの国民的作家。代表作に『クリスマス・キャロル』『大いなる遺産』など〕によっても用いられていた。こうした製剤や心理学的戦略は、プルーストの他の多くの病気と同様に、全体としては彼の母親への深い依存状態によるとされていたその疾患を緩和したかもしれないが、一方でそれらは治癒をもたらすことができず、プルーストは慢性的に喘息と花粉症の両方によって悩まされ続けた[56]。

　重要なこととして、ディケンズやプルーストのような第一級の文豪たちが喘息と花粉症に悩まされていたということは、同時代の、こうした病が西欧社会の文明化された教養ある階級にもっとも多く発症する、互いに密接に関連した病気であるという受け止め方を立証することになった。20 世紀初頭のクレメンス・フォン・ピルケによるアレルギーという観念は、こうしたすでに確立した疾患の病因論に新たな洞察を提供したが、それに加えてその理論でその病態の共通性が強調されたことは、花粉症、喘息、さらにじんま疹、湿疹、食物不耐症といった様々な特異体質反応の間に認められていた伝統的な繋がりを確かなものにした。したがって、こうした一見異なる疾患群に対して、簡便な用語と共に巧妙な説明的枠組みを確立することで、クレメンス・フォン・ピルケは新たな臨床アレルギー学という医学の専門分野が誕生するための種を撒いたのである。

　しかし、独立した医学分野としてのアレルギー学の成長や、20 世紀前半にヨーロッパと北アメリカの双方でアレルギー科診療施設が誕生したことには、それを引き起こし促進するような他の要因があった。第一に、アレルギー疾患へのこうした関心は、特異体質に関する臨床医学や生理学の研究が急増したことや、何より花粉症の増加傾向についての報告によって刺激されたかもしれない[57]。これに加えて、花粉症と喘息への臨床的な関心の増加には、急性ではない慢性疾患の経済的、社会的負担への関心の増大や、死亡率

82

同様に有病率の程度をより適切に調査しようという傾向が増大してきたことを反映していた可能性がある[58]。この文脈では、1930年代までに花粉症が慢性疾患のなかで4番目に多い病気になっており、米国では重大な公衆衛生上の関心事になっていたことが重要である[59]。

　しかしより直接的には、臨床アレルギー学の誕生は、アレルギーの発見自体だけでなく、感染症に対する対抗策としてワクチン療法と血清療法を用いるという、同時代の固定観念から生まれた、新たな治療法の開発と普及によっても促された。花粉や他のアレルゲンの抽出液を用いた特異的減感作療法 specific desensitization、ないし治療的接種（療法）therapeutic inoculation は、ロンドンの聖メアリー病院の接種療法部門 Inoculation Department で始められたが、大西洋の両岸で20世紀の大部分におけるアレルギーへのアプローチを支配し、速やかに花粉症と喘息への第一選択治療として気候（転地）療法に取って代わり、そして（製薬）産業内での激しい競争を持続させ、抗ヒスタミン薬のように、多様な医薬品の開発を促進した。1911年にレオナード・ヌーン Leonard Noon が初めて彼の臨床研究における初期の結果を発表した時から、花粉症、喘息や関連するアレルギー疾患への治療的なアプローチは、患者が生活し働いている環境を変更することではなく、患者自身に特有の生物学的な反応性を操作することに、主に焦点を合わせるようになったのである。*

予防的接種療法と臨床アレルギー学の起源

　臨床アレルギー学が医学の専門分野として現れてきた経緯は、19世紀末から20世紀初頭にかけての世紀の転換期に、英国の研究所や病院で、生命科学と臨床医学が決定的に進歩した時点に起源をたどることができる。英国最古で、かつ数十年にわたって英国最大のアレルギー疾患に対する診療施設だったのは、ロンドンにある聖メアリー病院の接種療法部門だった。この部

*訳注：本書では免疫療法を表す用語として desensitization（脱感作）と hyposensitization（減感作）という2つの用語が用いられているが、日本語ではほぼ同義として用いられるため、特別な区別が必要な場合を除き、より一般的に用いられる後者の和訳を用いる。

門はサー・アルムロース・ライト Sir Almroth Wright（1861-1947）によって
創立され、かつ多年にわたって統括されてきた。ダブリンのトリニティ・カ
レッジで 1883 年に医師免許を得てから、ライトは病理学の常勤研究職とし
てまずドイツで、続いてロンドン、ケンブリッジ、そしてシドニーで経歴を
重ね、その後 1892 年にはネトリーにある陸軍軍医学校で病理学の科長に着
任した。ライトによる初期の業績は特に、さまざまな感染症に対して、受動
免疫ではなく、むしろ能動免疫を賦活するように設計されたワクチンを開発
することに関わっていた。例えばチフス、コレラ、結核やブドウ球菌皮膚感
染症に対するそれである。1902 年にはライトはネトリーを離れて、聖メア
リー病院の病理学主任となった。ここでも彼は基礎と臨床の双方で大きな影
響力を持つその予防接種の研究を続けた[60]。彼の「ワクチン療法」（そこで
はワクチンが、現在進行している感染症を治療するためにも用いられた）が
熱心に受け入れられたことに助けられて、ライトは聖メアリー病院で治療的
接種療法部門を創立した。ライトが 1908 年に、アメリカの製薬会社である
パーク・デイビス社 Parke, Davis & Company〔現在はファイザー社の一部門〕と
の、ワクチン製造に関する営利契約を獲得したことが決定的に重要だった。
この関係は明らかに何年にもわたって、この部門の性質と研究の方向性を規
定することになった[61]。同僚の中からは、ライトが産業界と関係を持ったの
は科学者の自由を危険にさらすのではないかと懸念する批判もあったが[62]、
パーク・デイビス社との関係は部門の存続を保証するうえで有効であった
し、実際にはアレルギー疾患の治療に関する研究が経済的に支援されること
にもなった。

　当時の文献で不朽の名声を得て、1906 年にはナイトに叙せられ、そして
「イギリスのパスツール」として高名になったことで、ライトは必然的に多
数の有望な臨床医や科学者をこの部門に引き寄せた[63]。1904 年には聖メア
リー病院の若き医学生だったジョン・フリーマン John Freeman（1876-1962）
が部門に加わった。フリーマンは 1905 年に医師免許を取得し、しばらくパ
リのパスツール研究所で過ごしてから、ライトの部門に研究職を得て帰国
し、特にライトによるワクチン療法の研究に関与することになった[64]。1907

図5　ジョン・フリーマン　John Freeman

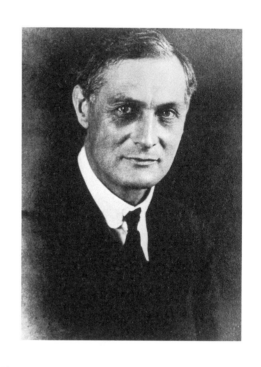

　年にはフリーマンが、昔の学友だったレオナード・ヌーン Leonard Noon
（1877-1913）を聖メアリー病院で一緒に働くように説き伏せた。ヌーンは
ケンブリッジ大学と聖バーソロミュー病院で医学のトレーニングを受け、そ
してかつてはパリでフリーマンと共に研究をしていたが、この時点ではリス
ター研究所で働いており、創傷の治療における多様な消毒剤の有効性を検討
していた[65]。最初は膿の消化、オプソニン化〔細胞による食作用の促進作用〕、殺
菌に関する性質の研究に次ぐ位置づけだったが、1908 年には彼はその臨床
的関心を、花粉症のワクチンの開発と免疫の獲得へと広げることになった。
これは「免疫に関する研究アイディアがブラックベリーの木のようにびっし
りと実っている[66]」ようだったライトの部門では明らかに、探究されている
多くの方向性の 1 つを成しているにすぎなかったのだが、花粉症の研究は
ヌーンを 1913 年の結核による早すぎる死までとらえて離さなかったし、フ
リーマンが 1962 年に死ぬまで彼の専門職としての全生涯を、臨床と基礎の
双方において支配するようになった。

　ヌーンとフリーマンによる花粉症へのアプローチの中心的な性格は、1911
年の『ランセット *Lancet*』誌に掲載された 2 つの独創的な論文の中に表れて
いた。最初の論文でヌーンは、彼とフリーマンが花粉症患者のために考案し
た診断と治療計画の暫定的な流れについて詳説している。ヌーンによれば、
花粉症とは「特定の個人が、5 月、6 月、そして 7 月にかけて罹患する反復
性のカタル（性炎症）」だった。この疾患が「草類の花粉に見出される可溶
性毒素」に対する特異体質としての過敏性によって引き起こされると主張
し、ヌーンは「草類花粉の抽出液を少量その患者の目へ滴下し」その反応を
観察することで容易にその診断を得ることができると説明している。同様の
手法は治療の有効性を評価するためにも用いられた。「抗花粉 pollantin」（こ
れはウィリアム・ダンバーによって生産、販売されていた）[67]のようなある
種の血清を用いた受動免疫は、「困難で骨の折れる仕事」であるだけでな
く、「永続的な治癒をもたらすとは判断されていない」と確信して、ヌーン
は花粉毒素に対する「能動免疫の確立」が、より満足できる予後をもたらす
かもしれないと予測した。この目的を達成するために、彼は「花粉毒素の
（経皮）接種によって花粉症患者にどの程度の免疫が誘導されるか、こうし
た接種の適切な接種法はどのようなものか、そしてこの方法でこの病気に永
続的な治癒がもたらしうるかどうか」を決定するための一連の実験を開始し
た[68]。
　1910 年の秋から 1911 年の春にかけて、少数の自発的な（ボランティアの）
花粉症患者に対して、*Phleum pratense* すなわちオオアワガエリ Timothy grass
〔イネ科の草木。アレルギー性鼻炎の原因植物の 1 つである〕の花粉抽出液が、徐々
に増量されながら接種された。この花粉はヌーンの姉妹のドロシーが集めた
もので、この種がもっとも活性の高い抽出液を作り出すと既にわかってい
た。さらなる検討が必要なことを認識していたが、ヌーンは彼の患者たちへ
の接種療法の初期効果について、慎重に考察したうえで楽観的に考えてい
た。

　こうした実験の結果が示しているのは今のところ、花粉症患者の過敏性

が、適切な量を用いることで、少なくとも 100 倍低下するかもしれないということと、一方で過剰量、ないし過度に頻回の接種は過敏性の増大を引き起こすだけだということである。今後の課題は、こうして獲得された免疫が、患者たちにシーズン全体にわたって、花粉症の年間発作を起こさないために十分であるかどうかである[69]。

ヌーンの予備的な報告のあとには、同年のフリーマンによる聖メアリー病院での初めの患者 20 人に対する、この治療のより詳細な報告が続いた。さまざまな花粉の抽出物を準備し、定量し、そして投与するために用いられた手順を示したことに加えて、フリーマンは接種量と投与間隔、患者が先述の「眼反応 ophtalmo-reaction」において花粉に対する抵抗性を獲得していくという臨床的な評価、そして治療有効性に関する患者自身の評価を詳細に記載していた。実験の経過中に、フリーマンは、少なくとも一時的には、異なる草木の花粉には交差反応性が存在し、ある種の花粉に対する接種療法は、他の花粉に対する感受性にも免疫を与える能力があることも確認した。彼の結果には、潜在的な過誤の可能性（例えば観察バイアス、一部の患者に存在する治癒への心理的期待、そしてこの年の花粉シーズンが特別に軽微だった可能性）によってその価値を減じたものもあるが、フリーマンは接種療法の臨床的な効果を熱狂的に支持していた。

　全ての症例を広く検討したうえで、そこでは否定しえない症状の緩和が認められることに疑いの余地はほとんどないようだ。こうした改善はいくつかの形をとる。つまり、無発作期間の延長、前年度ほどひどくない発作、そしてより短く済む発作、体調不良の軽減、喘息の減少である。治療が始まった時点ですでに花粉症を発症していた人々が、おそらく最も（この治療を）称賛しており、これはおそらく花粉症らしき遺残症状が直前まで残っていたためだろう[70]。

接種療法の臨床効果についての明確な説明は欠けていたが、明らかにそれ

を問題にせずに、フリーマンは「花粉ワクチンによって作り出された免疫の
増強自体が、それが予防的であれ治療（防御）的であれ、こうした治療の方
向性についての最良の証明である」と主張していた[71]。

　3 年後、ヌーンの死の直後になるが、フリーマンは、接種がどのくらいの
期間の花粉症の症状緩和をもたらすかを明らかにしようと試みた新たな報告
を公表した。84 人の患者の調査により、花粉症患者が接種の全コースを完
遂した場合、その年だけでなく、一般的には少なくとも翌年の花粉症シー
ズンにも保護作用を発揮すると結論付けている。さらに一部の患者で予防的
ないし治療的な接種療法が無効のことがあるのがなぜか、可能性のある原因
について検討したことに加えて、フリーマンは、治療効果を判定するうえで
「経験的」手法が「統計的」なそれよりも優位に立つとする、その後も長く
彼を捉えた個人的な関心事となったものを初めて提示している。いわく「し
かしながら、殆どの人々にとって、まれな状況を除いて、統計に基づいて行
動することはほとんどない。彼らはその代わりに彼ら自身についてであれ他
者についてであれ、経験に基づいて行動する。そして、そう考えるのが望ま
しいようだが、私の経験の範囲内で確信しているのは、この（経験論的な）
方向で行われた接種療法は断然うまくいくということである[72]」。クリスト
ファー・ローレンス Christpher Lawrence とジョージ・ウェイツ George Weisz
が主張するように、統計的なデータの取扱いに対して臨床経験を重視する傾
向や、臨床的な全体論（ホーリズム）を専門性に優越させる傾向は、この時
代のある種の臨床医の中で珍しいものではなかった。そしてそれが、両大戦
間期におけるフリーマンと共同研究者たちの、聖メアリー病院でのアレル
ギー診療を特徴づけることになった[73]。

　ヌーンとフリーマンによる花粉に対する感受性を低下させようという取組
みは、こうした手法で外的物質に対して能動的に免疫を得ようとする最初の
試みというわけではなかった。1900 年には、ニューヨークの内科医 H・ホ
ルブルック・カーティス H. Holbrook Curtis が、彼の名付けた「花粉症の免
疫による治癒」について報告している。ある患者がある物質に対して「数日
かけて数滴のチンキ剤やシロップ」を摂取することでその物質へ耐容（耐え

うる身体）になったという経験に刺激されて、カーティスは同様の手法を、35 歳の独身女性で「神経衰弱」であり、「セントルイスにおける最良の名家の 1 つ」に属する特徴を持つ人物の花粉症に関する治療に用いた。カーティスは「ある種の花とその花粉の水性抽出物を内服するのに加えて、同様に小容量を皮下注射して」投与することによって、バラ、スミレ、スズランに対する耐容を誘導することに成功した。この結果に刺激され、そして皮下製剤よりもチンキ液に実用上の便利さがあるという意向もあって、カーティスは製薬会社のために働いている植物学者から供給してもらったブタクサ花粉試料を用いて、彼の言う「ブタクサ心喘息 rag-weed corasthma」を治療しようと試みた。その優れた臨床効果から、カーティスは、もし他の医師たちによって結果が確認されれば、それが「1 つの大発見」となると推測した[74]。

　英国では、同様の手法が 1908 年にロンドンの内科医であるアルフレッド・T・スコーフィールド Alfred T. Schofield によって用いられており、13 歳の少年の卵に対する特異体質性の不耐症によって引き起こされたじんま疹や喘息に対して、徐々に量が多くなる生卵を含んだ丸薬を投与することで、症状を予防する試みが成功したと報告している[75]。しかし、その治療アプローチを考案するうえで、ヌーンとフリーマンは、カーティスやスコーフィールドによる花粉症や食物不耐症へ免疫をつけようという初期の試みを参考にしなかったようであるし、何より自分たちの臨床研究を、増加し続けるアナフィラキシーについての生理学的文献や、あるいは実験的アナフィラキシーとヒトの過敏症におけるアレルギー反応を結びつけるような病理学的推論と結び付けようとはしなかったように思われる。逆に、同時代の著作者には、特異反応と不耐症という古くからの知見へ、アレルギーおよびアナフィラキシーという新用語を速やかに取り入れた者もいた（例えばハンフリー・ロールストン）のに対して、ヌーンとフリーマンがほとんどこの時流に興味を示していなかったことは注目に値する。ベスレトカの「抗アナフィラキシー[76]」に関する業績を珍しく 1 回だけ引用したのと、最終的には（しぶしぶながら）「アレルギー」という用語を受け入れたことを除けば、フリーマンの出版された著作は、リシェとフォン・ピルケから始まったアレルギー

とアナフィラキシーの仕組みと意味に関する、まさに成熟しつつあった生理
学的あるいは病理学的な興味についての注目すべき無関心を示している。逆
に、ヌーンとフリーマンによって採用された花粉症（そして最終的には他の
アレルギー）に対する効果的アプローチは、それとは全く異なる研究と治療
の伝統から生まれてきたものであり、何よりも聖メアリー病院でのアルム
ロース・ライトの感染症研究との関係が深かった。

　ある面では、ヌーンとフリーマンは、ブラックレイとダンバーによる花粉
症の病因論を理解するうえでの、その影響力の大きい業績については明確に
認識していたし、かつ正当に承認していた。特に、彼らは花粉毒素という考
え方に決定的な役割を与えた初期の理論を受け入れ、ダンバーの免疫を賦活
することへの関心を引き継いでいた。しかし、ヌーンとフリーマンによって
導入された正確な戦略には、微生物学の動向が強い影響を与えており、そこ
では多くの研究者が（ダンバーの「抗花粉」のような方法で）特定の抗毒素
血清を用いた受動免疫だけでなく、予防的ないしは治療的な微生物ワクチン
を開発しようと試みていた。ライトのもとで学んだため、フリーマンと
ヌーンは2人とも感染症に対する最新流行のワクチン療法について精通して
いた。何より、フリーマンの接種療法部門での初期の研究は、免疫試験とし
てのオプソニン指数〔細菌に対する食作用の賦活を示す指数〕の使用と、治療的
ワクチン療法の開発に絞られていた。ヌーンとフリーマンの花粉に対する能
動免疫を賦活しようという主張は、ライトが受動免疫に対してよりも、細菌
感染に対する能動免疫に対してより強い関心を持っていたことの論理的な延
長線上にあった。フリーマンが1911年の彼の論文で述べているように、花
粉症へのワクチン接種の効果によって「ライトとその学派による細菌予防接
種についての業績の流れのなかにある、花粉接種療法という業績」がみごと
に成し遂げられたのだった[77]。フリーマンとヌーンの業績を受けて、ライト
自身が、何年も経ってから、部門の歴史における彼らによる花粉症の研究が
卓越したものであると強調するだけでなく、花粉減感作療法の知的そして実
用主義的な起源についての、フリーマンの意見を追認している。

こうした草木の花粉抽出液を利用する手法は、抗チフス接種（療法）やワクチン療法の派生物であるとみなされるかもしれない。その後フリーマン博士によってそうした治療は、他の原因による喘息症例の治療に、類似した手法で用いられるようになった[78]。

花粉への免疫を積極的に誘導するヌーンの花粉症治療法は、大西洋の両岸で実地臨床の場に急速に取り入れられた。英国では、『ランセット Lancet』誌への寄稿者たちによってヌーンの手法で治療を受けた症例の予後が報告され、花粉の準備、定量、そして投与の最良の手段が何であるかについての論争が生まれ、同様の方法で喘息をワクチンによって治療できる可能性が議論され、そして聖メアリー病院で製造した花粉抽出液が収められてパーク・デイビス社から販売された市販用の「花粉症反応キット」の有効性が宣伝された[79]。これに加えて、米国の臨床家たちもこの手法を採用し、（米国へ）適合するように手を加えられた。彼らは独自の診断や治療のプロトコルを考案し、そしてレダリー Lederle〔アメリカの製薬会社。のちワイスに合併された〕やアボット Abbot Laboratories〔現存するアメリカの製薬会社〕のような会社が花粉抽出液を生産し供給するのを支援した[80]。特に重要なこととして、こうした手法がカール・ケスラー Karl Koessler（1880-1925）とロバート・A・クックによって評価され開発されたことが挙げられる。ケスラーは、ウィーンで訓練を受けた内科医で、シカゴで臨床に従事し、後に米国アレルギー研究協会 American Association for the Study of Allergy の会長を務めたが、米国へ移住する前にアルムロース・ライトと聖メアリー病院で働いており、1910 年には花粉症への能動免疫に関する最初の仕事を始めていた[81]。クックは、喘息および関連疾患研究会 Society for the Study of Asthma and Allied Conditions の創設メンバーの 1 人で、1915 年の処女作ではケスラーとフリーマンの両方の業績を引用していたが、その職業上の全経歴を通して能動免疫の有効性、安全性、そして機序を探究し続けた[82]。

米国の臨床家や基礎医学者たちは花粉への免疫を賦活するための独自のアプローチを開発していたが、ヌーンとフリーマンが 1911 年から 1914 年の間

に出版した一連の論文が、花粉症への治療的および予防的接種療法に関する
最初の体系的な報告であり、英国でも他の地でも、臨床アレルギー学の誕生
を公式に宣言したということは大西洋の両岸で認められていた。喘息と花粉
症に対する気候（転地）療法や様々な市販薬の、有力な代替策と思われるも
のを提供することで、聖メアリー病院で開発された接種ないし減感作療法の
手法は第二次大戦後のかなり後の時期に至るまで、世界中でのアレルギー疾
患治療の基礎となった。ドイツ生まれの著名な米国人アレルギー学者である
マックス・サムター Max Samter（1908-99）が 1979 年に述べたように、「ア
レルギーの臨床とはおおむね免疫療法と同義語である」と言えた[83]。

臨床アレルギー学の拡大

　両大戦の戦間期に、特に西欧の工業国では、臨床アレルギー学の射程とそ
の本質に大幅な変化があった。1920 年には、ロンドンの王立医学協会へ提
出された、同時代の花粉症、喘息、食物に対する過敏体質、そして他の関連
疾患に関する知識についての広範囲の概説の中で、ジョン・フリーマンが
「こうした中毒性特異体質の研究によって医学の新たな領域が開かれるとい
うのは誇張に当たるかもしれない。しかし私は、それらの研究が医学にもと
もとあった巨大な領域へ、新たな角度から光をあてるということについて
は、自信を持っている」と結論付けた[84]。ある意味でフリーマンの発言は、
発生しつつある学問領域を認知させ、専門性を確保しようという試み、そし
てより限定するならば、小児科学、皮膚科学、そして内科学の臨床医たちと
の、臓器に対する特異性がないような様々な免疫疾患の管轄をめぐる争いと
いう、アレルギー科医たちがすぐに直面することになる困難についての、先
見性のある警告として読むことができる。しかし別の面からは、フリーマン
は時代の潮流を読み誤っていたようだ。アレルギー学が実際に医学の新領域
を形作るようになったのは、正確にはまさにこの時点であり、それは別々の
治療法を融合させ、大西洋の両岸で大衆と専門家の明らかな興味の対象とし
て出現した疾患群に注目を集めた。
　北アメリカでは、19 世紀後半に設立された花粉症協会に続いて、20 世紀

初頭にはアレルギー科の診療機関が現れた。最初のものは 1916 年にボストンで、アイザック・チャンドラー・ウォーカー Isaac Chandler Walker が設立し、その 2 年後にニューヨークでロバート・クックが設立した。1935 年までには、アレルギー疾患の治療を目的とし、一部は医学生の教育も行う 35 の診療機関が、米国の 2 つのアレルギー学の専門学会員による合同委員会によって認可された[85]。これらの学会は、アレルギー科医が臨床的な関心領域について議論できる、適切な討論の場が必要であるという要望が強くなってきたために 1920 年代に創設された。西部花粉症・喘息・アレルギー疾患学会はグラント・I・セルフリッジ Grant I. Selfridge (1864-1951)、アルバート・H・ローウィ Albert H. Rowe (1889-1970)、そしてジョージ・パイネス George Piness (1891-1970) によって 1923 年に創設された。この専門領域の普及に献身していた臨床医たちによって主導されて、西部学会は同年の 6 月にサンフランシスコで初めての総会を開催した[86]。2 年後には、(東部の) 喘息および関連疾患研究会もその初の年次総会をワシントン DC で開催した。東部の学会は西部のそれよりも学術的で、かつエリート層の会員から成っており、1924 年にロバート・クック、フランシス・M・レックマン Francis M. Reckemann (1887-1973)、ジョージ・M・マッケンジー George M. MacKenzie (1895-1952)、そしてハリー・L・アレクサンダー Harry L. Alexander (1888-1969) を含むニューヨークの内科医たちによる小さなグループによって正式に創設された[87]。

　1930 年代には、さまざまな要因が 2 つの学会の会員たちに合併を促した。第一には、2 つの学会が地域的なものというよりも次第に全国的な評価を有するようになり、多くの臨床医や科学者が二重会員となり、学会が分かれて行われていることが過剰かつ高くつくようになった。第二に、双方の学会の指導的なアレルギー学者たちが、(アレルギー学という) 学術領域、専門医としての基準の評価と維持、そして何よりも、アレルゲン免疫療法の安全性と有効性に対する疑いに起因する、いんちき療法あるいは不当利得行為というありがちな自分たちへの訴えから確実に身を守ることについて、共同歩調をとることで得られる利益を認識していたことがある。1943 年には、長き

にわたる一連の交渉の末に、2 つの学会が合同して、米国アレルギー学会
American Academy of Allergy が誕生した。最初の会員数は 272 人だった[88]。

　新たな学会は、もとになった 2 つの団体と同様に、北米における臨床アレ
ルギー学が効果的に拡大するため権威ある管理上の枠組みを提供した。こう
した学会はアメリカのアレルギーに関心がある内科医や医学生への訓練計画
を開発し、ことに 1929 年に設立されたアレルギー研究委員会の活動を通し
て、研究への経済的支援を生み出し、そして、指導的な世界の臨床医と科学
者たちを招待することで、アレルギー学者のグローバルなネットワークが出
現するのを促進した。こうして招待された中にはモーリス・アルトゥス、
シャルル・リシェ、カール・プラウスニッツ、ウィレム・シュトルム・
ヴァン・ルーヴェン Willem Storm van Leeuwen（1882-1933）、そしてジョン・
フリーマンが含まれており、彼らは学会員に加わって総会で講演を行ったの
だった。1940 年代には、学会は臨床医たちにアレルギー学を独自の専門分
野として認めさせる運動にも力を入れるようになった。一方では、特にアレ
ルギー学と内科学および小児科学との関係について激しい政治的な争いに悩
まされ、そして他方ではある程度、米国アレルギー科医協会 American
College of Allergists （これは独自の学術雑誌として『アレルギー年報 Annals
of Allergy』を発行した）のような、学会から独立した組織が出現することに
よって分裂もしたが、米国アレルギー学会は、臨床アレルギー科医としての
資格認定を与える力を持つ、自律的なアレルギー協議会 Board of Allergy を
作ることによって専門家としてのステータスを与える、という努力をどうに
か続けていた。アレルギーの重要性は、1955 年に国立アレルギー・感染症
研究所 National Institute of Allergy and Infectious Diseases が誕生したという形
でも認識されていたし、米国医師会は 1964 年には独立したアレルギー科の
部門を創設してもいたが、それでも内科および小児科と、様々なアレルギー
学の団体からの代表を含む、米国アレルギー・免疫協議会 American Board of
Allergy and Immunology が誕生するのは実に 1970 年になってからのことで
あった[89]。

　戦間期には、米国のアレルギー学会員たちは、世界中のアレルギー科医の

テーマについて、影響力の大きな単著や雑誌論文を出版しただけでなく、1929年にはこの領域を対象とする学術雑誌である『アレルギー学雑誌 Journal of Allergy』を創刊したことで、臨床的および科学的な枠組みを定義するのを助けた[90]。それまで米国の指導的立場にあるアレルギー学者たちは、何年もの間、すでに創刊されて25年の歴史を持っていた『免疫学雑誌 Journal of Immunology』に成功裏にその研究成果を発表してきたのであるが、この雑誌はニューヨーク病院の免疫学教授だったアーサー・コーカと、ロバート・クックによって創刊され編集されていた。クックは1923年に「アトピー atopy」という特定の概念を、花粉症と喘息の遺伝的素因を記載するために初めて使用し、かつ過敏性を分類するための全体的な構想を初めて提示していた[91]。

　個別のアレルギー学の雑誌を、という推進力は東部学会の創設メンバーだったハリー・アレクサンダーと、フレンチ・K・ハンセル French K. Hansel（1893-1981）からもたらされた。後者はセントルイスの耳鼻科専門医で、1920年代後半にアレルギー科外来と、耳鼻咽喉科的なアレルギーについての訓練コースを開設し、鼻と副鼻腔の疾患におけるアレルギーの役割について広範囲を対象とした著作を出版しており、1941年にはシカゴで米国眼・耳鼻咽喉科アレルギー学会 American Society of Opthalmologic and Otolaryngic Allergy の創設にいたる構想を得ていた[92]。

　初期の『アレルギー学雑誌 Journal of Allergy』の紙面は、もともとばらばらだった戦間期の臨床アレルギー学の領域を反映し、かつそうした領域が形作られるのを助けるような、雑多な論文の集まりから成っていた。寄稿されたものに含まれたのは、アレルギーの理論的側面、意味論や分類に関する推論に基づく論説や、訓練上や専門職としての基準についての論文、1930年代に活発に発表された代表的な単著や原著論文に関する評論、学会議事録の要約、特定の重要なアレルギー疾患（花粉症、喘息、食物アレルギー、湿疹、ハチ刺咬症）についての基礎医学および臨床の報告、異なる治療法の有効性に関する報告、そして1944年にこの雑誌に組み入れられた「アレルギー学抄録集 Allergy Abstracts」を含む、他のさまざまな場所で発表された

文献の抄録だった[93]。「副次的アレルギー minor allergy」という考えはそれ自体寄稿者たちに批判されることがあったが、それでも多数の論文が、例えば頭痛、片頭痛、てんかん、下痢症、そして日焼けのような、一般には些細なものだと考えられている雑多な症状が実は本質的にアレルギーによると主張することで、臨床アレルギー学の領域を拡大する働きをした[94]。

　『アレルギー学雑誌 Journal of Allergy』にはしばしばアレルギー学者、植物学者や植物生理学者が共同で検討した植物学的研究の成果も含まれた。グレッグ・ミットマンが述べたように、レダリー Lederle のような製薬会社による、全国的に使用するために花粉ワクチンを標準化しようという試みは、地理上や気象上の著しい差異によって妨げられたが、地域的ないし全国的な花粉の、特有の型や分布を経時記録しようという関心の増大が、オーレン・C・ダーハム Oren C.Durham（1889-1967）やカナダ出身のロジャー・P・ウッドハウス Roger P. Wodehouse（1889-1978）のような植物学者たちに、経歴上の利益となるような機会を与え、そして特定の種類の花粉が注目されることによって、こうした生態学的研究の射程を拡大することになった。同時に（こうした広義の）博物学は、アレルギー疾患に「分類学的および地理的な側面」を生み出すことによって、臨床アレルギー学の相貌を変化させた[95]。実際には、花粉の飛散量を測定し周知するための努力となって米国の臨床医、植物学者、そして製薬会社の共同事業が出現した。気象の変化や大気中の不均等な花粉分布に対してこうした測定が妥当かどうかについては議論があったが、最初ダーハムと米国気象局の共同作業によって 1920 年代には花粉飛散量が初めて記録され、1937 年にはニューヨークの日刊新聞の天候欄にそれが初めて載った[96]。1950 年代までには、花粉飛散量の予報は国際的な事業として、「アレルギー学が米国の医学専門分野として成り立つうえでの、生態学的、制度的、そして治療的な社会基盤としてまさに不可欠のもの」になった[97]。

　ヨーロッパでは、臨床アレルギー学の発達はもっと緩やかに、段階的に進んだ。ヨーロッパの大陸側では、アメリカと同様に、19 世紀後半に花粉症連盟 Hay Fever League が誕生したことで初期の花粉症に対する大衆的な関

心が明らかになった。この団体には毎年ヘルゴランド島〔北海にあるドイツ領の避暑地〕に集まるドイツ、オーストリア、オランダ、そしてスイスの患者たちが参加していて、初夏の数か月に花粉飛散量の増大から逃れるだけでなく、「この病気の病因論と治療法の研究」を推進することを目的としていた[98]。アレルギー疾患への関心は、20世紀の最初の数十年の間に（ヨーロッパ）大陸側の医師や科学者たちの中でも盛んになったが、それは部分的にはアナフィラキシーやアレルギーのメカニズムと意味に関する生理学と臨床の研究によって、しかしおそらくは花粉症と喘息の増加傾向によっても刺激されていた。1920年代、30年代、そして40年代にかけて大陸の臨床医たちは、アメリカの同業者たちと同様に、診療施設や講義コースを設立し始め、拡大する学者たちの国際団体へ学術論文を発表し、そして単著を出版し、ハンガリーの内科医で生物学者であるパウル・カローシュ Paul Kallós（1902-88）によって創刊された『アレルギー学の進歩 Progress in Allergy』、あるいは1948年に創刊された『アレルギー学紀要 Acta Allergologica』（後には単に『アレルギー Allergy』という名前で知られるようになった）のような総説集や雑誌を編纂するようになった[99]。

　ヨーロッパ（大陸）と北アメリカでの発展は、イギリスの報道機関によって頻繁に伝えられており、一部の例については、そのアイディアの重大な相互交流が存在したという証拠がある。例えば、真菌がアレルギー疾患に果たす役割を研究し、聖メアリー病院の接種療法部門のスタッフに真菌学者を迎えるというジョン・フリーマンの決定は、オランダのアレルギー学者であるウィレム・シュトルム・ヴァン・ルーヴェンがロンドンを訪問したことにおそらく刺激されたと思われる。彼がアレルギーの治療に「防アレルゲン室 allergen-proof chamber」を用いていることは英国の臨床医たちにも良く知られていた。興味深いことに、部門でのこうした真菌研究はペニシリンの発見にも寄与していたかもしれない[100]。しかし、フリーマンの聖メアリー病院での業績についての綿密な検討が示すように、英国での臨床アレルギー学の発展と、英国のアレルギー学者たちが基礎および臨床研究で追い求めていた方向性の双方に、それ自体の原動力と軌跡というものが認められ、それはより

広い領域での疫学的ないし知的な潮流と同様に、（英国の）その地域自身に
おける組織や経済の要因によっても形作られていた。

　1920 年代から 30 年代にかけて、英国の臨床医の間ではアレルギー疾患に
対する関心が明らかに高まった。ジョン・フリーマンが聖メアリー病院に作
り上げたアレルギー部門は、この種の最大の専門施設として稼働し続けた
が、この数十年の間には、特に喘息研究協議会 the Asthma Research Council
（1980 年代以降は全国喘息運動 the National Asthma Campaign として、そして
近年は英国喘息協会 Asthma UK へと改名）の設立に続いて、全国的に他の
診療施設が設立された。この協議会は喘息患者の（臨床医、基礎医学者、そ
して慈善家たちを含む）グループによる、ロンドンの王立統合研究所 Royal
United Service Institution で開かれた暫定的な会合のあとに、1927 年に多くの
大衆や専門家の称賛を受けて設立された[101]。この協議会は部分的には
200,000 人を超える喘息を持つ子どもや成人の「甚大な苦しみと就業困難」
も一因となって、「喘息と関連疾患の原因と治療に関する徹底的な研究」を
促進するための基金を設立し分配することに携わった[102]。保健省の後援を受
け、ジョン・フリーマンやハンフリー・ロールストン、それに英国消化器学
会の設立者であるサー・アーサー・ハースト Sir Arthur Hurst（1879-1944）を
含む医学的な諮問委員会によって調整されることで、この協議会の資金集
め、教育および臨床業務は日刊紙、特にタイムズ紙 The Times〔イギリスを代
表する高級紙〕の紙面で盛んに報道されるようになった。

　協議会の後援を受けて、多くの病院では研究と診療にあたるセンターが設
立された。例えばリバプール、エジンバラ、マンチェスター、グラスゴー、
バーミンガム、ベルファスト、そしてロンドン（キングズ・カレッジ、聖メ
アリー病院、ガイ病院、そしてグレート・オーモンド・ストリート病院）の
診療部門と研究室は全て「ブリテン諸島全体にまたがる、よく設計された小
施設のネットワーク」に寄与するように計画されていて、理念としてはアレ
ルギー疾患の地理的、気候学的な分布についての情報だけでなく、「喘息症
候群全体に与える遺伝の影響」についても情報を収集するように設置され
た[103]。重大な治療上の取組みについては、医学誌に加えて一般向け報道でも

日常的に報告が取り上げられるようになった。例えば1936年にはタイムズ紙が、ロンドンの聖ジョージ病院で新たな診療部門が設立され、ここでは推定で治癒率98％が保障できるような、花粉症の新たな治療法が提供されると報じている。この治療は病院の物理療法部門が主導する、大規模な5年間の臨床試験のテーマとなっていて「イオン化された亜鉛の鼻腔に対するコーティングを電気的に塗布する」というものであった[104]。

　全国のアレルギー科診療機関で、花粉症や喘息の治療について自分たちの方法を発展させ、かつ推奨していたが、戦間期の英国でのアレルギーに関する取組みは、聖メアリー病院でジョン・フリーマンが行った花粉症と減感作療法の研究によって支配されていた。フリーマンは一流の医学雑誌への定期的な寄稿者であり、ウェストエンド（ロンドンの高級住宅街）のパブで非公式の討論のために会合を持っていたアレルギー・クラブの設立を助け、多数の非常に重要な研究者たちを聖メアリー病院へと引き入れ、そして喘息研究協議会の研究基金によってしばしば経済的な支援を受けていた[105]。彼の同僚たちの多く（例えばディビッド・ハーリー David Haley、W・ハワード・ヒューズ W.Howard Hughes、ローザ・オーグスティン Rosa Augustin、ジャック・ピープス Jack Pepys、そしてジョナサン・ブロストッフ Jonathan Brostoff）はこの学術領域が確立することに実際に寄与し、フリーマンの死後もアレルギー疾患の治療法の研究を進展させ続けた。1947年から部門の常勤メンバーになったA・W・フランクランド A.W.Frankland は、その着任に引き続いて診療部門が聖メアリー病院アレルギー部門と改名されたが、1962年にフリーマンの後任としてアレルギー部門の部長となった[106]。

　フリーマンが、1950年に出版されレオナルド・ヌーンに献呈された、アレルギー疾患についての特異な著作で明らかにしたように、聖メアリー病院における基礎と臨床の研究は、花粉が常に供給できることに大きく依存していた。1907年にヌーンとその姉妹のドロシーは臨床研究用に、花粉を集める活動を始めたのだが、草木を栽培し、その先端部を摘み、花粉を集め、乾燥し、花粉抽出液を作り、そして抽出液を標準化するための有効な手法を開発していた。ヌーンの手法によって最大収量が得られ、何年もその手法は変

えられることがなく、かつ他のアレルゲンの調製法にもその決定的な部分が
応用されたのだが、その活動は 1936 年にポレナリウム（花粉収集場）
Pollenarium が設立されることで容易になった。この施設はサリー州のウォー
キングにほど近いピルフォードの、3 エーカーの土地に建てられたのだが、
この土地はアルムロース・ライトの友人で、1921 年の参加から 30 年以上に
わたって聖メアリー病院接種療法部門の（外部）委員会の議長（かつ恒常的
な支援者）を務めていた初代アイヴィー伯 1st Earl of Iveagh〔エドワード・ギ
ネス、ビールで有名なギネス社の会長だった〕から譲られたものだった。ポレナリ
ウムはドロシー・ヌーンによって長年率いられ、1955 年には「すべての型
の花粉研究を可能にする」ために拡張されたが[107]、治療的、予防的なワク
チンや診断用の試薬に必要な大量の花粉を、1971 年に閉鎖されるまで生産
し続けていた[108]。

　聖メアリー病院アレルギー部門における実地臨床と研究活動では、さまざ
まな疾患に重点的に取り組んでいた。花粉症がアレルギー疾患の原型を形
作っていた一方で、フリーマンと同僚たちは、ヨーロッパや北米のアレル
ギー科医たちと同様に、それと関連するように思われる多様な疾患について
も研究していた。つまり、喘息、湿疹、痒疹、じんま疹、血管神経性浮腫、
魚鱗癬、皮膚描記症、イラクサの刺し傷や昆虫の刺咬症、自家中毒性アルブ
ミン尿症 idiotoxic albuminuria、発作性関節水腫 paroxysmal hydrarthrosis、食
事や薬物に対する特異体質、自家中毒性腸炎 idiotoxic enteritis、片頭痛、そ
しててんかんである[109]。しかし、その研究の多くは主として理論的な論点を
解明するというよりも、実地臨床上の実用主義的（プラグマティック）な関
心によって形作られていた。フリーマンは特に、結膜および皮膚テストの改
良を通してアレルギー疾患の診断精度を改善することと、花粉減感作療法の
ためのより良いプロトコール（手順）を作り出すことを切望していた。この
目的を達成するためにフリーマンは、自身とヌーンが 1911 年に導入した
「緩徐減感作 leisurely desensitization」だけではなく、「集中減感作 intensive
desensitization」（1 週間前後の連日注射から成る）、「ラッシュ減感作 rush
inoculation」（ある 1 日の間になされる一連の注射による）、そして自己注射

療法をも試みた。最後のものは、自己注射の方法を学んだ花粉症患者（例外なく教養ある階級の男性）で適切であるとして選択された[110]。こうした集中的な、ないし自己注射を用いた脱感作の治療法が、多様な治療のレジュメ（投与法）に対する何らかの明確な概念的理由づけがあったというよりも、彼の患者たち（おそらくは何より、フリーマンが私費〔非保険〕診療で診ていたような患者たち）の多忙な職業的・社会的ライフスタイルに適合させるために設計されたように思われるのは重要な事実である[111]。

　全体としては1910年代からワクチン療法に対する関心が低下し[112]、20世紀の中葉にかけてさまざまな新規医薬品がアレルギー疾患の治療に導入されて競争相手となったが、それでも減感作療法は聖メアリー病院での実地臨床における中心的な治療であり続けた。接種療法部門での他の基礎・臨床研究と同様に、アレルギーに関する業務は米国の製薬会社であるパーク・デイビス社との契約によって経済的な支援を受けていた。この会社の本拠地はデトロイトだったが、1907年に建設されたハウンズロー〔ロンドンの地名〕の工場でも製品を生産していたのである。この会社ではアレルギー部門から購入した花粉溶液を、商業的に「花粉ワクチン pollaccine」として販売していた。この花粉ワクチンは段階的に希釈された花粉抽出液と適切な注射器が組み合わされたキットの形で入手でき、他の病院や一般家庭医 General Practitioners に対して、皮膚テストや予防的ないし治療的接種療法で用いるために販売された。同時に、接種療法部門のスタッフによって書かれた小さな手引書もこの会社によって出版されており、その中では花粉症や他のアレルギーに対抗するためだけでなく、感染症の治療目的にも多種類のワクチンが購入可能であるということが概説されていた[113]。パーク・デイビス社との契約は接種療法部門での研究と臨床業務を1960年まで経済的に支援し続けていた。この年には、（アレルギー部門での）商業生産が、この時点でライト＝フレミング微生物学研究所 Wright-Fleming Institute of Microbiology となっていたこの組織[114]への7年間の研究助成契約とともに、ビーチャム研究所 Beecham Research Laboratories Ltd. に引き継がれたのである。ビーチャム・グループにはそのアレルギー部門であるC・L・ベンカード社 C. L. Bencard. Ltd が含

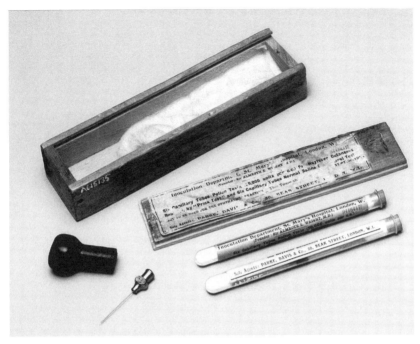

図6　1925-35 年ごろの花粉症アレルギーキット〔注：パーク・デイビス社と聖メアリー
　　病院接種療法部門の記載がある〕

　まれ、これはアレルギーの診断・治療キットの生産についてのパーク・デイビス社の競合企業の１つだった[115]。

　フリーマンの臨床的関心は、聖メアリー病院でも自身の私費診療でも、主として減感作療法を完成しようという挑戦に向けられていたが、それ以外の研究課題を発展させることとも無縁ではいられなかった。1930 年代から 40 年代にかけて、研究員（フェロー）や客員研究者たちがアレルギー部門に加わり、フリーマンによる進行中の臨床研究計画に加わるだけでなく、自分自身の関心を追求しており、その一部はアレルギーという研究分野の相貌をその重要な部分で変化させることになった。1930 年代には喘息研究協議会から助成金を受けたアレルギー部門の研究員であるディビッド・ハーリーが、抗原と抗体（より具体的にはレアギンとアレルゲン）の混和反応についてそ

の本質を検討した多数の実験結果を公表している。

　これに加えて、フリーマンは花粉症を引き起こす花粉と関連抗原の生物学的な多価性 polyvalency に関する研究を推進しており、この研究は聖メアリー病院の研修生出身で部門の助手をしていた W・ハワード・ヒューズ W. Howard Hughes との共著論文の形で出版された[116]。数年後に、ローザ・オーグスティン Rosa Augustin（旧姓フリードマン Freidman）が喘息研究協議会からの補助金による支援を受けて 1952 年に部門へ加わった時には、A・W・フランクランドとともに減感作療法について、さまざまな花粉抽出液とフェノール塩溶液を比べることによる、おそらくは初の比較試験を施行しただけでなく、アレルゲンの化学構造と標準化についての国際的な称賛を受けた一連の研究を発表した[117]。オーグスティンと減感作療法に関する共同研究を施行したことや、1950 年代には初期の抗ヒスタミン薬の臨床試験を施行したことに加えて、フランクランドはアレルギー学の広範な領域の多様なテーマについて精力的に文献を執筆し、20 世紀の英国を代表するアレルギー学者であるというフリーマンの名声をほぼ間違いなく継承していた[118]。

　戦間期には、聖メアリー病院の研究者たちはアレルギーの心理学的側面についても検討しており、それによって、情動が徴候の引き金として働くと認識していた、喘息や花粉症の初期の理論への臨床的な関心を復活させた。例えば 1938 年には、当時ロンドンのタヴィストック・クリニック〔ロンドンの大規模な精神科病院〕で働いていたドイツ人内科医で、後にカナダのマギル大学の教授、そして米国心身医学会の会長となったエーリッヒ・ウィットカウアー Erich Wittkower（1899-1983）が花粉症と関連する「アレルギー性パーソナリティ」についての研究結果を公表したが、この研究はフリーマンの支援を受けて聖メアリー病院で続けられたものだった。ウィットカウアーは、典型的な花粉症患者は繊細で、上流階級に属し、一人っ子で、成長してから情動的そして社会的に適応できなくなった成人であると結論付けている[119]。ウィットカウアーの花粉症に関する業績は、湿疹が情動の不安定の産物であるという彼の考えとともに、1930 年代の間に心身症についての臨床的関心が高まってきたことにうまく適合していたし、おそらくそうした潮流を促進

してもいたが、並行してアレルギー疾患の心理学的・体質的な決定要因の候補についての議論を引き起こした[120]。リシェがかつて心理学的反応と精神症状の間の連続性について論述したことや、体液性のパーソナリティと心理学的なそれを並行する現象として描写したことを思い起こさせるが、こうしたアレルギーの心理学的原因への強い関心は、ホルモン、自律神経系、そして環境がアレルギーの病態生理に果たす影響を強調するような文献や、1940年代の間に現れた新フロイト派による、喘息の病因論で母性愛が果たす役割についての解釈などで何よりも明白だった。

　例えば、ドイツで 1936 年に出版されて 1940 年代には英訳された「アレルギー的人間 allergic man」についての書籍の中で、オーストリアの内科医であるエルウィン・プーレイ Erwin Pulay（1889 年生）は、同時代のホメオスタシスへの生理学的関心に影響を受けて、過敏症は主として「我々の生体における制御機構の疾患」であるとみなすべきだと主張した。ある面では、体質的なアレルギー傾向がホルモンの異常によるということであり、特に性ホルモンの不均衡によると彼は推測していた。実際に、彼はアレルギー患者が「半陰陽的状態」に属するとして分類されるべきであり、したがって彼らを「性ホルモン」によって治療しうる可能性があると主張している。別の点では、個々人のアレルギー発作はおそらく「不完全な酸化」とそれに続く毒性のある老廃物によって引き起こされていると考えられた。いずれの点においても、決定的な病因は、「機能的な統一性」と環境刺激に直面した際の安定性が、維持できなくなったことに起因していると考えられていた[121]。

　プーレイによる過敏症についての論述はこの時代の主流派アレルギー研究の枠からは外れていたが、それでも彼の著作の生物学的かつ新ヒポクラテス学派的な傾向と、体質の医学と内分泌学やアレルギーを結合させたことは、聖メアリー病院で明らかだったフリーマンの個人（優先）主義だけでなく、それと並行して、ますます不安定で危険になりつつある世界の中で、政治的な安定性を維持しようという社会的な戦いや、あちこちで見出されていたヒトの疾患に対するより広範囲な生態学的アプローチにも影響を与えた。何より、プーレイが多様な臨床疾患の生理学的基礎としてホルモンの不均衡に注

目したことは、ハンス・セリエ Hans Selye（1907-82）のストレスと疾患についての業績と類似していた。セリエはウィーン生まれのハンガリー育ちで、医師免許を取得しプラハ＝ドイツ大学〔1882 年に現在のプラハ大学から分離したドイツ人のための大学〕で有機化学の博士号を得た。その後にロックフェラー研究奨学金を得てジョンズ・ホプキンス大学で学んだ。1933 年にセリエはマギル大学の講師となった。その後モントリオール大学へ移り、実験医学・外科学研究所を創設してその所長となった。1936 年に、セリエは卵巣および胎盤抽出物から得られる新規ホルモンを同定しようという試みの中で、彼の「汎適応症候群 general adaptation syndrome」という中核的な概念を定式化した。その中では、ある種の疾患（アレルギー、胃潰瘍、高血圧、リウマチ性疾患、そして神経・情動の疾患がそれに含まれる）は、内分泌系を介して作用する「我々のストレスに対する適応反応の障害」という形で説明できると考えられた[122]。

　同時代のストレスと疾患についての生物学的な理論を利用することに加えて、エルウィン・プーレイは「精神的アレルギー Mental allergy」の可能性も提起していた。すなわちこれは、ある種の情動的そして心理学的な刺激に対する精神の不耐症である。これは極端な形では、突然のショック反応（彼の言う「魂のアナフィラキシー」）を引き起こし、自殺に至らしめるほど重篤になりうるものだった[123]。しかし、心身医学の領域の中で現れた身体と精神の間のつながりを展開するにあたって、多くの著者が明確に定義された器質的な（ベースのある）アレルギー症状を引き起こすうえでも、心理的因子には明確な役割があると強調した。例えば、米国の精神分析医であるヘレン・フランダース・ダンバー Helen Flanders Dunber（1902-59）によれば、喘息は外的要因（ちり、花粉、食物、そして動物の毛）と同様に、内分泌や情動システムのかく乱、そして不完全な代謝のような内的要因によっても誘発されることがあった。ダンバーは 1939 年に創刊された雑誌『心身医学 Psychosomatic Medicine』の最初の編集主任であり、1942 年における米国心身医学会の共同創設者であり、そして米国における心身医学と臨床的な全体論（ホーリズム）の出現を後押しした、第一級の知的原動力の一人だった。

　1930年代から40年代にかけての一連の学術書や一般書のなかで、ダン
バーは喘息（そしてその他の多様な疾患）とは、何より「母の愛と母による
ケアを渇望する葛藤」すなわち彼女がまとめて「愛情によるアレルギー
Allergy con amore」と呼んだ心理学的状況に原因を求めることができると主
張した。ダンバーは一部の子どもでは、喘息は不十分な母性愛さえ得られな
いことによる欲求不満の結果であることがあると推測しており、こうした現
象は同様にジョン・ボウルビィ John Bowlby（1907-90）によっても、母性の
剥奪が子どもの行動や思春期の非行に与える影響に関しての、有力な諸研究
の中でも探究されていた[124]。他には、「過剰の母性愛を注がれることへの恐
れ」や、ダンバーの名づけた「息苦しいほどの母の愛情 smother love」が喘
息の引き金となる子どもたちもいると考えられた。プーレイと同じように、
ダンバーはこうした現象をセクシュアリティの問題から解釈していたが、
（ダンバーの言う）体質によって決定づけられるホルモンの不均衡というよ
りも、抑圧されたリビドーというフロイト派の用語でこうした評価を表現す
ることを彼女は好んだ。

　実際に、もっとも一般的な問題の1つが性の問題であって、母親の問題
としばしばそれは密接に関連している。一般的にアレルギー患者は必ずし
も強い性的欲求という訳ではないが、強い性的好奇心と衝動を有してお
り、そして、それを恐れがちである[125]。

　戦後の時代にはアレルギー疾患に対する力動精神医学的なアプローチがま
すます顕著になった。これはおそらく、生物学的医学の要素還元主義を急進
的な改革論者が批判する上でこうしたアプローチが役に立っただけでなく、
逆説的なことに、同時代における良妻賢母（良い母）という幻想と、第二次
大戦直後の時期における、家庭内の領域へ女性を閉じ込めようという反動的
な圧力の双方が強まったためでもあるのだろう。感情とアレルギーの間にあ
ると推測されていた、道徳的に説明されるような関係は、20世紀中葉の大
衆文化のなかでも明らかだった。1966年に初演された、単純に「アレル

ギー」と題された戯曲のなかで、スコットランドの戯曲作家であるＣ．Ｐ．
テイラー C. P. Taylor（1929-81）が、情動上のストレスでアレルギーによる
皮膚症状が引き起こされる様子を描いている。戯曲の中心人物の１人である
クリストファーには、バーバラとの密通を企図するたびに「不快で醜い赤色
の発疹」が出現する。感染症ではないかとの心配に応えて、彼はそれが単な
るアレルギーであると主張するのだった。同時期に、アメリカの告白体の詩
人であるアン・セクストン Anne Sexton（1928-74）が、ある夫婦のことを
「小さなけばだった管を通して、呼吸のたびにすすり泣くような音を立てて
いる２人の喘息患者」と呼ぶことで、郊外での結婚生活における感情の荒廃
を描き出した[126]。喘息と性的欲求の間の関係は、この時代の新聞漫画にも表
れていた。例えば、レグ・スマイス Reg Smythe の 1958 年の漫画「アン
ディ・キャップ Andy Capp」には、特定の情動と喘息の症状の類似性が示唆
されているだけではなく、２つの状態の原因に関連がある可能性がほのめか
されてもいた[127]。

　喘息や他のアレルギー疾患についての心理学的な理論は、研究や治療学に
関する意味づけと無縁ではなかった。アレルギーの心理学的原因についての
関心は、催眠療法によってアレルギーの発現を緩和する可能性についての研
究を刺激することになった。1950 年代から 60 年代にかけての英国では、多
数の臨床試験によって、特に小児喘息に対する催眠療法の有効性が検討され
た[128]。医学研究協議会（1930 年代にすでに喘息患児の心理学的プロファイ
ルを検討するための研究へ助成を行っていた[129]）からの助成金を受けて、ス
ティーブン・ブラック Stephen Black もまた 1960 年代に一連の論文を発表
し、催眠療法下での直接暗示によって、即時型と遅延型の過敏反応の双方を
緩和できる可能性があるということを示していた[130]。催眠療法を用いた医学
的な報告は、しばしば全国紙の紙面を飾っていた。例えば、1968 年にはタ
イムズ紙が催眠療法によって喘鳴を減少させ、かつ気管支拡張薬への依存を
緩和することができるということ、そしてこの作用は特に、リラクゼー
ション療法や呼吸理学療法をうまく習得できない存在として描かれた女性症
例で有効であるということに、ハイライトを当てて報道していた[131]。

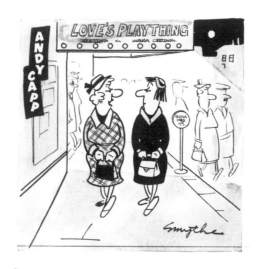

図7　1958 年 3 月の「アンディ・キャップ」〔注：1957 年からデイリー・ミラー紙に連載されている英国の漫画。上の表題は「愛にもてあそばれる人」。下のセリフは「アンディが情感ゆたかにハアハアしているのを見ているとドキドキしたわ。……あとで私、それが喘息だったって気が付いたのよ」程度の意味〕

　これに加えて、喘息へ情動が引き金を引くという認識は、おそらく若年の喘息患者に対する野外学校 open air school の利用を促進しただろう。こうした学校は英国で 20 世紀初頭に田園地帯や沿岸部の地域に設立され、結核にまだなっていない都市の子どもたちへ、新鮮な空気、簡素な食事、そして日常的な運動といった、より健康的な環境を与えることを目的としていた[132]。生活水準の向上や抗菌薬の導入の結果、結核による死亡率が低下するにつれて、野外学校はますます喘息や気管支炎の子どもたちに用いられるようになり、最終的には「環境不適応の」子どもたちに対しても用いられるようになった。並行した進歩として、英国赤十字社や国際児童支援会 International Help for children もまた、喘息の子どもたちの一部に対して、ダボス〔スイスの有名なスキーリゾート〕やピレネー山脈のフォン・ロムー〔フランスの保養地、

清浄な空気で有名〕のような大陸の温泉場や高原の保養地で、清浄な空気と
「理想的環境」から利益を得られるように経済的な支援を提供するように
なった[133]。室内や都市の環境における汚染物質を回避することが、野外学校
や山間の保養地へ移動することの決定的な論拠となっていたが、一方で推測
されていたのは、子どもたちは米国の内科医たちが言う「両親との分離
parentectomy」によっても恩恵を得るということだった。つまり、自宅にお
ける息の詰まるような情緒的環境からの分離である。米国におけるこの取組
みの代表的な推進者は 1956 年に述べている。

　しかしながら、強調されなければならなのは、実際に得られる（この治
　療の）効果で気候の果たしている役割はごくわずかだということである。
　……環境からの精神的な緊張、これはその子どもの両親に対する反応の産
　物だが、それこそが多くの我々の症例では重要な要因であるように思われ
　る[134]。

英国の医師たちはアレルギー疾患における情動的要素を認めていたが、一
方で彼らは「両親との分離」については反対することが多かった。その理由
として、（そうした治療が）難治喘息に関わるさまざまな要因を過度に単純
化していると考えられたことや、こうした治療が結果的に「潜在的に有害な
治療となる、彼らの家庭からの無差別な分離」を生み出すことがあるという
ことが挙げられた[135]。さらに言うならば、ジョン・フリーマンは明らかに心
理学的研究に興味を持っており、1950 年に書かれた著書でも感情的因子に
ついてかなりの議論が含まれていたが、その中心的な関心ははっきりと、他
の多くのアレルギー学者と同様に、アレルギーに対して利用できるもっとも
有効な治療形態としての減感作療法、あるいは新たな薬物の開発に向けられ
ていた。20 世紀の前半の間にはアレルギー研究の幅が劇的に広がり、アレ
ルゲンの生化学的、および免疫学的な分析と同様に、心理学的そしてホル
モンによる診断および治療方法までを包含するようになったが、それでもア
レルギー学者は、主に持続的なアレルゲン免疫療法の仕事へもっぱら関わり

続けていたし、ある程度はその専門化によって悩まされてもいた。

黄金の子牛*

　米国のアレルギー学者たちが専門職としての認知を得ようとするための苦闘に如実に示されているように、20 世紀の初期に臨床アレルギー学が急激に成長したことは、全く問題がなかったわけでも、議論の余地がないものでもなかった。実際に、特に英国での初期の臨床アレルギー学史からは、新たに生み出されたこの専門領域が、アレルギー科医たちによって行われている臨床医学のスタイルや、減感作療法の安全性や有効性、そして潜在的に利益を得ることの可能性に対する不安によってどれほど悩まされていたかが浮かび上がっている。ある次元では、フリーマンが慣習にとらわれずに実地臨床と研究室での研究を統合したことは、新たな医学に対してさらなる規制を行い、さらに徹底した追試験を行おうという職業的関心が増大してきた時代の潮流と常にうまく合致していたわけではなかった。終生にわたってフリーマンは徹底した経験主義者であり、理論や統計的エビデンスよりも臨床経験（ないしはその「経験的な手法」）が重要であることを強調した[136]。彼の業績のこうした特徴は、特定の患者に対する治療量を確立するためのその柔軟なアプローチだけでなく、アレルギー患者の主要徴候（例えば「鼻アレルギー」）に対する緻密な描写、そして図表よりも個々の症例報告や逸話によって彩られたその著作の中で明らかである[137]。この時代の英国である種の系統の内科医に認められた全体論的（ホーリズム）な特徴を示して、強い自覚をもって、免疫学的な研究ではますます欠如するようになった（個々の症例の）個別性の尊重を追求しながら、フリーマンは臨床的な意思決定が、単純に症例の集積へとその基礎を置くことへの警鐘を鳴らしていた。

　　全ては結局のところこのようなことになる。人間を単なる症例——花粉

＊旧約聖書「出エジプト記」に由来。モーセの不在中にカナンの民が鋳造して崇めるようになった。転じて偶像崇拝、あるいは唯物論の比喩として用いられる。

症、ないしは何であれ何かの一群として治療してはならない。伝統的な医学の格言である「個々の患者を治療せよ treat the individual man」は順守されなければならず、ある瞬間における、患者に対する全ての特別な働きかけでそれは同様なのである。これは我々研究室で働く医師にとっても、決してそれに加わらない医師たちにとっても等しく正しい。こうしたことがとりわけ重要なのは、仮に疑いなく患者が草類の花粉に感受性を持つとしても、その患者に対して本当に減感作療法が適合しているかどうかを決定しようとしている時である[138]。

彼の師であるサー・アルムロース・ライトと同様に、フリーマンは研究室と臨床が密接な連携をとることを大いに主張していて、この2つの要素が「共生的 symbiotic」であるとみなしていた[139]。1948年に国民保健サービス法 National Health Service Act〔我が国の国民皆保険に相当する〕の制定に続く行政上の変化が部門の自律性を脅かした時に、フリーマンは部門の協議会で「診察室と研究室を分離させないことの重要性」を強調した[140]。しかし一方でフリーマンは、医学に対する政府の規制が増大していることについて深刻な疑念を抱いていた点でもライトに倣っていた。彼の在任中に聖メアリー病院で謳歌されていた知的自由を懐古的に振り返りながら、そして明らかにライトへの傾倒を示して、フリーマンは国民保健サービスの与える影響について疑問視していた。

　ライトがかつて我々のために勝ち取った状況が繰り返されうるものだろうか？　この本の出版が近づくにつれて、私はこうした、本書で描写するような無制限で全ての方向に向かった研究が、計画的で、それゆえに型にはまった社会で居場所を見出せるか、疑いの念を強くしている。この素晴らしき新世界には、慣習にとらわれない1人のアルムロース・ライトにとっての居場所があるのだろうか[141]？

おそらくアルムロース・ライトと医学研究協議会の間の関係が、しばしば

問題を抱えていたという認識を反映していたのだが、フリーマンが抱いていた、現代社会の制限された限界の中で独立した研究を追求することが危機に瀕しているという危惧は、正当なものになりつつあったようである。英国政府は協議会の援助のもとで、20 世紀中葉にかけて確かにアレルギー疾患に関する多様な研究計画を支援したが、それでも協議会が実際には、定量的な科学的結果をもたらすことが期待されないような研究の認可を渋ったという証拠が示されている[142]。その文脈では、聖メアリー病院での実地臨床におけるフリーマンの流儀に対する主要な脅威は、その有効性、作用機序、そして多様な治療形態の安全性が適切に評価されたうえでの公式な手順が導入されることに起因していた。20 世紀の最初の 10 年間の、ヌーンとフリーマンの研究におけるその起源から、減感作療法はこうした側面についての激しい議論に明らかに悩まされてきたし、その結果としてアレルギー科医はいんちき療法、そして不当利得行為という、増大する執拗な非難にさらされていた。

　当初から、予防的ないし治療的な接種療法の支持者でさえ、しばしば治療法の多くの実用面へ異議を唱えていたのは明らかだった。ヌーンとフリーマンの最初の短報の直後にも、アムステルダム大学の血清学講師だった B. P. ソルマーニが、アルムロース・ライトの原則の一部を巧みに用いて、かつ自身の実験的な経験を利用し、「ヌーンの投与量設定法」を信頼できないとしただけでなく、花粉症の治療法として花粉抽出液を作成するための代替的な手法を提案していた。『ランセット Lancet』誌に掲載されたソルマーニの論文に対しては、フリーマンによって即時に短報による拒絶的な回答がなされた。そこではソルマーニの全体的な助言については「大いに同意」していた一方で、にもかかわらず彼の手法上の重要な論点を断固として拒絶し、臨床上の観察に基づく、実際的だがあいまいな投与量設定法を用い続けると述べられていた[143]。

　投与量についての議論は、花粉抽出液のさまざまな標準化に存在する格差によってさらに厄介になっていた。何年もの間、フリーマンとその庇護下にある人々はヌーン単位 Noon Unit という「1 g のオオアワガエリ *Phleum pratense* 花粉の 100 万分の 1 から得られる抽出液の等量」を用いていた[144]。

英国の方法を全く否定しているわけではなかったが、米国のアレルギー学者、例えばロバート・クックはその窒素含量を用いて抽出液を標準化することを好んだ。こうした方法は「同等で一定の毒性を製剤に与える」ように思われたのだった[145]。重大なことに、市販のアレルゲン抽出液の誕生は、この問題を解決するというよりも悪化させたようである。1930 年にフリーマンは、「いくつかの第一級の製薬会社」で調製された診断検査用の「タンパク試薬」のセットでは、簡単に「変性して、そのためにわずかな反応しか引き起こされないか、全く反応しない」状態になりうると不満を表明している[146]。近年の議論でも示されているように、こうした懸念が消滅することはなかった。診断用および治療用の市販アレルゲン抽出液における標準尺度が異なることは、アレルギー科医の間に懸念をもたらし続けただけでなく、医薬品安全性委員会 Committee on Safety of Medicines〔英国の公的組織、1971 年に改組され現在の名称に変更された〕にとっての主要な問題の 1 つになった。同委員会は 1986 年に「現在市販されている製品のアレルギー含量を示すために紛らわしい複数の単位が用いられている」ことを指摘しており、同時に「標準的な単位を欠いているということは、同一のアレルゲンを含有している製品を相互に代替することができないことを意味している」と警鐘を鳴らしている[147]。

　標準化されたアレルゲン抽出液が存在しないということは、診断プロセスに内在する不統一とも軌を一にしていた。ほとんどの論者は一律に特定のアレルゲンへの感作を適切に同定する必要があるという点について同意していたが、実地臨床では多様な診断テストが用いられていた。1930 年にこの領域を概説したフリーマンによれば、アレルゲンを眼、口唇、そして皮膚（引っ掻きテスト、ないしプリックテスト、あるいは皮内注射）へアレルゲンを投与することによって診断が成されうるし、あるいは受動免疫によって特異抗原の存在を示すこと、すなわちプラウスニッツ・キュストナー反応 Prausnitz-Küstner reaction〔一般に P-K 反応と略される。患者血清を健常者の皮内へ移入し、抗原を注射することで過敏反応を惹起できるか判定する反応のこと〕によっても可能だった。こうした診断手順の優劣、そして結果の正確な含意はほとん

ど評価されておらず、それらが考慮された場合には、その臨床的価値にしば
しば疑問符が付けられていた。フリーマンは皮膚テストを診断の手段とし
て、そして治療の進展と有効性をモニターするための手法としても推奨して
いたが、それはそうした試験へと「過度の効力が帰せられている。つまり、
その臨床的使用においては、それらはついには病理学的な儀式の 1 つで、あ
たかも魔術的な治癒をもたらすために行われるかのように扱われている」と
いうことを認識したうえでのことだった[148]。

　診断手順とアレルゲン調製における不一致は、治療プロトコルの大きな格
差や、標準的なその有効性の検定法が欠けていることにも反映されていた。
ヌーンとフリーマンが予防的な注射療法を 1911 年に初めて導入した時に
は、彼らはフリーマンが後に述べたところの「緩徐減感作」を用いていた。
すなわち、花粉飛散期に先立っての数週間ないし数か月にわたる一連の注射
である。数年後に、フリーマンが導入したのは「集中減感作」と呼ばれる手
法であり、徐々に増量される連日の注射からなっており、特に動物への感受
性を持つ患者を対象としていた。重要なこととして、フリーマンはこうした
変更について何も概念上の論拠を提供してはいないのだが、簡潔に「こうし
た患者たちに連日注射する方法を使い始め」それは「こうした患者たちは狩
りに出かけ、あるいは彼らの犬の世話をし、あるいは獣医のところに隔離さ
れている彼らの猫を取り戻すために、大変急いでいるためだった」と述べて
いる[149]。動物アレルギーに対して急速法による免疫療法が明らかな成功をお
さめたことが、フリーマンがそのアプローチを花粉症患者に拡張することを
促したのだった。

　フリーマンが患者の要望に敏感であったことは、彼がより急速な治療プロ
トコル（治療手順）である、いわゆる「ラッシュ減感作療法 rush
desensitization」を考案したことと、彼が自己注射法を支持したことの双方に
よって証拠立てられた。後者の利点は明らかに考え方のうえでの洗練という
よりも、患者の（そして結果的に医師の）実際的な関心に起因していた。興
味深いことに、フリーマンは「緩徐法、集中法、そしてラッシュ法という手
法に対して固執する」必要があるとは主張しておらず、「これらの手法を知

的に混合することが個々の経過に対して良い結果をもたらずかもしれない」
という事実を受け入れていた[150]。アレルギーの治療に当たる臨床医たちは、
自分自身のプロトコルを考案し、自分自身や彼らの患者による（治療）間隔
への要求に適合するように自分用のアレルゲン抽出液を調整してフリーマン
の助言に従った。フリーマンの柔軟性や、彼が容量を設定し有効性を評価す
る際に公然と、統計よりも臨床経験を信頼したことは、彼自身のキャラク
ターの特異な部分や、戦間期の聖メアリー病院接種療法部門における特殊な
要求に適合していたかもしれない。しかし、皮肉なことに、こうした柔軟性
は新世代のアレルギー科医にとってはむしろ重荷となった。減感作療法への
アプローチの多様性は、結果の（相互）比較を困難にした。戦後期には薬物
療法の有効性や安全性を確立する必要性がより切迫した問題になったのだ
が、抽出液の標準化や、ランダム化比較試験の実施を成し遂げられなかった
アレルギー科医たちは、科学的というよりも、逸話によるエビデンスに頼っ
ていると、ますます非難されるようになった。免疫療法についての最初の対
照（臨床）試験 controlled trial は、1954 年にフリーマンの指導下でフランク
ランドとオーグスティンによって行われたにもかかわらず、アレルギー学者
がその理論と実践をこうした方法で検定することを嫌気したことが、減感作
療法の推進者と批判者の双方の間で、増大する不安の源になったのであ
る*。

　診断と治療計画の幅広い多様性は、減感作療法がどのように作用するのか
という明快な説明を欠いていることを際立たせたし、ある面ではその欠如に
よる結果でもあった。ヌーンとフリーマンの、花粉症の病因が何らかの毒素
の産物であるという解釈はすぐに放棄され、アレルギーの役割を強調する説
明がそれに取って代った。新たな説明では臨床徴候と組織障害はアレルゲン
と組織に固着した抗体（すなわちレアギン）との反応と、それに引き続くヒ
スタミンのような炎症性メディエーターの放出によって引き起こされると考

＊日本の文献では intensive immunotherapy と rush immunotherapy はおおむね急速減感作療法とし
　て区分せずに扱われていることが多い。ここでは仮に前者を「集中減感作」後者を「ラッシュ
　減感作」と訳した。

えられた。アレルギー疾患の病因論についてのより精緻な説明が、ある程度
は知的かつ実験的な関心の中心となるような、新たなアレルギー学の領域を
生み出した一方で、それらの仮説が毒素仮説と両立できないという点は、結
果的に減感作療法の免疫学的メカニズムを確立しようとするアレルギー学者
たちを苛立たせた。最初の、そして最も長く生き残った代替的説明は、1935
年にニューヨークのロバート・クックと共同研究者たちによって提唱された
が、彼らはアレルゲンの注射が産生するのは「遮断ないし阻害作用を持つあ
る種の特異的な免疫抗体であり、それらがアレルゲンの感作抗体に対する作
用を阻害する」と推測していた[151]。この仮説は続けて多くのアレルギー学者
たちによって検討されたが、なお議論の的となり続けた。何より、「遮断抗
体（のちに IgG 抗体であると同定された）」の濃度と臨床的な改善の間に相
関が認められないという複数の報告が、アレルギー学者たちがさまざまな減
感作療法に対する、代替的ないし付随的なメカニズムを提唱するように促し
た[152]。

　予防的減感作療法の支持者たちは、特に喘息患者に対する安全性について
の懸念によっても悩まされた。1915 年にロバート・クックは、枯草による
喘息患者に対する減感作療法を「積極的に用いる」ことによって「もしかす
るとアナフィラキシーショックによる死を引き起こすかもしれない」と警告
していた[153]。その後、数十年にわたってクックの警告は英国の医学的な出版
物の中で絶えず繰り返され、次第に治療中の重大な副反応や死亡の症例報告
や、注射器内にアドレナリンを添加するというような、死亡に対する予防策
の提案を伴うようになった。例えば 1933 年には、ディビッド・ハーリー
David Harley が減感作療法は困難なもので、かつ重大な副反応や死亡が発生
していると警告している。翌年には『ランセット Lancet』誌の論説で、特に
喘息患者においては潜在的に減感作療法中の致死的な発作を引き起こす傾向
があることが強調された。1942 年には、臨床病理学会の会合でD・N・ナ
バッロ D. N. Nabarro は、喘息患者に対する混和抗原の皮内注射によって引
き起こされる「注意を要するほとんど致死的なアナフィラキシー」について
描写しており、こうした反応は唯一アドレナリンの反復投与と酸素吸入に

よってのみ適切に治療されうるとした。さらに 1954 年には、ガイ病院〔ロンドンの有名な総合病院〕で喘息の減感作療法中に患者が死亡したことによって、パーク・デイビス社が花粉ワクチンの在庫をリコールしただけでなく、国会でも非公式な検死調査と論議を引き起こした[154]。

　免疫療法の安全性に関する懸念は、専門職としての能力に関する疑念と密接に関連していた。1914 年には、フリーマンが自身の外来で開始された治療を、経験の不足した地域の医師たちが継続するときに引き起こされうる問題について注意を喚起していた。数年後には、ディビッド・ハーリーが「アレルギー科の上級医」としての能力とは、ある種の症例へ「明らかな治癒」をもたらすものだ、とはっきりと述べた[155]。フリーマンとハーリーは、自分たちと、より未経験の臨床家たちとの間に一線を画すことで、アレルギー疾患患者の診断と治療で他の医師たちに対する自分たちの優越性を確立しようとし、自分たちを、患者たちをひどい拷問にかけるアレルギー科医という、執拗で時として自嘲的な描かれ方から距離を置こうとしていた[156]。しかし、専門性の普及を促進することに加えて、彼らは自分たちの経済的利益も守ろうとしていたかもしれない。アレルギー疾患の治療は、診断用のセットやワクチンキット（そして、後には多様な抗アレルギー薬）を生産している製薬会社と、フリーマンのような手広く私費（実費）診療を行って利益を得ている臨床アレルギー科医の、双方にとってますます利益を生み出す業務となっていた。アレルギーや他の疾患の予防的治療法の拡大が商業的な対価によって影響を受けていることは、決して見過ごされなかった。1933 年に出版された『黄金の子牛』というタイトルの著書で、菜食主義の熱烈な唱道者だったチャールズ・W・フォワード Charles W. Forward はこうした状況を批判し「こうした商業主義と官僚制の時代には、医師は誤った立場へと誘導され、薬学者やいわゆる『研究所』によって作り出されるワクチンや類似製品の販売によって莫大な利益を生む『猫の手』〔原語 catspaw。日本語の「猫の手」同様、道具として便利に使われるものの意で用いられる〕ともいうべき何かを作り出している」と述べている[157]。5 年後には、スコットランドの医師であり小説家のA・J・クローニン A. J. Cronin（1896-1981）による『城塞』〔1938 年に出版さ

れたクローニンの処女作で代表作である、青年医師を主人公とした長編小説。三笠書房
などから邦訳あり〕の主人公であるアンドルー・マンスンの行状にも、フォ
ワードの予見的な発言と共通するものが認められる。作中で彼は裕福な女性
患者に対して花粉の注射療法の代金を請求しようとしているのだが、内心は
その治療薬を無価値なもので、ただ「製造業者の巧みな広告と、英国の夏に
はほとんど花粉が飛散しないことでその人気を獲得している」と考えてい
た[158]。

　大西洋の両岸（北アメリカとヨーロッパ）で新たな形態の治療への関心
が、創生期の臨床アレルギーに関する専門職に新たな課題を与えた一方で、
この領域は専門用語と目的論についてのなじみ深い論争によっても分裂を呈
していた。フリーマンが最初に認識していたように、アレルギーの定義には
問題が残されていた。彼のある単著の序文では「アレルギーという用語は言
語学的寄せ集めのようなもの」で、「医学を啓発するというよりもむしろ不
明瞭なものにする」と不満を漏らしている。「アレルギーという網」が過度
に広い対象へと投げかけられていると考えていた別の論者に賛同して[159]、フ
リーマンはむしろ花粉症、喘息、食物不耐症、湿疹、そしてじんま疹のよう
な一連の疾患を表現するために「中毒性特異体質 toxic idiopathy」という用
語を好んでいた。というのはこの用語は少なくとも「意味の上で私（フリー
マン）が意味してほしいものしか意味しない」と思われたためだった。しか
し、フリーマンはこうした専門家の、一般的な意見の潮流に対する「カヌー
ト王*のような」抵抗は無駄なものであり、アレルギーは既に、仮にあいま
いであるとしても耳に心地よい臨床用語として一般的に認められていると分
かっていた[160]。

　米国の病理学者であるアーノルド・ライス・リッチが、1944年に初めて
出版した結核の病態生理に関する広範な研究で指摘したように、アレルギー
の正確な定義は単なる語義上の争点ではなく、反対に、この病態の病因論と

＊訳注：カヌート（大）王は中世のデーン系イングランド王。イングランド、デンマーク、ス
　カンジナビア半島にまたがる大王国の王だった。分裂傾向を強める各地域の統一を維持するた
　めに苦闘したがその死後に国家の分裂を招き、その意図は実らなかった。

118

病理学についての医学的理解、さらに広い意味では、疾病の臨床的な説明についての免疫学的研究の役割についての、重大な意味づけをもたらした。20世紀初頭の免疫学者とアレルギー学者が直面していた未解決の難題の1つは、1906年のアレルギーの定式化の中でフォン・ピルケが回答しようとしていたまさにその疑問に関わっていた。すなわち、免疫現象と過敏性の正確な関係であり、そしてその含意としての、結核のような感染症からの防御反応としての、過敏性の進化論的な意味づけである。リッチは過敏性が中心的な防御メカニズムであるという広く信じられていた考えに同意せずに、その代わりに免疫と過敏性は切り離すことが可能で、「この2つの状態には並列させる必然性がない」と主張している。しかし、その過程で彼は、この問題に関する混乱の多くが「『アレルギー』および『免疫』という用語の多義的な使用」の産物であると述べている。特に、アレルギーという言葉は「あまりに好都合で無差別に濫用されているため、科学用語から完全に除外しうるならばその方が幸いであるように思われる」と不満を漏らしている[161]。フリーマンその他の人々のそれと同様に、リッチによる、アレルギーという単語を拒否するか、少なくともより慎重に使用するべきだという申立ては、概して聞き入れられなかった。1940年代から50年代までには、アレルギーおよびアレルギー科医という用語が現代の西欧医学思想に完全に組み込まれ、雑誌や著書の表題、そして研究機関や協会、そして診療所の公称として日常的に現れるようになったことは明らかである。アレルゲン減感作療法が治療の第一選択として採用されたのと軌を一にして、アレルギーという用語が広く受け入れられたことも、新たな臨床医学の専門領域の対象範囲を明らかにする役割を果たしたのだった。

アレルギーの規模

ジョン・フリーマンが、彼とその家族が皮肉をこめて「いまいましい本」と呼んだものを1950年に出版した時、その中でフリーマンはアレルギー疾患の医学生物学的研究の未来像について率直な懸念を表明していたが、すでに彼は英国における臨床アレルギー学を独立した医学部門として確立しただ

けでなく、聖メアリー病院をきわめて卓越したこの分野の研究拠点として位
置付けることで、多大な貢献を成し遂げていた。この時までに、フリーマン
の帝国、すなわち聖メアリー病院のアレルギー部門は、おそらく世界最大の
アレルギー診療部門であった。例えば 1952 年には、フリーマンと同僚たち
は、季節性の花粉症外来で 7495 件のコンサルテーション（家庭医などから
の診療相談）（1140 人の新患を含む）を受け、アレルギー疾患外来で 4880
件のコンサルテーション（2957 人の新患を含む）を受けていたが、この数
字は感染症外来でこの部門が診療している患者数よりもはるかに多数だっ
た[162]。同年の年報は「わがアレルギー外来診療部は、グレートブリテン島に
おいて新薬や、まだ適応のない抗アレルギー薬についての広範な臨床試験を
実施できる唯一の場となっている。比較試験にはさまざまな薬剤が用いられ
ており、こうした治験の結果の一部は近日出版される予定である」と誇らし
げに述べている[163]。

　同時に、聖メアリー病院のアレルギー科は医学生やアレルギー科医たちに
とっての中心地になっており、世界中から客員研究員を集め、メディアの関
心を惹き、彼ら自身による医学生のための教育映画を製作し、卒後教育講演
や研究員助成制度などのプログラムによって若きアレルギー科医たちを訓練
するようになった[164]。まさに、アレルギー部門に対する高い評価は、1976
年のタイムズ紙の特集記事のように「聖メアリー病院のアレルギーに対する
影響力はパスツール研究所がウイルスに対して持っているそれに匹敵する」
と言われていた[165]。

　1950 年代から、A・W・フランクランドの指導のもとで、先行する北ア
メリカでの季節分布記録の発展と類似した方法で、同部門も英国のアレル
ギー科医たちへ定期的な花粉飛散量を提供するようになった。それに続く
10 年あまりのうちに、日々の花粉飛散量が「6 月から 7 月にかけての花粉症
患者への警告サービス」として、初めはロンドンの地方紙で、それに続いて
全国紙でも入手できるようになった[166]。重要なこととして、20 世紀末まで
には、1961 年から聖メアリー病院で記録された日次の花粉飛散量は「ヨー
ロッパのどの花粉モニター地点よりも長期のデータ系列」を成しており、現

代の空中生物学者〔大気中の生物学的要素を研究している学者〕たちに、花粉濃度と分布の傾向を検討し、気候変動の影響や、土地利用の変化する様子、そして大気汚染の程度などが花粉症の長期にわたる傾向へ与える影響を推論する機会を与えている[167]。

聖メアリー病院の職員たちは、英国アレルギー科医会 British Association of Allergists の初期の主要メンバーにも任命されていた。その第一回の集会は1948 年 1 月 24 日に聖メアリー病院で開催されたが、A・W・フランクランドが会長を務め、ジョン・フリーマンとヘンリー・デールがアレルギーの本質と意味についての広範な討論を主導した。臨床と基礎の多様な専門職から会員を集めることで、この協会は国内外の論者が研究結果を発表するための重要な場となり、1959 年には第 4 回のヨーロッパアレルギー会議 European Congress of Allergy をロンドンで主催した。1964 年に英国アレルギー学会 British Society of Allergy 、それに続いて英国アレルギー・臨床免疫学会 British Society of Allergy and Clinical Immunology と名称を変更し、1971 年にはこの学会は新たに『臨床アレルギー Clinical Allergy』（のちに『臨床と基礎のアレルギー Clinical and Experimental Allergy』と変更された）という雑誌を創刊したが、これは基礎と臨床の双方の研究成果を普及することに捧げられ、ジャック・ピープス Jack Pepys（1914-96）によって編集された。彼は1953 年に聖メアリー病院アレルギー部門に加わり、のちに英国で最初の臨床免疫学教授となっている[168]。

第二次大戦後の時期にはアレルギー研究は、それまで主として抗原と抗体の生化学を解明することに心を奪われていた、免疫学者たちの関心もひきつけ始めた。英国免疫学会が 1950 年代の初頭に創立された時、アレルギーは（血清学部門、免疫の生物学的側面、疾病に対する防御、そして日常診断と共に）免疫学的研究の 5 大主要領域の 1 つを成していると考えられており、アレルギー分野で業績をあげている（ジョン・フリーマン、カール・プラウスニッツ、ヘンリー・デール、ジャック・ピープス、そしてA・W・フランクランドのような）多数の著名な科学者と臨床医たちが学会の名誉会員に選出された[169]。1966 年には、免疫学の臨床との関連性を考慮して、学会は

1958 年に創刊された『免疫学雑誌 Immunology』の姉妹誌として、『臨床およ
び実験免疫学雑誌 Clinical and Experimental Immunology』を創刊した。これ
に加えて、1957 年に国立医学研究所に新設された免疫学部門の長に選出さ
れ、1963 年には医学生向けの高名な免疫学の教科書を出版したジョン・ハン
フリー John Humphrey（1915-87）のような多くの指導的立場にある免疫学者
が、その専門職としての生涯の大部分をアレルギー反応のメカニズムを解明
することに捧げるようになった[170]。実に『免疫学の進歩 Advances in Immu-
nology』誌の初代編集者として、ハンフリーは個人としても過敏性の免疫学
的研究についての国際的な関心を後押しした[171]。アレルギーに対する免疫学
的な関心が増大したのは、この時代に臨床と基礎におけるアレルギー疾患の
研究が盛んになったことだけでなく、免疫の化学的というよりも生物学的な
側面についての関心が、全体として復活してきたことも反映していた。自己
免疫の研究、腫瘍生物学、そして移植における拒絶反応の免疫学と同様に、
アレルギー研究は 1950 年代になって出現した、免疫学的な反応性を決定す
る細胞性因子という新たな（研究の）焦点に寄与し、そしてそこから利益を
得たのだった[172]。

　重要なこととして、英国のアレルギー学者たちは、20 世紀中葉にその学
問領域を拡大し、発展を促進するうえで孤立していた訳ではなかった。英国
と同様に、北アメリカ、そして欧州大陸の各国内での発展は、3 年ごとに開
催されたヨーロッパアレルギー会議のような学術会議の形だけでなく、新た
な社会や国際保健上のイニシアチブといった形でもより大きな国際的協調を
促進した。国際アレルギー学会 International Association of Allergology は、主
として米国を代表するアレルギー学者たちの構想や熱烈な意欲によって具体
化したが、1951 年に創設され、チューリッヒで同年に開催された国際アレ
ルギー学会議 International Congress of Allergists がこれに続いた。その 5 年後
には、ヨーロッパアレルギー・臨床免疫学会が基礎と臨床の研究を促進し、
科学的知識を普及するためにフィレンツェで創立された[173]。これに加えて、
1960 年代の初頭には世界保健機関（WHO）の統括活動の元で、アレルギー
疾患が新たな全世界的研究および免疫病理学の訓練戦略についてのターゲッ

トとして現れてきた[174]。

　しかし、アレルギー疾患への全世界の関心が増大したにもかかわらず、この時代の臨床的なアレルギー科学の発達は、その大部分が温暖な西欧社会に限定されていたことは注目に値する。近代的な工業国は、しばしば多様な私設および公設のアレルギー診療サービスや、医師と医学生のためのアレルギー教育課程を有することを誇りにしていたが、熱帯地方の発展途上国でのそうした臨床および教育上の設備は、多様性の面でも利用可能かどうかという意味でも、放置できないほど乏しかった。世界保健機関（WHO）による戦後の複数の調査では、1960年代までにいくつかの南アフリカの国家でアレルギー診療施設と学会が設立されたが、それでもクウェートには1964年までアレルギーの診療施設がなく、インドネシアには1972年まで存在せず、そして1970年代になっても、ほとんどのアフリカ諸国にはアレルギーの診療サービスが皆無に近かったことが明らかになっている。さらに、途上国に確かにアレルギー診療施設が存在したとしても、それらは大都市に偏在していることが多く、人口の大部分には臨床施設へたどり着く方法がなかった。もちろん、こうした（サービスの）供給パターンは、部分的には保険政策を支援するための地域の医療資源に厳しい制約があることによって決定づけられていた。さらに、急性感染症の危険性と比較すると、アレルギーは途上国では単なる「マイナーな軽症疾患」であり、花粉症と喘息はその大部分が先進工業国の、文明化され良い教育を受けた階級に局在しているという、専門家たちと大衆に広く認められた認識によってもこうしたパターンが形成されていた[175]。

　しかしながら極めて重要なことに、こうしたアレルギーの規模（スケール）や社会的分布についての推測は、米国で最も顕著だったアレルギー疾患についての関心の大衆的な高まりと、アレルギーの疾病負担が世界的に変貌しつつあるという確信が増大したことの双方によって、ますます疑問視されるようになった。ミルトンおよびジューン・コーエン Milton and June Cohen が、1942年に出版したアレルギーに関する一般向け書籍の中で言及したように「米国の人々はアレルギーに興味を抱くようになりつつあった[176]」。大

西洋の両岸での大衆的な好奇心と関心の高まりは、アレルギー疾患に関する新聞報道が増加したことや、時としてこうした疾患が戯曲や小説のなかで標準的なテーマとして現れたことによって明らかだった。後者のうち特に注目に値するのはノエル・カワード Noël Coward の『花粉症』で、これは 1924 年に執筆され、上流階級の風変わりな様子を描写していた[177]。これに加えて、大衆的な関心は、20 世紀中葉にアレルギー関連商品やサービスの雑誌広告が増大したことや、1930 年代から 1940 年代以降に、アレルギー科医による一般大衆向けの指導書の増加によっても表されていた。例えば、1939 年にはアレルギー診療に関する専門書の執筆者でもあるウォーレン・ヴォーンが、自分自身のアレルギーを理解することを切望している一般の読者たちに向けて「寝る前に読むのにふさわしい物語」であると彼が期待する本を出版している。2 年後に彼は、この「奇妙な疫病」についての、専門家ではない一般大衆向けのさらなる概説を執筆し、米国科学推進協会 American Association for the Advancement of Science によって企画された、専門用語を含まない一連の書籍を出版した[178]。

　ヴォーンが明らかにしようと苦労していたように、アレルギー疾患の発生率と有病率が増加傾向にあるということが、この主題の重要性を証明していた。1916 年には、過敏性の遺伝に関する影響力の大きな論文の中で、ロバート・クックとアルバート・ヴァンダー・ヴィーア Albert Vander Veer（1880-1959）が、米国の人口でおよそ 7％が何らかの形の過敏性を示すと見積もった[179]。1930 年代までに、この住民内で何らかの感作が確立している（罹患）比率の、患者と家族歴の注意深い抽出による概算値は、主要アレルギー疾患のみを包含した場合の 22.6％から、重要でない（副次的）アレルギーも含んだ場合の約 60％までの幅を持っていた[180]。1941 年にヴォーンは、米国には 600 万人の花粉症患者がいて、60 万人から 300 ないし 500 万人まで範囲の人々が喘息に罹患しており、およそ 1200 万人の人々が人生のある時期には何らかのアレルギー疾患に対する医学的なケアを必要とするであろう、と推測している[181]。

　ヴォーンによれば、こうした数字は、アレルギーが発展途上国にも流行し

始めているという証拠とともに、同時代の臨床家たちに、アレルギーについ
ての理解を再構築することを要求していた。つまり、問題はもはや「なぜ住
民の中のある一部の人だけがアレルギー体質になるのか」ではなく、むしろ
「なぜ全ての人が、ある何らかの時点ではアレルギー体質にならないのか」
ということであった[182]。一部の論者たちは伝統的なアレルギーが「疾病の中
の貴族であり、選ばれた少数者の中に限局している[183]」という信念をそれで
も保ち続けたが、こうした視点からは、花粉症と喘息はもはや西欧世界のエ
リート階級に限定された比較的まれな疾患とみなすことが出来なかった。逆
に多くの臨床医は、全ての「個体がアレルギーを発症する潜在的な素因を有
している」とますます強調したがるようになった[184]。ヴォーン自身が1932
年に表現したところによれば、アレルギーは「もはや例外的事象ではない。
それは法則なのだ[185]」。第二次大戦前夜には、アレルギーは全世界の人々に
対する公衆衛生そして社会経済上の問題として、まさに爆発寸前の状態だっ
たのである。

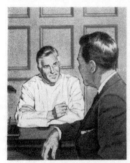
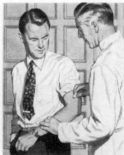
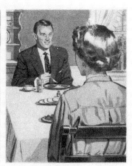
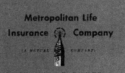

図8　1950 年ごろの米国の雑誌広告。〔注：生命保険会社の提供による「あなたはアレル ギーに対して何ができるか」という記事〕

第4章

グローバル経済とアレルギー

アレルギー疾患は先進国で非常に深刻な問題をもたらしている。産業化の進展と、日常生活で使用される化学物質の増加に伴って、発展途上国におけるアレルギー疾患の発生率は増加している。

世界保健機関、1980年[1]

第二次大戦直後の時期には、様々な出来事が影響して、アレルギーについての医療者や一般社会での理解や経験を大きく変貌させた。多くの米国の主要都市では、貧困な環境に生きている子供たちに喘息が流行した。喘息死が突然、とりわけ英国とニュージーランドで急増した。ほとんどの現代工業国で花粉症、喘息、そして湿疹の患者数が急激に増加した。新たな形態のアレルギー反応が出現した。そして発展途上国の社会で劇的にアレルギーが出現した。こうしたことが全体として、アレルギー疾患とは軽症で全体としては頻度の高くない疾患だという戦前の固定観念を速やかに変化させる必要があることを示していた。免疫学的な過敏性の持つ大きな多様性が、おそらく戦後になってから顕在化したことや、科学者と臨床医がアレルギーや自己免疫反応のメカニズムと意味を明らかにしようと苦闘したことで、アレルギーは地域や国内外の保健機関や政府組織からの関心を集めただけでなく、時に個人にとって悲劇的な出来事となると同時に、慢性的な苦痛や障害のよくある原因としてますます高頻度に出現するものになった。

全世界でのアレルギーの発症率と有病率の増加は、ただちに大規模な社会経済的負担という不吉な見通しを生み出し、結果として、現代の政府が保健

医療サービスを提供するうえでの重大な戦略的課題をもたらした。しかし、花粉症、喘息、湿疹や食物不耐症によって引き起こされる個人的あるいは政治的なコストについて、大衆と専門職の関心が深まったことは、ある種の急激にグローバル化した産業セクターに対して拡大するマーケットを作り出してもいた。20 世紀の後半には何よりも製薬産業が、市販薬であれ処方薬であれ、抗アレルギー薬を開発し販売することで得られる相当な経済的報酬を享受するようになった。現代におけるアレルギーの大流行から利益を得ているのは、グローバル化した巨大な製薬会社だけではなかった。清掃業、化粧品産業、そして食品産業も、大衆によるアレルギー疾患への恐れが増大したことに呼応したし、時にはそうした恐れをあおったり悪用してもいた。20 世紀の終わり〔2000 年ごろ〕までには、莫大な額の金銭がアレルギーを通じて失われ、あるいは得られたはずである。本章の目的は、戦後期にアレルギーがグローバルな公衆衛生上の問題として出現した経過をたどり、アレルギーへの営利企業や消費者の関心がどのように展開したか分析することである。本章では何よりも、多くの物証が示すように、アレルギー疾患がグローバルに蔓延したことによって、新たな経済的チャンスが作り出されたことは疑う余地もないのだが、一方でそうした現象が、医学を含む現代文明のある一面が人々を病気にしてきたのではないか、という疑いが生まれるのを助長したことを論じようと思う。

有病率と死亡率の世界的な動向

　1960 年代の半ばごろには、多くの一般向けおよび医療関係者向けの報道記事で、アレルギーの歴史に新たな時代が到来したと報じられた。1963 年の 9 月 27 日にはタイムズ紙の特派員が、キューバで喘息が流行しその有病率と死亡率が増加していると報告している。おそらく急激な気候の変化に関連して、この危機によって 5 人が死亡し 200 人以上が入院した。1965 年の 7 月には同紙が「ニューヨークのニグロ（黒人）とプエルトリコ系の間では喘息が増え始めた」と報道した。当時、喘息の本態には心身症的要素があると信じられていたため、こうした流行はまず「直接であれ間接的にであれ、公

民権運動に関わる状況に由来する（精神的な）緊張」に帰せられていた。しかし、グレッグ・ミットマンが説得力をもって主張しているように、喘息には生来の人種間傾向があるという思い込みは、こうした流行を移住者の脆弱な精神と結び付けようという意図に影響されたもので、ニューヨーク、シカゴ、そしてニューオリンズの特定地区での喘息の高い罹患率が、都市部での貧困と密接に関わっているという疫学的なエビデンスによって異議を申し立てられた。その結果として、米国における喘息流行の波は結局のところ都市部の物質的な窮乏と、何よりゴキブリの蔓延の表れという形でとらえ直された[2]。

　米国の都市部で喘息と人種の関係が想定されるようになった直後に、タイムズ紙にも英国（イングランド）のイーストボーンで開催された、世界喘息会議での報告について短報が掲載された。参加者の中には、喘息の力動精神医学的な側面を再び最も重視すべき点であるとした人たちもいて、例えば、子どもたちは登校を回避したり、自宅での雑用から逃げ出すために喘息を利用していて、子どもと成人の両方が喘息を「注目を集めたり、人々や周囲の状況を動かすために」悪用しているかもしれない、と示唆していた。しかし小児喘息を検討するうえで、バーミンガム在住の顧問医師であるジョン・モリソン・スミス John Morrison Smith は、この議論に陰鬱な注意書きを加えた。すなわち、彼は「小児喘息に起因するいかなる死も、明らかに無用のものである」と述べ、喘息の危険性についてのより良い教育こそが最も重要であると説き、予防可能な喘息死が未だに発生しているのは「担当内科医が、ある特定の患者は死亡することがあるかもしれず、その事実に注意しながら診療する必要があることを正しく理解していないためだ」と警告した[3]。

　悲しむべきことだが、スミスの発言は予言的であったと証明された。その後1年以内にスミス自身が、英国での喘息死が、特に小児と若年成人では警戒に値するほど増加しているらしい、という医学的な関心を高めることに関わった。スミスは1966年5月の『ランセット Lancet』誌への短報で、1950年代を通じて喘息死亡率が全体として低下したことと1960年代初頭の動向とを対比している。60年代の前半5年間では喘息死が50%以上も増加して

おり、そのうち 5 歳以上の小児では最も著しい増加が認められた[4]。すぐに
より詳細な疫学的検討が行われ、こうしたイングランドとウェールズでの喘
息死の蔓延について、より詳しい特徴を明らかにした。1959 年から喘息死
亡率は全年齢で着実に増加していたが、この傾向は 10 歳から 14 歳の小児で
最も明らかで、この年齢層では 1959 年から 66 年の間に死亡率が 8 倍に増加
していた。これに加えて複数の研究により、5 歳から 34 歳という年齢層の
総死亡数の中で喘息死が占める比率は、1959 年の 1％から 1966 年には 3.4％
になったことが明らかになった。10 歳から 14 歳ではさらに劇的に死亡原因
中での占有率が増加しており、1959 年の 1％から 1966 年には 7.2％に達し
た[5]。結果として 1966 年までに喘息が、道路上での交通事故、がん、そして
呼吸器感染症に続く小児の「死亡原因の第 4 位」となった[6]。

　それまでの、喘息とは比較的軽症で致死的でない病気であるという見方に
加えて、戦後期には感染症による死亡率が減少し、多くの致死的な疾患が治
癒させられるという楽観主義が強まっていたことを考慮すれば、こうした喘
息死の蔓延がすぐにメディアの注目を集めたのも驚くべきことではないのか
もしれない。1960 年代後半のタイムズ紙では多くの記事の中で、（第二次世
界大戦の）戦時中よりも喘息の管理が向上したことが、死亡率の減少をもた
らさなかったという悲劇的なアイロニーを指摘し、多くの医師や患者たちの
間でこの流行がもたらされているという「少なからぬ警告」を読者たちへ発
した。さらに新聞報道では、喘息によるこうした死亡率の増加が英国に限ら
ず、他の先進工業国でも明らかになったということが注目された。例えば同
様の喘息死の潮流は、オーストラリア、ニュージーランド、アイルランド、
そしてノルウェーでも報告されていた。すでに初期のメディア報道でも、こ
れらの諸国での若年喘息患者の死亡が、喘息治療で用いられる、ある種の吸
入薬の過剰使用と関連している可能性が指摘されていた[7]。この流行が医原
性であるという可能性はすでに 1965 年から 67 年までに医学雑誌の寄稿者た
ちによって、恐る恐るではあるが指摘されていたが[8]、60 年代の終わりまで
には大衆と専門職の間で関心が高まったために、疫学者たちは喘息死亡率の
動向について、この爆発的な増加を抑制できないか、その地理的な分布や潜

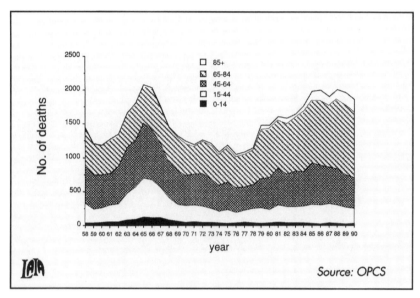

図9　イングランドとウェールズにおける、1958-90年の年齢別の喘息死亡数（国勢調査
事務局のデータによる）

在的要因をより深く分析するように促された。

　この病気の蔓延に関する国際的な研究によって、戦後における死亡率の
（増加）傾向について、考えられる説明はいくつもあるということが明らか
になった。まず、1960年代における喘息死亡率の急増は、単に医師が死亡
診断に用いる「診断基準の変更によってもたらされた人為的影響」によって
生み出されている可能性があった[9]。1950年代後半から60年代前半にかけ
て、確かに病理学者や内科医たちはより明確な喘息の定義を確立しようとし
ており、喘息、慢性気管支炎や肺気腫をもっと適切に区別しようとしてい
た。新治療が利用できるようになったこと、スパイロメトリー（呼吸機能検
査）の進歩、そして1959年にピークフローメーター〔最高呼気速度を測定し呼
吸器疾患による気道の閉塞を評価する器具〕が導入されたことによって、多くの
研究者は喘息を、基本的には、ステロイドを含む気管支拡張薬によって回復
する間欠的な気道閉塞という形での機能的な疾患名とみなすことが多くなっ

た〔ステロイドの喘息に対する直接の薬理作用は抗炎症作用であり、薬理学的にはステロイドを気管支拡張薬とみなさないことが多い〕。対照的に、慢性気管支炎は主として、湿性の咳嗽が存在する病態での臨床用語として定義され、肺気腫は主として、終末細気管支よりも遠位での気腔の拡張という、病理学的な基盤の上で特徴づけられた[10]。

　事例に基づくエビデンスから、このように慢性呼吸器疾患の用語についての理解が変わったことが、確かに複数の国で実地臨床での診断を変化させたと推測されていて、何よりそれは、かつて気管支炎と診断されていたような症例を記載する時の呼称として喘息が用いられるという形で起きた。例えば1979年には、後の英国王立家庭医協会の会長である（サー・）デニス・ペレイラ・グレイ（Sir）Denis Pereira Gray が、デヴォン州（イングランド）での1960年代から70年代にかけての自身の家庭医としての経験を振り返って、「私は今となっては、かつて自分が気管支炎と呼んでいたものがたいてい喘息であったということに気付いている」と述べている[11]。同様に1991年には、ロンドン大学の小児科教授であり、*British Medical Journal* 誌の共同編集者でもあったロジャー・ロビンソン Roger Robinson は、1969年に発表されたある論文によって、喘息という用語を、かつて小児において一般的だった「喘鳴性気管支炎 wheezy bronchitis」ないし「喘息性気管支炎 asthmatic bronchitis」の代わりに採用するように促されたことを回想している[12]。喘息と気管支炎や肺気腫が、独立の疾患というよりも慢性肺疾患のスペクトラム（病型）としてとらえられていたヨーロッパ大陸の諸国や北アメリカのような地域よりも、英国ではこうした潮流がより著明だった可能性がある。しかし、初期の疫学研究によれば、こうした臨床診断の変化だけでは1960年代における死亡率の動向を十分説明することはできなかった。近年、複数の論者が主張しているところだが、喘息死が増加する一方で他の慢性呼吸器疾患に起因する死亡数は減少していなかったため、喘息死の増加を単純に分類の変化という形で解釈することはできないようだ。むしろこうした論者は、喘息死の増加は「大部分真実であって、この疾患による年間死亡数の真の増加を表している」と示唆していた[13]。

　死亡率の上昇が、喘息の罹患患者数の増加や、環境汚染物質の濃度の変化によって説明されるという可能性は同様に棄却され、疫学的研究は「個々の症例における死亡率の増加」が最近の動向を最も適切に説明できると結論づけた。そしてためらいがちながら、実際には呼吸器疾患の管理が進歩したこと原因があるかもしれない、と推測した。研究者たちは、1952年に初めて副腎皮質ステロイド製剤が広く利用可能になってから9年も経った後に、喘息死亡率の増加が始まっているということを重視していたが、それでも長期のステロイド療法が関与した可能性を完全に無視することはできなかった。しかし、それらの研究によって指摘されたところによれば、β−アゴニスト（刺激薬）であるイソプレナリンやオルシプレナリンのような「交感神経（アドレナリン受容体）作動薬を含んでいる圧縮エアロゾル製剤の使用」と死亡率には「より強い相関関係」が存在した。これらの製剤は喘息の発作に特徴的な気管支攣縮（れんしゅく）を和らげるために用いられていた。こうした気管支拡張薬は英国では1960年にその利用が始まり、その消費は1966年までに当初の4倍に達した[14]。その後の研究は、こうした非選択性のβ作動薬が、おそらくは心毒性の結果として、英国における喘息死の蔓延に責任を有するかもしれないという、芽生えつつある疑いを確証するようになった。〔β作動薬は気管支のアドレナリンβ2受容体に作用することで気管支拡張作用を有するが、心臓に局在するアドレナリンβ1受容体に対する作用が相対的に強い（β2選択性が低い）薬剤ほど心毒性が起こりやすいと考えられる〕。こうした治療が臨床応用されたのと同時期にこの流行が始まっただけでなく、（英国）医薬品審査委員会から1967年に出された警告によってこうした製剤の使用が減少し、最終的には1968年に英国薬物規制表の区分4Bとなって一般患者への直接販売が禁止されると、すぐに死亡率が激減したのだった[15]。

　こうして早い時期に吸入交感神経作動薬の関与が疑われたわけだが、それでも1960年代に喘息死が蔓延した正確な原因についての論争はその後も続いたし、実際には現在でも議論の余地を残している。当時の論者たちが注目したのは、家庭医（GP）たちが喘息の重症度を評価することに慣れていないという事実、対症療法によって深刻な徴候が隠されてしまっている可能

性、そして医師たちが一部の患者の精神病理的な特徴に対して適切に取り組めていないことなどのすべてが、個々の患者の死に関与している可能性があるかもしれない、ということだった[16]。しかし、英国での（喘息死の）流行は、本質的には医原性のものではないかという当初からの疑問は、世界の他の地域での死亡率のパターンから、間接的な裏付けを確認した。1972 年にジョンズ・ホプキンズ大学の衛生・公衆衛生学部に在籍していたポール・ストーリー Paul Stolley が、米国を含め多くの国でこの蔓延が起きていないのは、主として当時英国で使われていた高濃度のイソプレナリンが、市販ないし大量に（患者へ）直接販売されていないことによるという推論を発表した[17]。さらに 1970 年代にはニュージーランドで、比較的選択性の低い別の β 作動薬である高容量フェノテロール製剤の処方と明らかに関連した、喘息死の第二波が経験された。1960 年代のかつての死亡率パターンと同じく、この流行の第二波は、1990 年にフェノテロールが薬剤価格表から削除されてから初めて収束し始めた[18]。

　この大流行についての論争が続いた一方で、1960 年代のこうした喘息死の増加は、医療関係者や一般社会での喘息その他のアレルギー疾患に対する理解に明らかな影響を与えた。気管支拡張薬の流通について新たな規制を作り出した一方で、この流行は喘息の危険性を広く周知させた。もちろん 1960 年以前にも喘息による死が知られていなかった訳ではないのだが、一般論としてほとんどの臨床医は、それまで喘息を生命（寿命）への影響がわずかな比較的軽症の疾患とみなしがちだった[19]。しかし 1960 年代中葉から、医学関係者と大衆の双方の意識の中で、喘息は潜在的には命に関わる疾患で、すぐに専門家による管理が必要だと見直されるようになった。臨床医は全ての喘息が本質的にアレルギー性ないしアトピー性である訳ではないとすぐに認めるようになったが、それでもなお、喘息の臨床的特徴が変化したことは、医師や患者に他のアレルギー疾患の本質や重症度についても再考するように促した。したがって、喘息の概念がこうして再構築されたことはアレルギー科医の注目を、それまでアレルギー疾患の原型であるとみなされていた花粉症からそらし、より重篤で障害を引き起こすような形態のアレルギー

として、喘息だけでなく最終的には食物アレルギーやアレルギー性の湿疹へと関心を向ける働きを持ったのだった。

　しかし、1960年代の喘息死の蔓延が、戦後の世界でアレルギーの疫学が変貌し、可視化が進んだことの単なる表れのひとつに過ぎなかったことは重要である。したがって、20世紀の後半には他の喘息、花粉症、湿疹、そして食物アレルギーなどの疫学的あるいは地理的な趨勢が明白になってきた。例えば、両大戦間期からアレルギーの相対的に高い有病率を有していた西欧工業国では、20世紀後期にアレルギー疾患の発生率と有病率がさらに高まり、その治療法を改善して疾病負担や生産性の低下を緩和するために、多くの国では実際に専門的な医療サービスが提供されるようになった。あるいは、発展途上国の人々の間でもアレルギーが蔓延するようになったことはより衝撃的だったかもしれない。第二次大戦以前にはそうした多くの国で、アレルギーは重大な健康問題であると認識されていなかったのである。

　英国では、現代の西欧諸国でのアレルギーの傾向が特に明らかだった。1960年代後半に死亡率が低下にしたあと、喘息による有病率と死亡率はイングランドとウェールズで恒常的に上昇した（図9を参照）。

　1995年に保健省によって行われた調査では、死亡率の上昇傾向に加えて、1970年代から1990年代にかけて、自己申告と医師申告による喘息の罹患、専門医へのコンサルテーションと入院、そして喘息によると認定された就労不能日数がいずれも有意に増加したことが明らかになった[20]。国内罹病率調査から得られた数字によれば、喘息について家庭医へ相談した患者の人口比率は、1955年に人口1000人あたり8.5人であったのが1970-71年には10.2人になり、1981-82年には17.8人となった。こうしたトレンドはスコットランド西部での調査によっても裏付けられ、そこでは喘息の有病率が1972年の3%から1996年には8.2%に上昇していた[21]。

　20世紀後半における、こうした喘息の有病率に関する英国での疫学的パターンは、他のアレルギー疾患の動向とよく似ていた。1970年代のある都市の全人口調査で得られた数字によると、10年間でアレルギー疾患全体の頻度がおよそ23%から30%に上昇していた[22]。もっと個別にみると、1972

年から 96 年の間に、スコットランド人の中での花粉症の罹患パーセンテージは 5.8％から 19.9％へと明らかに増加し、一方ではイングランドとウェールズの住民で、花粉症について家庭医の医療相談を受けた比率は、1955-6 年の人口 1000 人あたり 5.1 人から 1971-2 年の 10.6 人へ、そして 1981-2 年の 19.7 人へと上昇した[23]。同様に、1984 年の調査では、第二次大戦以降に出生した小児による 3 つの国内コホート〔統計学的な追跡集団のこと〕で、湿疹の報告率が実際に上昇していることが示された。つまり、「全体的な（報告）率は 1946 年出生の小児での 5.1％から 1958 年出生の小児群での 7.3％へ、そして 1970 年の（出生）コホートの 12.2％へと上昇した」のだった[24]。2003 年に集められた数字でもこの傾向が持続していることが示唆されており、英国における湿疹の有病率は 1970 年代から 90 年代までの間におよそ 3 倍に増加した[25]。

　アレルギー疾患の各国における診断基準が異なることによる困難や、国内外での有病率には著しい差があるという事実にもかかわらず、こうした英国での罹患率と死亡率のトレンドは他の先進国でも良く似た形で繰り返された。西ヨーロッパでは 1960 年代から 80 年代初頭にかけて、喘息、花粉症、アレルギー性の皮膚炎、そして薬物アレルギーの有病率が二倍になったことが複数の研究によって示されている。例えばスイスでは、花粉症の有病率は 1926 年の推計 0.82％から 1958 年の 5％へ、そして 1980 年代にはおよそ 10％に増加した[26]。ヨーロッパの外では、特にニュージーランド、北米やオーストラリアでは、20 世紀後半にほとんどのアレルギー疾患が増加傾向だったという十分なエビデンスが疫学的研究により得られている[27]。1983 年には米国だけでも 3500 万人以上の人々がアレルギーに悩まされていると推計された一方で、1996 年には世界全体で 1 億 5 千万人の人々が喘息に罹患していると考えられた[28]。さらに、20 世紀の中葉にかけて急激な工業化と加速した疫学的変化を経験した日本からの統計によって、同国でもこうした比率が有意に増加したことが示されている。1934 年には、この時点でカリフォルニア州の日系人口の 3.5％で花粉症が認められていたが、日本本土ではこの疾患はまだ報告されていなかった。対照的に、1980 年代初頭までにはそ

の有病率がおよそ 5％に増加した。同様に 1955 年から 71 年までに日本の喘
息罹患率はおおよそ倍増しただけでなく、喘息患者の平均余命は一般の人々
より大幅に低かったと複数の検討によって明らかになっている[29]。

　20 世紀の後半にかけて先進国でアレルギーが人目に触れる機会が明らか
に多くなった一方で、アレルギー疾患の地理的ないし民族学的な分布もまた
変貌した。おそらく、アレルギーのグローバルな蔓延に関する最初の具体的
な証明は、スイスのベルンにある臨床免疫学研究所の所長だったアラン・
ド・ウィーク Alain de Week が主導して行った調査によるかもしれない。
1976 年にド・ウィークは、南米、アフリカ、アジア、そして東欧のアレル
ギーないし免疫学会の会員たちへ質問紙を配布した。ド・ウィークはその返
信から、こうした地域ではしばしば臨床アレルギーの診療施設が限られてい
るにも関わらず、発展途上国でアレルギー疾患による健康問題は決してまれ
ではなく、「産業化の開始とより良い生活環境」のもとではこれらの増加が
見込まれるだろうと推定している[30]。

　2 年後に、世界保健機関（WHO）によって召集されたアレルギー科医と
免疫学者の会議では、歴史的にみて、過敏反応についてのほとんどの研究が
「アメリカ合衆国とヨーロッパの研究所や医療機関で行われ」、こうした諸国
では生活水準の向上と健康管理サービスの改善によって感染症と栄養失調が
管理されるようになり、アレルギーの明らかな増加が認められつつあると報
告された。この報告書では各国を喘息有病率によって高頻度、中等度、そし
て低頻度という 3 つの別々のグループに区分していた[31]。多くの発展途上国
は低頻度グループに属するように思われたが、この会議の参加者たちは、工
業化の進行がゆるやかでこうした疫学的な変化が遅れているような複数の発
展途上国でも、アレルギーが急激に懸案事項になりつつある、という暫定的
なエビデンスを示した。インドネシア、クウェート、ナイジェリア、南アメ
リカからの参加者はいずれも、熱帯および亜熱帯環境においてもアレルギー
疾患の重要性が増しており、アレルギー科医を訓練するための施設を改善
し、もっとはっきりした疫学データを収集し、アレルギーを診断および治療
し、そして非処方薬を利用せずに専門家の意見を求めることの利点を一般大

衆に啓蒙することが早急に必要であると強調した[32]。こうした主張を尊重して、この会議は「アレルギー疾患の全世界的な分布とその社会経済的な重要性が増大していることを考慮すると、WHO はアレルギー疾患が公衆衛生上の問題であるという認識を加盟国に啓蒙するよう努めるべきである」と結論付けた[33]。

その後、数年と経たない間に（一部は WHO によって支援された）複数の研究によって、多くの発展途上国で喘息、花粉症その他のアレルギー疾患が増加傾向にあることがさらに明らかにされた。こうした傾向のもっとも劇的な例はパプア・ニューギニアからの研究で得られたが、そこでは 1972 年以前にはきわめてまれだった喘息が、1980 年代までに成人有病率 7.3％に達したと示された[34]。これに続く十年ほどの間に、さらなる研究によって多くのアフリカ諸国にも喘息が出現したと示された[35]。WHO は、国によってアレルギーの定義も、そして研究手法も異なるということに起因する問題があると認識していたが、それでも WHO で 1984 年に再び行われた学術会議では、アレルギーによる全世界的に重大なインパクトが強調された。

> アレルギー疾患は、めったに命に関わることが無いにも関わらず、工業化諸国では人口の大きな部分が罹患しており、かつ発展途上国の人々の間でも罹患率が増大している。日々の生活における不快さと経済的損失という意味では、アレルギー疾患は、公衆衛生の専門職の間では、かつて時には考えられていたよりも、確かにより深刻なものだと考えるのに値する。……ここで議論された考察や提案が、世界中で現在と未来の潜在的なアレルギー患者たちに利益をもたらすことを我々は望んでいる[36]。

例えば国際小児喘息・アレルギー研究 International Study of Asthma and Allergies in Childhood の運営委員会によって 1990 年代中葉に行われた全世界での調査のような、アレルギーのさらなる疫学研究によって、花粉症、喘息や湿疹といった疾病（徴候）の有病率には地域格差が残っていることが明らかになった。しかし同時に、アレルギーが単に西欧世界の問題ではなく、グ

138

ローバルな健康問題に拡大していることについての懸念を強めざるを得なく
なった[37]。こうしたエビデンスも一因となって、これらの疾患が作り出して
いた社会的、文化的な境界という通念は徐々に失われていった。アレルギー
は明らかに、もはや20世紀初頭のように西欧の文明社会に限られたもので
はなく、富裕な西側社会から、人種、階級、ジェンダーや地理によって作り
出され維持されていた境界線を乗り越えて広がっていた。20世紀末までに、
花粉症が英国の富裕な家庭の子どもたちの間で引き続き多かった一方、喘息
はほぼ間違いなく社会の下層階級でより一般的にかつ致死的になり、それに
よって、ほとんどの慢性変性疾患が示すような有病率や死亡率のパターンを
反映するようになった[38]。これに加えて、アレルギーが男性に多いという初
期の報告も、1970年代から80年代にかけて行われた検討では疑問を投げか
けられた。それらの調査によれば、確かに男児では一般的なアレルゲンに対
する感受性が大きいことがしばしば示され、女児よりも多くのアレルギー疾
患に罹患しやすいのだが、こうしたパターンは一般的に成人では逆転してし
まうのだった[39]。次章で述べるように、アレルギー疾患の疫学的なプロファ
イルは（そうした固定観念が確かに持続したにも関わらず）知的ないし教育
上の固有の優越性をもともと表している訳ではなくて、現代世界では工業生
産や消費の様式が変化した結果なのであると次第にみなされるようになっ
た。

　喘息、花粉症、湿疹、そして食物アレルギーや薬物アレルギーがどれほど
増加傾向であるか、そしてその原因が何かについての議論が続いた一方で、
現代の国内外における保健機関では、アレルギー疾患による社会経済的な負
担がすぐに明らかになった。20世紀の初頭には大西洋の両岸で、花粉症は
しばしば勤務の休業を必要とし、喘息は国家経済にとっての損失となってい
るとの訴えがなされていた。例えば、1929年のタイムズ紙に掲載された業
務に関する喘息研究協議会の短報ではこう述べている。

　　喘息は、他の面では健康なおよそ200,000人の人々へ年々障害をもたら
　　している。喘息と関連疾患は、毎年冬の数か月間に50万人以上の男女

を、産業界での業務から奪い去っている。経済的側面だけから見ても、こ
うした損害を緩和するための何らかの対策が待ち望まれている[40]。

　第二次大戦後に死亡率と有病率の上昇に伴い、アレルギー疾患による直接
と間接のコストも有意に増加した。例えば英国では、国民医療サービス
（NHS）〔英国の国民健康保険制度〕に対する処方料、診療費、入院を含むアレ
ルギーの直接コストは着実に増加し、1985 年のある論者によれば「ノー
マン・ファウラー Norman Fowler〔保守党の政治家で、当時（1981-87 年）の保健
大臣である〕の NHS についての計画」をおびやかしていた[41]。こうしたコス
トの増大に対する潜在的な懸念は根拠のないものではなかった。1990 年代
初頭までに、喘息に対する処方料部分の総計だけでも 3 億 4700 万ポンドに
達し、これは NHS 全体での処方費で 11％を占めていた[42]。20 世紀末には、
喘息治療への NHS の年間コスト推計は約 8 億 5000 万ポンドに達し、2004
年までに 10 億ポンドを上回った[43]。しかし、生産性の低下や社会保障費の
支払いに起因するアレルギーの間接コストは、さらに莫大だとしばしば見積
もられた。皮膚炎（毒性によるものとアレルギーの双方を含むが）に対する
労災給付金は、1970 年代の職業性疾患に対する給付金全体のおよそ 3 分の 2
を占めていた[44]。1977 年の喘息研究協議会による報告書では、年間に 200 万
日以上（の勤務）が喘息のために失われており、これは「200 万ポンド以上
の疾病手当による負担に相当する」とされた[45]。1990 年代までに、喘息によ
る就労困難の認定は年間で 1000 万日以上の水準に達し、2000 年までに、生
産性の喪失と利益の損失の総計は明らかに国内の喘息に対する総コストの
60％以上を占めた[46]。
　1970 年代から 80 年代に WHO によってまとめられたいくつかの国際調査
が示したように、英国で明白であったアレルギー疾患による社会経済的負担
の増加は他の地域でも類似した状況だった。1978 年にジュネーブで開かれ
た WHO の会合での報告書によれば、アレルギー性喘息と花粉症は、毎年北
アメリカで延べ 8500 万日にわたり（患者の）活動を制限し、3300 万日の臥
床日、500 万日の就業不能日、そして 700 万日の就学不能日の原因となっ

た[47]。この影響のさらに衝撃的な見積もりもある。1973 年に発行されたアレルギー疾患患児の両親向けの指導書の中では、ノースカロライナ出身の医師であるクロード・フレイジャー Claude Frazier が「アレルギーに罹っている米国人は他のいかなる病気よりも」多く、そして「年間でおよそ 3600 万日の就学日がアレルギー疾患のために失われている」と述べている[48]。1968 年には、米国での喘息患者の入院費は年間 6200 万ドルという額に達していた[49]。1984 年までにはこうした喘息治療における直接の入院、処方、診療費の総計が 15 億ドルに増加した。同様に衝撃的であるが、年間 500 万日の就業不能日は「逸失賃金としては 5 億 8900 万ドルに相当した[50]」。1992 年までに、米国では喘息だけでも総コストが 60 億ドルを超えた[51]。

　こうした国家間での比較は、運用されている医療制度や計算法の違いによってしばしば難しいとわかっているが[52]、それでも 20 世紀最後の 25 年間に、ヨーロッパ大陸の多くの国から同様の、直接および間接コストの悪循環というパターンが報告された。例えば 1970 年代のイタリアでは、喘息がもっとも高頻度に報告される労働者の疾患だった[53]。1982 年にロンドンで開催された第 11 回国際アレルギー・臨床免疫学会議に参加したアポストラウ Apostolou 医師によれば、ギリシャでは医師に受診するおよそ 40％がアレルギー疾患に起因していた[54]。1984 年に WHO は、西ヨーロッパにおけるアレルギー疾患の直接および間接コストを、年間でおよそ 40 億米国ドルであると推計した[55]。近年では、スウェーデンとフランスでの詳細な研究で得られた数値から推計すると、西ヨーロッパにおける主要アレルギー疾患（喘息、花粉症、アトピー性皮膚炎そして接触皮膚炎）に対する年間の総コストは、およそ 290 億 ECU〔欧州通貨単位、現在のユーロの前身〕（およそ 350 億米国ドルに相当）であると見積もられた。こうした研究結果から、カリフォルニア大学バークレー校（UCB）アレルギー研究所では、アレルギー疾患の出現が現代ヨーロッパの主要な社会経済的負担となっていると強調している[56]。

　現代社会でアレルギーのコストが増大したのは、アレルギー疾患の罹患率が増加しただけでなく、アレルギー疾患への関心が強まり、管理への方策が変化したことにも原因が求められる。1960 年代と 70 年代の初期に兆した喘

息の疫学的な動向は、メディアと一般のアレルギーへの関心を引き起こし、そして新たに、罹患率と死亡率を減少させ、最終的にはアレルギー疾患による社会経済的な負担を抑制するための、地域、国家、そして国際的な健康政策を作り出した。例えば英国では、1960 年代の喘息死の流行や有病率の増加によって、喘息患者へのより良い教育と支援に加えて、時には航空機における禁煙区画のような、より具体的な手段が要求されるようになった[57]。大衆や専門職からの広範囲の関心によって、喘息の専門クリニックや集約的なケアサービスも開設されるようになり、自己モニタリングや在宅療養のための設備の開発や採用が促され、そして（全国喘息運動によって発表された）喘息憲章 Asthma Charter の制定が促された。この憲章によって国民医療サービスのもとで期待されるケアの水準が規定された。時にはその価値が疑われることもあったが、家庭医（GP）が間に入る必要がなく病院に自ら（直接）入院できるオープンドア制度も、イングランドとウェールズの多くの地域では導入された[58]。全国喘息運動が指摘したように、20 世紀末までには、アレルギー（特に喘息）は英国議会の成員にとっての「ホットトピック」となった。つまり、喘息に関する超党派グループの成立を促したことに加えて、明らかに「がんを除く他の健康状態に関するテーマよりも議会で多くの討議時間を占めた」のだった[59]。

　アレルギー疾患の増加傾向と患者のニーズが変化したという全国調査をもとにして、管理のための新たなガイドラインが頻繁に作られるようになった。こうしたガイドラインは利用できるサービスの報告を順番に作り出し、アレルギーの動向と各種サービスの要請を、新たに定式化するに至った。英国では、喘息の国内ガイドラインは英国胸部疾患学会 British Thoracic Society から 1990 年に初めて発表され、引き続き定期的に改訂された。このガイドラインは喘息を持つ成人と小児を診断し評価するための手順をはっきりと述べていて、段階的な〔重症度によって治療が強化される〕治療アプローチを推奨し、緊急入院の適応基準を確立し、標準的なケアの組織化および提供、そして患者教育について示していた[60]。1991 年には米国の国立心臓・肺・血液疾患研究所 National Heart, Lung, and Blood Institute（NHLBI）からも、同様の喘

息についての診断治療ガイドラインが、国による喘息教育プログラム National Asthma Education Program の一部として刊行された[61]。より広域では、こうした国家レベルの取組みによってグローバルな計画を作り出すよう促された。こうしたものには例えば、NHLBI と WHO の共同作業に主導された国際喘息イニシアチブ Global Initiative for Asthma〔しばしば GINA（ジーナ）と略される〕や、あるいはヨーロッパの研究および支援組織の連合体によって 2003 年に立ち上げられたヨーロッパ国際喘息・アレルギーネットワーク Global Asthma and Allergy European Network などがある。WHO が 1970 年代に予測していたように、喘息死の大流行と、全世界で着々と増加するアレルギー疾患に直面するなかで、21 世紀初頭までにはアレルギーは全世界の人々にとっての公衆衛生と社会経済の問題になった。この過程で、アレルギー疾患は大規模な国際共同研究の取組みを作り出し、そして製薬産業がグローバルな規模で急速に成長することを促進したのだった。

アレルギーの世界的ネットワーク

　20 世紀後半にアレルギー疾患がますます顕在化し、先進国と発展途上国の双方でその社会と経済への影響が理解されてきたのは、戦後期に疾患についての国際的な視野が開かれてきたこと、特に WHO による世界的な研究、調査活動、そして教育的な取組みにその多くを負っている。WHO は 2 年間の暫定委員会として運営された後に、1948 年にはさまざまな国際保健活動を合理的に行うために正式に創立された。その淵源は 19 世紀の国際的な公衆衛生会議、そして 20 世紀初頭の全米衛生事務局 Pan American Sanitary Bureau や国際公衆衛生委員会 Office International d'Hygiene Publique、そして国際連盟保健機構 League of Nations Health organization のような国際保健機関にあるが、それらは全て、その主な関心を感染症の制御や国際基準の設定に向けていた[62]。初期の WHO はその先駆者たちと同様に、疾患制御に対して直接的なアプローチを採用し、マラリア、結核、天然痘、チフスそしてインフルエンザのような特定の伝染性疾患の、地域的な蔓延や流行を同定し撲滅することに重点的に取り組んでいた。しかし、1960 年代の初頭から

WHO は疾患の予防と治療について、より包括的で戦略的なアプローチを導入した。その中にはジュネーブの WHO 本部だけではなく、全世界にある支局によって遂行されたものも含む、強化された研究プログラムの開設も含まれていた。重要なことに、1963 年に設立されたその最初の中央研究部門は免疫学に関するものだった[63]。

　こうした WHO の免疫学部門の創設は、ハワード・グッドマン Howard Goodman に主導され、1962 年には「この領域における現在の知識を総括し、未来の研究に対する勧奨を行うために」、WHO の事務総長によって招請された 5 つの研究グループによる報告書として結実した。免疫学は、医学生物学研究と実地臨床の多くの領域で重大な含意を有する「もっとも急速に発展しつつある医学分野の 1 つ」であるという認識のもとに、この報告書は免疫学的予防、免疫病理学、移植免疫学、そして免疫化学についての研究プログラムを生み出すための青写真を描いた[64]。アレルギーと過敏症の（世界的な）出現は、この免疫部門が創設された時点から、WHO の免疫学研究スケジュールにおける重要な一要素となっていた。それは WHO が免疫病理学的メカニズムの解明に深く関与するという意味だけでなく、アレルギーと予防接種（免疫の獲得）の間のつながりが認識されているという意味でもそうであった[65]。その後の数十年で WHO のアレルギーへの関心は増大し、免疫学部門はアレルギー疾患の科学的、臨床的、そして疫学的な理解に対して、アレルギー学者の訓練、基礎医学者と臨床医の国際的な連携、そしてアレルギーの分類といった点で、一連の決定的な貢献を成し遂げた。

　WHO は免疫学の多様な研究に取り組むための最初のプロトコールを供給したことに加えて、科学者たちのグループを召集して免疫学者をトレーニングする差し迫った必要性を検討し、そして実地臨床に対する免疫学の現状と、潜在的な寄与を評価しようとした。その双方の意味で、こうした専門職委員会によって作られた報告書や勧奨のなかではアレルギーが強調して描写された。

　1966 年にジュネーブで開かれた、医学教育カリキュラムにおける免疫学教育についての会合で、モスクワ第二医学研究所の病態生理学部門に所属す

るA・D・エドゥー A. D. Ado 医師は、世界中で「アレルギー学」の教育に
ばらつきがある状態であることを重視し、リウマチ学、小児科学、移植医
学、呼吸器病学、皮膚科学、そして耳鼻咽喉科学を含む実地臨床の広範な領
域でアレルギーが重要であると強調した[66]。この委員会にはエドゥーのト
レーニングについての懸念を反映して、英国や米国のような「相対的には免
疫学者が十分に存在する」国でも、免疫学とアレルギーの教育を受ける機会
が全体として欠如していることに言及し、抗体と細胞が介在する過敏反応の
双方を含む、免疫学のコースでの最小限の必要要件を提唱した[67]。これに加
えてこの委員会の報告書は英国免疫学会からの覚書を取り入れていて、その
中では「自己免疫疾患、アレルギーその他の過敏反応」のような多様な疾患
の基礎には、免疫学的な反応があると強調していた[68]。決定的に重要なこと
として、アレルギー研究の実地臨床への潜在的な寄与は、1971 年に WHO
の臨床免疫学に関する学術グループで取り上げられ、さらに、それが感染性
微生物に対する過敏性、アトピー性（IgE 介在性）のアレルギー、遅延型過
敏反応、そして薬物アレルギーといった多様な臨床の分野でのアレルギーの
重要性について再び取り上げたのだった[69]。

　WHO はこうした免疫学とアレルギーのトレーニングや研究についての報
告に対して、さまざまな形で応えた。まず第一に、免疫学の研究および訓練
センターがイバダン（1964-5 年）〔ナイジェリアの都市〕、サンパウロ（1966
年）、ローザンヌ（1967 年）、シンガポール（1969 年）、メキシコ（1969 年）
に設けられた[70]。部分的に WHO によって資金援助されたこうしたセンター
の目的は、発展途上国で免疫学のトレーニングを供給し、地域健康問題を専
門的に取り扱うような研究への取組みを作り出すことだった。同時に WHO
は、それ以外の地域でも専門的な研究・訓練プログラムへ経済的支援を提供
した。例えば 1960 年代から 70 年代にかけて、WHO はロンドン、アテネ、
エジプト、そしてマドリードでの免疫学やアレルギーのプロジェクト、訓練
コース、そして研究奨励制度への小規模助成を行い[71]、同様にアラン・ド・
ウィークによるアレルギー疾患の疫学研究や、発展途上国でどの程度、臨床
アレルギーの医療施設が稼働しているかについての調査へ助成金を提供し

た。1976 年のド・ウィークによる貢献に関する覚え書きの中でジョルジョ・
トリジアーニ Giorgio Torrigiani（WHO 免疫学部門の長をハワード・グッド
マンから引き継いでいた）は、これまでにも免疫学部門は常にアレルギー疾
患へ大きな関心を持ってきたが、この領域はこれまで WHO が有効に関与で
きるほど十分成熟していないとみなされていた、と強調している。しかしト
リジアーニの主張によれば、1970 年代半ばまでにこの状況は変化し「基礎
免疫学での新発見が、多くの国々で公衆衛生上の重大な問題になっているこ
の分野へ適応できるようになった」のだった[72]。

　アレルギーの研究やトレーニングの支援に加えて、WHO はアレルギー学
者と免疫学者の国際ネットワークの構築や維持にも関わり、それによって科
学における国際主義の発展を促進し、20 世紀初頭に、まず国際規約や会議
が 現 れ た。1966 年 に WHO は、 国 際 医 科 学 機 構 評 議 会 the Conseil des
Organisations Internationales des Sciences Medicales（CIOMS）と、免疫学のた
めの合同連絡協議会を設立した。この協議会は免疫学についての国際共同研
究を促進するために、会議やトレーニングコースを通知し、過去や現在の催
事情報を伝え、WHO 免疫学部門やその支局の業績を広報する定期的な
ニ ュ ー ス レ タ ー を 発 行 し た[73]。WHO は 3 年 後 に、 国 際 免 疫 学 会 連 合
International Union of Immunological Societies（IUIS）の創設も支援し、既存の
国内団体の相互交流と、新たな国内学会の創設を促進することを目ざした。
世界規模の連絡チャネルを整備し維持すると同時に、国際会議を組織し、
IUIS、WHO、そして CIOMS はともに、バーナード・シナーダー Bernard
Cinader が何年も後に免疫学者とアレルギー学者の「グローバル共同体」と
呼んだものの誕生に、決定的に重要な枠組みを与えたのだった[74]。もしかす
ると、ニールス・イェルネとフランク・マクファーレン・バーネットによっ
て免疫系のネットワーク説が理論化されたまさにその時期に、こうした形で
免疫学者たちの全世界的ネットワークが作り出されたことは、偶然の一致で
はないのかもしれない[75]。

　1960 年代から 70 年代を通じて IUIS と WHO は、1910 年代および 20 年代
にアレルギー科外来が誕生し拡大したその当初からアレルギー科医を悩ませ

てきた、さまざまな微妙で専門的な問題に取り組もうとしてもいた。ア
ラン・ド・ウィークがアレルギー研究や訓練プログラムの確立について報告
書で触れていたように、多くの国では「国内当局による認識の欠如」が専門
性を確立するうえでの主な障害となっていて、これは「適切なアレルゲン抽
出液の標準化」に必要な設備と技術が欠けていることで悪化した問題であっ
た[76]。

こうした問題は発展途上国だけのものではなく、前章で述べたように、す
でに英国と米国の両国で、アレルギー学が承認された専門領域として確立す
ることを妨げてきた。1964年には国際アレルギー学会 International
Association of Allergology（1951年創立）の中に、専門医としての必要条件を
検討することに特化した小委員会が設けられた。この小委員会は3年後に専
門医のトレーニングについていくつかの基本原理を提唱した。そのうち「専
門医としての学術的な基礎とアレルギーの実地臨床の双方による」2年間の
プログラムを完了することで（専門性を）認証する仕組みを導入したことが
もっとも注目されるべきである[77]。この点については、1970年にフィレン
ツェで開催された国際アレルギー学協議会 International Congress of
Allergology でも、指導的な立場にあるアレルギー科医たちによってさらに
議論された。この専門医制度についての緊急性のある課題はこの時点で解決
されなかったが、それでも多くのアレルギー科医が、専門医としてのアレル
ギー科を大衆が受け入れられるようにするための特定の戦略をすでに持って
おり、それはすなわち、部局（科名）や学会の名前として「臨床免疫学およ
びアレルギー学」を標榜することだった。こうした戦略は他の臨床免疫学者
たちによってこの領域が浸食されるという脅威をもたらしたが、一方ではア
レルギー科医たちが臨床上の管轄領域を広げ、その専門職としての地位を引
き上げる機会をもたらすことにもなった[78]。

1969年12月には、ほぼ7年近い積極的な国際的活動ののちに、WHOは
自らの免疫学プログラムについて幅広い内容を含む報告書を刊行した。この
報告書は感染症の診断や治療を確立することを主要なテーマとしていたが、
一方ではWHOがアレルギーを含む、免疫病理学や免疫診断学についての国

際会議や共同研究事業を推進したのも明らかだった[79]。これに続く 10 年間のあいだに、WHO はアレルギー疾患が公衆衛生に与える影響力を認識することの重要性と「国際協同プログラム」の必要性をさらに強調するようになった[80]。そのため、WHO のメンバーたちは 1978 年と 1984 年にアレルギー疾患の疫学、社会経済的な負担や予防についての集会を開き、アレルギーの流行水準とアレルギー科医を供給する力を評価するために世界中のアレルギー科医たちへ質問票を配布し、標準的な疫学的指標や定義を採用するように促した[81]。1980 年までには免疫学に関する WHO のグローバル中期計画にアレルギーが含まれるようになったが、そこでは発展途上国におけるアレルギー疾患の影響をより適切に評価する必要性が強調され、地域センターと協議してアレルギーの蔓延に対処するため、より詳細な計画が立案されていた[82]。1983 年には、さらなる全世界的プログラムが明確な目標をかかげた。すなわち WHO は、1989 年までに全世界的なアレルギー疾患の有病率を評価し「プライマリケア医療のレベルで利用できる予防と治療の手段」についての勧告を作り出すことを企図していた[83]。

　WHO は戦後におけるアレルギーの流行について、臨床的な知識と一般大衆の自覚を拡げるための枠組みを設定した一方で、アレルギー疾患の新たな分類を作り出し、それに関わる免疫学的メカニズムの科学的な理解を発展させることにも寄与していた。1946 年には、国際疾病分類 International Classification of Diseases（ICD）の作成と刊行についての責務を WHO の暫定委員会が引き継いだが、これは 1900 年に国際死因リスト International List of Causes of Death として初めて国際的に受容されたものだった。1948 年には WHO がこの ICD の改訂第 6 版を刊行した。有病率と死亡率を測定するための標準分類を提供するだけでなく、改訂第 6 版では国際的な共同作業と、データ収集のための各国の委員会を設立し、それによって「国際的な人口動態および健康統計に新時代の始まり」を創出することに寄与した[84]。

　喘息や他のアレルギーがホルモン性の原因をもつと強調する理論は、エルウィン・プーレイやハンス・セリエが提唱し、実際に WHO によっても認識されていたが[85]、それが生き続けていたことを反映して、ICD の改訂第 6 版

（1948）および第7版（1955）では、アレルギー疾患は甲状腺機能異常や糖尿病、ビタミン欠乏症のような内分泌、代謝、栄養疾患の章でまとめて扱われていた。個別の分類番号は花粉症（240）、喘息（241）、血管神経性浮腫（242）、じんま疹（243）、アレルギー性湿疹（244）、その他のアレルギー性結膜炎や化粧品、動物皮屑（ひせつ）、薬物、羽毛、ちり、食物、物理的要因などに対するアレルギーの多様な徴候（245）に割り当てられた[86]。しかし、ICDの改訂第8版（1965）に向けた議論の中では、オーストラリア医療統計学委員会 Australian Medical Statistics Committee が、アレルギー性湿疹と皮膚炎、あるいはアレルギー性気管支炎と喘息性気管支炎を区別するというのは非現実的ではないかと主張し、アレルギー疾患の小分類（240-5）を区別する正当性に疑問を投げかけた。このため、オーストラリアの委員会はこうした小区分を廃止し、罹患している臓器系によって個々のアレルギー疾患を適切なカテゴリーへ移すことを提唱した[87]。この議論の後で、WHOはオーストラリアによる修正を支持し、改訂第8版が発効した1968年には、多様なアレルギー疾患が「罹患している体組織（器官）によって再区分された」。すなわち、喘息（493）と花粉症（507）は呼吸器の疾患に、湿疹（691-2）とじんま疹（708）は皮膚および皮下組織の疾患に、アレルギー性腸炎（561）は消化器疾患に、そしてアレルギー性結膜炎（360）は炎症性眼疾患に、である[88]。こうした形でアレルギーの領域が細分化されたことによって、ICDの改訂第8版は、その意図していないところで、アレルギー科医が呼吸器内科学、小児科学、耳鼻咽喉科学や皮膚科学から独立した専門領域を確立する努力を妨げたのかもしれない。

　WHOは統計のための疾患分類を検討するのにつなげて、免疫疾患に関わる化学性および細胞性のメカニズムを明らかにしてアレルギーの世界的流行に対する解決策を見出すという明確な目標をもって、感染症でアレルギーが果たしている役割を明らかにし、そして過敏反応の分類をより詳細にすることにも関わっていた。過敏反応をその基礎にあるメカニズムや臨床的な特徴によって分類しようという試みは目新しいものではなかった。1923年にはロバート・クック Robert Cooke とアーサー・コーカ Arthur Coca が初めて

（血清病のような）「正常」型の過敏反応、すなわち人々の大部分で発生するようなものと、「異常」型の過敏反応、すなわちヒトについて普遍的ではなく、特異的抗体のような「特別なメカニズム」が介在するものを区分することを提案した。クックとコーカによれば、この異常型反応こそが臨床アレルギー科医が最も関心を寄せているものだが、それはアナフィラキシー、感染に対する過敏反応やアトピーを含んでおり、そのそれぞれが特有の臨床的ないし病理学的特徴を示していた[89]。1940 年代から 50 年代には、アーノルド・ライス・リッチ Arnold Rice Rich がこのアプローチを拡大し、過敏反応を 4 つの病型に分類した。すなわち、血清中の特異抗体が引き起こす異種蛋白に対するアナフィラキシー、異種蛋白への強く、長引く局所反応という形をとるアルトゥス反応、喘息と湿疹そして花粉症の病因と想定されていた「花粉型過敏反応 pollen type hypersensitivity」ないしはアトピー型の感受性、そして最後に主として抗体ではなく細胞によって引き起こされる「ツベルクリン型過敏反応 tuberculin type of hypersensitivity」だった[90]。リッチはより具体的に、最初の 3 つの型は多くの共通項を持っていて、それらが組織障害を引き起こすメカニズムは、ツベルクリン型過敏反応を引き起こすそれとは大きく異なる、と示唆していた[91]。

　戦後期には、免疫反応のこうした生物学的および生化学的な特徴と、免疫学の知識を臨床に応用することへの関心が再び高まって、過敏反応を分類するためのさらに精巧なスキーム（図式）が生み出されやすくなった。そのうち最も影響力が大きく、科学者、臨床医や WHO のような国際組織で一般に受け入れられた分類は、2 人の英国人病理学者である P・G・H・ゲル P.G.H.Gell（1914 年生まれ）と R・R・A・クームス R.R.A.Coombs（1921 年生まれ）が開発した。1963 年に刊行された『免疫学の臨床的側面 Clinical Aspects of Immunology』という書物の初版中で、ゲルとクームスはアレルギーという用語が不適切に使用されていることを批判し、クレメンス・フォン・ピルケが最初に確立した、アレルギーという用語に免疫現象と過敏反応を包含するという「正当な語義上の基礎」に立ち返ることを主張した。彼らはこうした文脈から、新たな免疫学的知識を生かすためには、アレルギー反応は

150

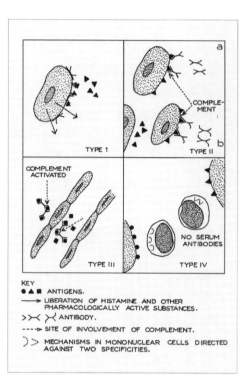

図10 ゲル Gell とクームズ Coombs の著
書『免疫学の臨床的側面 Clinical
Aspects of Immunology』に掲載さ
れた、過敏反応の4つの型に対す
る模式図

これまでよくあったように、単純に「臨床的な症候群、あるいは解剖学的な
いし生化学的な異常の観点から」ではなく、それに関わる免疫学的プロセス
に基づいて分類されるべきである、と示唆していた。こうしてゲルとクーム
スは「疾患の基礎となるアレルギー反応」には4つの基礎的な型があると提
唱した[92]。

　ゲルとクームスの言うⅠ型反応（従来、アナフィラキシー型ないし即時型
過敏反応と言われていた）は、レアギン reagin あるいはアトピー性抗体
atopic antibody と呼ばれる特定のクラスの抗体によって受動的に感作された
細胞から、ヒスタミンのような薬理活性物質が放出されることで引き起こさ
れていた。正確にはアトピー性抗体の正体はまだ解明されていなかったが、
花粉症、喘息、そして食物アレルギーと皮膚反応の一部にこうした型の過敏
反応が関与していると考えられた。Ⅱ型反応（別名を細胞溶解性あるいは細

胞毒性反応と言われた）は、細胞の表面抗原あるいは後から細胞に結合した抗原に対して抗体が反応することによって引き起こされていた。この反応には多くの場合、活性化された補体〔原始的な生体防御をつかさどる一群のタンパク〕が関与しており、Ⅱ型反応には輸血（拒絶）反応 transfusion reaction、新生児溶血性疾患 haemolytic disease of the newborn、「自己アレルギー疾患 auto-allergic diseases」、そしておそらく溶連菌感染症に続発する急性腎炎が含まれた。第3のカテゴリーはⅢ型反応と呼ばれる抗体介在性の過敏反応で、この中にはアルトゥス反応と血清病が含まれた。これらの場合には、抗原が血液および組織の間質の中で抗体と反応し、「細胞に対して有毒な」複合体〔いわゆる免疫複合体のこと〕を作り出すと考えられた[93]。

　過敏反応の最後の型はゲルとクームスによってⅣ型反応と呼ばれたが、これは遅延型ないしツベルクリン型の過敏反応であり、抗体ではなく感作された白血球によって引き起こされていた[94]。20世紀初頭の論者たちは、すでにその反応速度や血清を用いた移入が可能かどうかという点で、ツベルクリン型の過敏反応と他の過敏反応との間には違いがあると気が付いていて、ほとんどの病型分類でこの違いは図式に取り入れられていた。1940年代にはロックフェラー医学研究所でカール・ランドシュタイナー Karl Landsteiner（1868-1943）〔オーストリア出身の病理学者。血液型に関する法則の発見で1930年にノーベル医学生理学賞を受賞〕と一緒に働いていたメリル・W・チェイス Merrill W. Chase（1905-2004）が、抗体ではなく感作された動物から得られた白血球を投与することで、遅延型過敏反応を（他の個体へ）移入できることを発見した。チェイスの発見によってツベルクリン反応に関わるメカニズムと、ある種の疾患に対する免疫の獲得についての多くの疑問点が解決され、臨床的な病態よりも免疫学的なプロセスを重視するこうした過敏反応の分類に実験医学によってその基礎が与えられた。病理学的および免疫学的特徴に共通する所見から、ゲルとクームスは遅延型過敏反応が結核だけでなく、接触皮膚炎、移植の拒絶反応、そして自己アレルギーや寄生虫疾患にも関わっていると提唱した[95]。

　免疫学的なメカニズムによって過敏反応の分類を改良する試みがなされ、

そして遅延型過敏反応で抗体その他の液性因子が果たす役割についてはその後も議論が続いたが、それでもゲルとクームスによって考案されたこの分類は、世界中の免疫学者とアレルギー科医によって広く受け入れられた[96]。とはいえ、ゲルとクームスによって提案された４つのカテゴリーは、間違いなく免疫学的反応による様々な臨床症状を理解するための簡便で合理的な枠組みを与えはしたが、一方では彼らもまた、アレルギーという用語と意味についてのおなじみの論争に巻き込まれることになった。まず第一に、彼らがフォン・ピルケによる生物学的反応性の変化についての広い意味を持つ概念を熱烈に支持したことは、科学者と臨床医が戦後期にアレルギーという用語を用いる時の一般的な様式に対して明らかに逆行していた。ゲルとクームスは「移植アレルギー」や「自己アレルギー」の方が「移植免疫」と「自己免疫」よりも適切な表記だと主張したが、後者の用語の方が明らかに広く支持された[97]。はるか後年にもクームスはこうした記載上のスタイルについて嘆き続けており、自己免疫という用語は「誤解されており、非合理的で、極めて紛らわしい」と述べている[98]。しかし、ゲルとクームスの主張は決まって無視され、これに続く数十年でアレルギーという用語の意味はさらにもっと狭められた。20世紀の終わりまでには、何よりも花粉症、喘息、そして湿疹の増加傾向に心を奪われた科学者と臨床医は、アレルギーという用語をほぼ例外なくⅠ型、あるいはアトピー型の過敏反応に用いるようになっていた[99]。

　第二に、ゲルとクームスの分類は、かつてクレメンス・フォン・ピルケによって初めて問題提起されたように、未だに免疫と過敏性の関係には不明確な点があると明らかにした。彼らの著書の第２版は1968年に出版されたが、ゲルとクームスはその中に免疫の獲得とともに疾患にも関連している「アレルギー性メカニズム」（様式A、B、C、およびDと呼ばれた）についての模式図を収載した。重大なことに、そこで宿主防御を担うと推測されたメカニズムは、過敏反応の４分類に酷似していた（逆もまた同様だった）。つまり彼らはそうしたメカニズムの中に、液性因子とそれに感作された細胞が、侵入してきた微生物の破壊に関与するような３つの様式と、「能動的に

アレルギー化された細胞 actively allergized cells」が生体内の防衛をつかさどる、第四の反応を含めたのだった[100]。組織傷害性の反応と免疫を誘導する反応の間に明白な対応関係を描くことで、ゲルとクームスはフォン・ピルケが60年前に企図したのとほぼ同じ形で、過敏反応のプロセスを正常な反応とみなしたのである。多くの論者はなお、過敏反応ないしアレルギーは免疫現象と正反対のもので、質的にも異なるメカニズムによって引き起こされると考え続けたが、それでもアレルギー性の傷害の基礎にあるものが免疫現象と対応関係を持つ、という着想はさまざまな形で支持されることになり、結果としては、統計的な面から、アレルギー疾患が例外的というよりもますます普遍的な状況になりつつあるということを示すような疫学的エビデンスを補強することになった。例えば、1961年に刊行されたアレルギーについての短いハンドブックの中で、ケネス・C・ハッチン Kenneth C. Hutchin（1908-93）は「アレルギーは疾患に対する免疫と同種のものである」と述べており、そして「疾患への遺伝的な抵抗性と先天的なアレルギーの型の間には強い類似がある」と強調していた[101]。第6章で述べるように、20世紀末に差し掛かるころには過敏性と免疫の間に認められる対応関係によって、議論の余地はあるが、時には個体や種が生存するために潜在的に寄与しているという観点から、目的論的な形でアレルギーを再び理論化することが促されたのだった。

　ゲルとクームスのこうした業績によって、アレルギーが免疫学の豊かなその領域へとより密接に統合されるように促されたわけだが、こうした流れは同時期にⅠ型過敏反応を引き起こす抗体の正体についての知見が得られたことによっても促進された。研究者たちは、マスト細胞の活性化とアレルギーでヒスタミンの遊離に関与している感作抗体とは、すでに1960年代の初頭から主に粘膜表面の防御へと関連した抗体のクラスであると考えられていた、IgA抗体であろうとずっと考えていた[102]。しかし1967年には、当時コロラド州の小児喘息研究所とその付属病院で勤務していた石坂公成と照子によって、多くのアレルギー反応に関与しているこうした抗体はIgAではなく、新しく分離されたガンマグロブリンであることが示された。こうして新

たなクラスの免疫グロブリンが同定されたこと、その免疫グロブリン E（IgE）という命名、そしてそれが即時型過敏反応において中核的な役割を果たすということが 1968 年に WHO によって承認された[103]。重要なことだが、IgE が他の抗体と同様の立体化学上および抗原としての特性を持つというエビデンスは、それが寄生虫のうちの蠕虫類に対する生体防御の決定的に重要なコンポーネントであるという発見とともに、過敏反応と宿主免疫のメカニズムの間には、生物学的な対応関係があるという信念を強めることになった。

　一部のアレルギー学者によれば、IgE の発見はアレルギー学における「同定と測定が可能で、疾患の定義が可能になる」側面を作り出すことを助けたことで、臨床アレルギー学が「埋もれたテーマ cinderella subject」から正統的な科学へと変貌する決定的な瞬間となった[104]。しかし、ある論者が 1973 年に言及した「IgE の免疫学に関連する知識の爆発的増加[105]」が、I 型過敏反応の正確なメカニズムを明らかにするのを助けた一方で、それはアレルギー疾患の検体検査と臨床的な評価の関係についての議論を生み出し、それによって伝統的なアレルギーの実験モデルと臨床的なそれとの間の不和をより大きなものにした。20 世紀初頭から、アレルギー科医はもっとも信頼できるアレルギー感受性の指標として皮膚テストを用いていて、ヒトのアレルギー研究で、実験室でのアナフィラキシー試験の信頼性はしばしば軽視されていた。IgE の発見と、（血中の）IgE 濃度を測定する新たな臨床検査が 1967 年に開発されたことによって、多くの疾患におけるアレルギー性の背景が、特異性のある科学的な検査でより正確に解明できるかもしれないという可能性が生まれた[106]。しかし、1989 年にある論者が述べたように、臨床検査が「急速に実地臨床の中での、より原始的な皮膚テストに取って替わる」のではないかという初期の期待は、時期尚早だとわかった[107]。国際基準を確立しようという WHO の試みにも関わらず、研究者たちは研究室間での技術的な格差だけではなく、IgE 濃度と臨床症状の有無のあいだで相関関係を見出すことや、IgE の基礎値を見出すことが困難であることに悩まされていたのだが、こうした IgE の濃度は年齢や性別によって多様であるらしく、

かつ遺伝的要因と環境要因の双方の影響を受けていることがわかった[108]。

　検査の結果と臨床所見を一致させるのは明らかに困難だったが、それでもIgE が多様なアレルギー性傷害を引き起こす免疫グロブリンとして命名されたこと（そしてその責任を負わされたこと）は、20 世紀後半において免疫病理学の広大な領域と、より限定されたアレルギーの領域を方向付けるのに役立った。まず第一に、組織障害は通常は血清中に存在し、寄生虫疾患に対する防御を司るある種の免疫グロブリンによってもたらされるという理解は、併せて自己抗体が甲状腺炎や関節リウマチのような慢性炎症性疾患で果たす役割の表明とともに、病理学で宿主の反応性が果たす役割や、疾患を媒介物を介さない外界からの傷害の表れではなく、むしろ「内在的な問題 trouble from within」としてとらえるといった議論を再び活発なものにした。オーハド・パーンズが示唆したように、こうした潮流は一方では「身体の回復と破壊反応を起こす潜在能力のバランス」を強調するような、より全体論的（ホリスティック）で生態学的な病因論が復活することを促した[109]。第二に、IgE は製薬産業に、消費者のアレルギーへの増大する関心を有効利用するための新たな機会を与えた。アレルギーを診断するうえでの一見科学的に見える根拠を提示することで、IgE の測定技術は医師と患者の双方に、実用化された様々なアレルギー検査の基礎を提供した[110]。さらに、IgE が花粉症や喘息といった疾患できわめて重要な役割を果たしていることが示されたことで、増加傾向にあるアレルギー疾患を治療し予防するだけではなく、グローバルな市場を開拓するための新たな薬理学的戦略を見つけ出すために、アレルギー反応の細胞性ないし生化学性（液性）の経路やメディエーター（介在因子）への関心が大いに促された。

アレルギー、医学、そしてマネー

　ジョン・モリソン・スミスは、専門家や大衆が戦後期における喘息死の流行へ注目するように促した内科医の 1 人であるが、1983 年に、その医師としての人生の中で喘息診療が大きく変化したことについて回想録を出版した。何より彼は、1950 年代から 60 年代に呼吸器内科医とアレルギー科医に

よって利用できるようになった、多様な治療の選択肢について総括している。早期の治療法の中には（喘息へのX線照射や、花粉症への鼻粘膜焼灼法のように）おおむね廃れてしまったものもあったが、それでも戦後期に喘息、花粉症その他のアレルギー疾患を予防し緩和するためにとられた戦略の多くが、19世紀後半から20世紀初頭にずっと決まって処方されていた内容に酷似していたのは明らかだった。つまり、内科医はアレルゲンの回避、減感作療法、呼吸運動訓練、そして青空学校ないし山間のリゾート地での新鮮な空気を、主な治療および予防手段として用いた[111]。ただ、一部の伝統的な医薬品（例えばアヘン剤や、チョウセンアサガオないしベラドンナを含有する喘息用タバコ）が継続して用いられていたが[112]、医師と患者がまずアレルギーの症状を緩和するために、薬理活性物質を増え続けていく武器庫から利用してきたのも明らかだった。

　アレルギー疾患に対するこうした薬物療法は多様なものだった。湿疹に対するジャーモリン Germolene や花粉症に対するドリスタン Dristan のような多くの医薬品は薬局で購入でき、ヨーロッパ、北アメリカに加えて一部は広く発展途上国でも、大衆雑誌や新聞の紙上で大いに広告された[113]。他の製剤には、より慎重に管理され処方薬としてのみ利用できるものもあった。20世紀に導入された多様な新規療法のうちもっとも初期のものの1つはエフェドリンで、これは麻黄 Ma Huang の有効成分として何世紀もの間、中国の伝統医学における製剤に含有されていた。エフェドリンは19世紀後半に初めて単離され、1920年代には喘息の治療薬として臨床的な興味を引くようになった[114]。これに加えて、英国と米国ではエフェドリンの多様な類似化合物が花粉症の治療法として製造され市販された。例えば、1930年代にはベンゼドリン benzedrine（硫酸アンフェタミンの商標名）が人気を呼び、アレルギー患者の社会的なステレオタイプを再構成することになった。つまり、1938年のタイムズ紙における論評によれば、花粉症シーズンの極期には、患者たちは「彼らのノートをしまいこみ、手探りでベンゼドリンを探し回る」傾向があるとされた[115]。喘息の治療薬としてはすぐにアドレナリン（エピネフリン）へと置き換えられてしまったが、エフェドリンは戦後期を通じ

て市販薬であり続けた。例えば 1960 年代にも、バイエル社は喘息、気管支炎と花粉症の症状を緩和するために、フラノール（エフェドリン、テオフィリンとバルビツール酸塩が含まれる）やフラノール・プラス（抗ヒスタミン薬が添加されている）が有効であると宣伝している[116]。

　アドレナリンもまた 20 世紀初頭には分離され、臨床応用されたのだが、これは 1890 年代に副腎からの抽出物に薬理学的活性があるとわかり、それに続いて 1900 年代にアドレナリンが直接、気管支を拡張する作用を持つことが示されたことから引き続いてのことだった。1920 年代にはアドレナリン注射が重症喘息の管理における重要なツールになっており、その吸入薬も同様に使われ始めた。アドレナリンとその類似物（α および β アドレナリン受容体への双方の作用を共有している）に関連した心毒性が知られるようになったために、1940 年代にはイソプレナリンの使用が開始され、アドレナリン使用はそれにより減少した[117]。イソプレナリンもまた心血管系の副作用を示していたのだが、それでも 1960 年代の後半に至ってやっと、喘息死の大流行とイソプレナリン販売のより厳しい規制の直後に、アドレナリン作動薬の気管支拡張作用をその心臓への作用から効果的に分離することができるようになり、そしてより安全で（受容体の）選択性が高い気管支拡張薬が使用可能になった*。

　1930 年代の後半にはメチルキサンチン類によってアレルギー治療におけるアドレナリン作動薬の地位が脅かされた。すなわちカフェイン、テオフィリンとアミノフィリンである。カフェインは 19 世紀中葉にはすでにヘンリー・ハイド・サルターやその他の著者によって喘息治療に対して推奨されていて、20 世紀初頭の数十年には多くの喘息に対する市販製剤へ含まれるようになった。例えば 1920 年代に、ロンドン所在のブリティッシュ・フェルゾール社 British Felsol Company は、カフェインとフェナゾン、アニルピ

---

*訳注：アドレナリンの薬理作用には α 作用と β 作用があり、血管系への作用は α アドレナリン受容体、気管支拡張作用や強心作用は β アドレナリン受容体への作用に起因する。初期の薬剤と異なり、プロカテロールなどの現在頻用されている気管支拡張薬は、高い選択性をもって β 受容体（特にそのうち β_2 受容体）に作用するものが使用されるようになっている。

158

図11　1950年代の米国
　　　の雑誌での鼻炎
　　　治療薬の広告

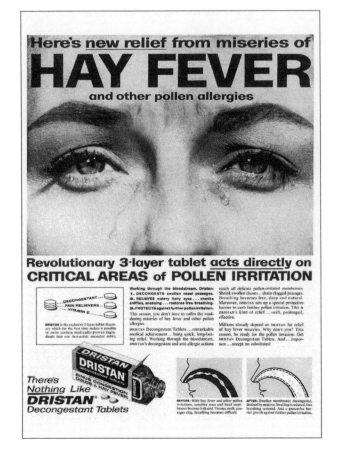

リンその他の物質（伝統的な抗喘息薬であるミゾカクシを含む）の混合物で
あるフェルゾール粉末が「医療用の非鎮静性製剤で、気管支および心臓の喘
息、（および）慢性気管支炎に適応を持つ」と主張していた。効能に満足し
た医師たちからの手紙を引用して、この会社の宣伝用小冊子では「アドレナ
リンその他のいわゆる喘息治療薬」がわずか50％の症例で一時的な効果を
得られるに過ぎないのに対して、フェルゾールは喘息患者の80％で症状を
緩和できると主張されていた[118]。1930年代にはテオフィリンとアミノフィ
リンも特に米国で普及し、1930年代までに、喘息の急性発作に対する治療

法としてのアドレナリンはアミノフィリンに置き換えられてしまった[119]。

　20 世紀中葉の数十年の間にアレルギーの新たな治療法が急増したことは、製薬産業が劇的に発展したことに起因していた。多くの製造および販売業者は 18 世紀末から 19 世紀前半にかけてすでにさまざまな丸薬や水薬を作っていたが、近代的な製薬産業は 19 世紀後半に他のどこよりもドイツと米国で（そして程度は劣るが英国でも）出現した。これは、有機化学と生理学の発展によって、新たに薬理活性物質を調剤することが可能になったことに時を同じくしてのことだった。部分的には人口の増加と生活水準の向上によって生まれた、医薬品への増大する要求に突き動かされて、英国のアレン・アンド・ハンバリーズ Allen & Hanburys〔英国の製薬会社でのちにグラクソへ吸収合併された〕、ブーツ Boots〔英国最大の薬局チェーンを運営する企業〕、そしてメイ・アンド・ベイカー May & Baker〔英国の総合化学会社で、分割されサノフィの源流企業の 1 つとなる〕のような企業、米国のパーク・デイビス Parke, Davis & Company のような企業、そしてドイツのバイエル Bayer やヘキスト Hoechst〔ドイツの総合化学企業、現在のサノフィの源流企業の 1 つ〕のような企業へと中小の事業が拡大したわけだが、それらは生産を拡大するために工場を増設するだけでなく、商品の生産、市販、そして流通を目的として海外の他の企業とも提携するようになった。従って、パーク・デイビス、アボット Abbott、そしてバローズ・ウェルカム Burroughs Wellcome〔ウェルカム財団の製薬部門、のちグラクソに売却された〕といった米国の企業が、19 世紀後半から 20 世紀初頭にはいずれも英国に子会社か独立部門、そして生産拠点を確立した[120]。

　第一次世界大戦は製薬産業が研究開発を活発化し、協力や合併を促進し、より大きな独立性やセクター内での競争力をつけることを推進する原動力となった。何より、多くの企業はその海外活動を拡大し、国際協力（同様に国際競争も）とグローバルな製薬企業として確立されるための基盤を据えた。抗菌薬の開発とホルモンの単離を含む生物医科学の確かな発展に基づいて、両大戦間期には多くの製薬会社が自身の研究所を設立ないし強化し、大学に基盤を持つ科学者たちとのより強い結合を確立した。創造性と生産性を増すことを目的としていたのだが、こうした戦略は販売を促進し、この産業の公

的イメージを改善するような副次的利益も伴っていた[121]。

　アレルギー疾患はすぐに、拡大する製薬セクターの中心的な関心事になった。19世紀には薬局、薬剤師、そして小規模な製薬会社が喘息の症状を緩和する薬を作り出すことに関心を抱いていて、特に（ネルソン吸入器 Nelson's inhaler や気管支ケトル bronchitis kettle のような）、気管支の筋攣縮（れんしゅく）を改善するような物質を吸入するための様々なデバイスを作り出していた[122]。20世紀初頭には、特に英国と米国の企業は花粉症の診断と治療に用いる花粉製剤の生産や市場への供給も支援するようになった。英国では、米国の製薬会社であるパーク・デイビス社が、聖メアリー病院の接種療法部門と契約し、様々な細菌に対するワクチンと同様に「花粉ワクチン Pollaccine」を販売して市場へ供給するようになった。この関係は1960年代にその生産がビーチャム研究所へ引き継がれるまで続いた。米国では、レダリー Lederle〔米国の製薬会社。のちワイスに合併〕やアボット、そして H・K・マルフォード社 H.K.Mulford〔1929年まで存在した米国の製薬会社で、現メルクのワクチン事業における源流企業の1つ〕が同様に皮膚テストと減感作療法に用いるための花粉抽出液を市販した[123]。重要なこととして、これらの企業の地理上の重点は、決定的な市場としての有望性を明確に反映していた。1976年には、アラン・ド・ウィークがアレルギーの実情についての WHO への報告中で、その当時まで営利企業は「もっぱら先進国の問題に関わっていた。なぜなら他の国々は、当面の間は『市場』を意味していなかったからだ」と述べている[124]。

　20世紀中葉、ことに第二次世界大戦後は、アレルギーに関与する細胞内メカニズムや炎症の過程が新たに理解され、喘息、花粉症、そして湿疹といった疾患が増加傾向であるというエビデンスとともに、製薬産業と政府の関心を新薬の開発や臨床試験へと向けさせた。例えば1950年代の英国では、医学研究協議会が酢酸コルチゾン〔初期の副腎皮質ステロイド薬〕の、慢性喘息と喘息重積発作〔重症で治療抵抗性の喘息発作型〕に対する比較試験を実施した[125]。こうした研究は有効性の科学的な成果だけでなく、国民医療サービス〔英国の国民健康保険制度〕にとっても、処方料の支出の増大と直面してい

る喘息の増え続ける流行によって、すでに悪化した経済的な影響という面で
も重要だった。しかし、ほとんどの治療薬への取組みは製薬産業内部の研究
者たちに主導されており、抗ヒスタミン薬の開発、抗炎症性ステロイドの開
発、より選択性の高い交感神経作動性の気管支拡張薬の開発、そしてクロモ
グリク酸ナトリウムのような平滑筋弛緩薬の合成といった、いくつかの個別
戦略に焦点を合わせていた。

　ウルリヒ・マイアー Ulrich Meyer が指摘していたように、ヒスタミンがア
ナフィラキシーとアレルギーに果たしている役割が発見されたことで、その
作用を阻害する物質の開発が促され、結果として例えば 1920 年代から 30 年
代にはトランチル Torantil 〔ブタ消化管由来のヒスタミン分解酵素製剤〕が販売開
始された[126]。1937 年には、パスツール研究所で働いていたダニエル・ボ
ヴェット Daniel Bovet（1907-92）とアン゠マリー・シュタウブ Anne-Marie
Staub が、ある種のフェノールエーテルに抗ヒスタミン作用があり、臨床応
用できる可能性があると報告したことでさらに研究が進んだ[127]。1940 年代
初頭からはローヌ・プーラン Rhône-Poulenc 〔フランスの化学・製薬会社。現サ
ノフィの源流企業の 1 つ〕やヘキスト、そしてバイエルのようなヨーロッパの
製薬会社から多くの抗ヒスタミン薬が製造販売され、抗ヒスタミン薬がフラ
ノール・プラスのような、様々な呼吸器疾患を治療するための製剤に添加さ
れるようになった。抗ヒスタミン薬が臨床応用されたことは、アレルギー科
医と製薬会社の双方によってかなりの熱狂的関心をもって迎えられた。抗ヒ
スタミン薬が喘息を緩和できるのではないかという医学者たちの楽観論はす
ぐに臨床治験の結果によって打ち砕かれたが、それでもこうした新薬は、確
かに花粉症の治療には有効だと証明された[128]。製薬会社がすぐに気が付いた
ように、こうした経済的好機は臨床的な利益と同様に前途有望なものだっ
た。1955 年には、英国に拠点をもつ製薬会社であるアレン・アンド・ハン
バリーズが新たな抗ヒスタミン薬であるピリトン Piriton を発売開始したが、
その有効成分はクロルフェニラミンであり、これは米国のシェリング社
Schering Corporation によって初めて開発されたものだった。アレン・アン
ド・ハンバリーズの会長自身が、会社がこの新薬へ大きな望みをかけている

162

ことを明らかにしている。

　しかし、ピリトンによって、いかなる他の薬よりも理想に近づいた抗ヒ
スタミン薬が利用可能になったと我々は信じている。極めて活性が強く、
少量で済み、毒性は低く、望ましからざる副作用を有さないことが注目す
べき特徴である。我々はこの製品には素晴らしい未来があると信じてい
る[129]。

　ピリトンは確かにまさに広く処方されるようになり（そして引き続き市販
薬として入手可能になり）、そしてアレン・アンド・ハンバリーズがアレル
ギー関連薬市場で商業的な成功を得るうえで中心的な役割を果たしたのだ
が、それはすぐに抗ヒスタミン製剤を生産する競合他社と、減感作療法の
ような使い慣れた治療法の支持者たちの両方から挑戦を受けることになった。
例えば、1956 年に自社の診断および治療用アレルゲン製剤の広告を目的と
して、C・L・ベンカード社のアレルギー部門が作ったガイドブック中では、
非ヒスタミン性のメディエーター（介在物質）が関与することで「花粉症の
多くの症例と、喘息、アレルギー性湿疹、そしてアレルギー性鼻炎のほとん
ど全ての症例では」抗ヒスタミン薬の効果は限定的なものになる、と主張さ
れていた。これに加えて、この会社による小冊子では抗ヒスタミン薬の効果
がしばしば一過性で、不愉快な副作用が決してまれではない、と警告してい
る。対照的にこの冊子の中では、特異的減感作療法が「薬剤を継続しなくて
も良いような、持続する症状の消失を多くの患者で達成し、望ましからざる
副作用も最小限度にとどまる」と主張されていた[130]。これに続く数十年で、
初期の抗ヒスタミン薬の副作用についての懸念が、それは何よりも就学期の
児童が試験を受けるうえでのものだったのだが、テルフェナジン terfenadine
（トリルダン Triludan）のような、非鎮静性抗ヒスタミン薬の開発を促した。
この薬剤は 1980 年代にメレル・ダウ社 Merrell Dow Pharmaceuticals〔ダウケ
ミカルの子会社だった製薬会社。サノフィの源流企業の1つ〕によって市販が開始さ
れ、当初は処方薬としてのみ利用可能だった[131]。また、アレルギーにおける

他のメディエーターの役割が認識されたことによって、ロイコトリエンある
いは（別名）アナフィラキシー低速反応物質 slow-reacting substance of
anaphylasxis（SRS-A）の作用を阻害するような薬剤の臨床応用が促進され
た〔SRS-A とはロイコトリエン C4、D4、E4 のことを指す〕。この物質がアレルギー
反応に関与することは 1940 年代に初めて示された[132]。そのため、1998 年に
はメルク社がロイコトリエン受容体拮抗薬であるモンテルカストナトリウム
（商品名シングレア Singulair）を発売し、これは大々的に報道されることに
なり、その年のもっとも革新的で有用な薬剤に与えられるガリアン賞 Prix
Galien を受賞した[133]。しかし、こうした新たな取組みにもかかわらず、ピリ
トンや初期の他の抗ヒスタミン薬は医師たち、患者や医療サービスにとっ
て、皮膚アレルギーと花粉症の人気のある治療薬であり続けた。パメラ・イ
ワン Pamera Ewan が、1989 年に作成した英国王立内科医師会のための花粉
症についての報告書で触れたように、こうした、おそらくは陳腐化しかつ原
始的な抗ヒスタミン薬は「鎮静的である（眠くなる）のは一部の患者だけ
で、他の治療よりも有効であることもあり、かつはるかに安い」と知られて
いたのだった[134]。

　両大戦間期には、アレルギー患者は関節リウマチのような炎症性疾患の治
療への新たな取組みからも利益を得たが、それはアレルギー反応が、強い炎
症性の要素を含んでいると知られていたからだった。1930 年代に初めて副
腎抽出物が喘息の治療に用いられたが、この試みは微妙な結果に終わった。
しかし、1948 年に米国から、合成されたコルチゾンと副腎皮質刺激ホルモン
（ACTH）の双方が関節リウマチ患者の炎症を抑制するうえで有用であると
報告されたことで、北アメリカとヨーロッパの研究者と製薬会社が同様の物
質を合成し、それらを用いた関節炎と喘息の患者への臨床試験が促進され
た。1950 年代には英国の医学研究協議会が主導して行われた臨床試験によっ
て、コルチゾンの筋肉注射と内服のどちらも喘息に有効であることが示され
た。しかし、全身投与ステロイドの長期使用に関わる副作用によって、こう
した薬剤の処方は医師たちの側で気乗りしないものとなっており、喘息と湿
疹の両方の治療のために、局所で活性を持つような化合物を開発する試みが

促された。例えば、1950年代中葉には、ハイドロコルチゾンが重症の炎症性皮膚疾患に、粉末としては喘息に対しても、コルチゾンよりも有効な治療を提供すると思われた[135]。

これに続くこの領域での進展は、1958年に英国の製薬会社であるグラクソにアレン・アンド・ハンバリーズが買収されたことから発生したが、この出来事は副腎皮質ステロイドを工業生産するための大規模プロジェクトを開始するという（英国）政府からの課題を反映してのものだった。アレン・アンド・ハンバリーズはその名前を商標として使い続けたが、こうした製薬会社間の勢力変化は英国内だけに限らず全世界で明らかだった。1963年にグラクソはベトノベート Betnovate を販売開始したが、この薬剤は米国の企業であるシェリング Schering 社と共同開発されたもので、後者とグラクソはすでに抗真菌薬であるグリセオフルビンの海外販売を改善する試みで協業の経験があった。熟練した広告活動を通じて、ベトノベートはすぐに湿疹のような皮膚の炎症性疾患を治療する薬の市場をリードする存在となり、グラクソの主な利益源の1つになった。小児科医たちは副作用や症状の再燃について懸念していたが、それでも局所コルチゾン製剤は「医師の武器庫の中にあるもっとも価値ある製剤」で、「かゆみのある赤くじくじくと滲んだ皮膚をものの数時間で」改善することができると認められた[136]。

これに続く数年間で、アレン・アンド・ハンバリーズは、スコットランド人薬理学者であるディビッド・ジャック David Jack（1924年生）が主導した研究で、何よりも呼吸器疾患の治療に用いるための、より局所での作用が強力なステロイドの開発と、肺への到達を改善するための加圧吸入器の設計に力を注いだ。1960年代には、グラクソの買収によって、皮膚疾患に対するプロパデルム Propaderm 軟膏にすでに含まれていたプロピオン酸ベクロメタゾンをジャックが利用可能になり、吸入ステロイド製剤の適切な候補薬であると同定された。初期の治験結果はあまり説得力のあるものではなかったが、それでも英国での研究によって、経口ステロイド剤の代替薬としての吸入ベクロメタゾンには価値があると確認された[137]。1972年にベクロメタゾンは喘息の治療（より適切には予防）薬であるベコタイド Becotide として発

売に至り、2 年後にはベコナーゼ Beconase として花粉症の治療にも使用されるようになった[138]。

　アレルギー疾患の管理に革命を起こし、かつ大いに製薬会社の利益に貢献したにもかかわらず、あるいはそのせいかもしれないが、副腎皮質ステロイドは必ずしも大西洋の両岸のどこででも喜んで受け入れられた訳ではなかった。何より、臨床家たちは副腎皮質ステロイドとアレルゲン免疫療法の優劣について論争した。ステロイドの支持者たちはその有害な副作用は軽微であると見積もり、アレルゲン免疫療法が臨床的な改善をおこす能力について疑念を呈した。一方でアレルギー科医は、対症療法が必ずしもアレルギーへの最も適切なアプローチではなく、減感作療法はこれまで長年にわたり安全に施行されていて効果的だと知られている、と指摘することで応酬した。例えば 1975 年の『ランセット *Lancet*』誌へのレター（短報）で、ロンドンのミドルセックス病院勤務の臨床免疫学者であるジョナサン・ブロストッフ Jonathan Brostoff は、ある種の全身投与されるステロイドの危険性を強調し、同誌が「夏季の花粉症に対する免疫療法へ批判的過ぎる」とその論説を批判している[139]。こうした論争は、急激に拡大しますます競争が激しくなった抗アレルギー薬の商業的市場を背景として理解されなければいけない。処方のパターンやトレンドには明白な国際的格差が認められたし、1970 年代には世界的にみると多くの新規製剤がまだ使用可能になる途上だったのだが[140]、それでも副腎皮質ステロイドや他の抗アレルギー薬を全世界で販売することによる潜在的な利益はすでに明らかだった。

　1960 年代後半には、アレン・アンド・ハンバリーズの英国での（そして最終的には全世界での）アレルギー市場におけるシェアが、選択性の高い気管支拡張薬の開発に成功したことでさらに拡大した。その原動力は再びディビッド・ジャックと彼の開発チームに由来していた。心臓ではなく肺への選択的な作用をもつアドレナリン受容体作動薬を合成しようというこうした努力によって、おそらくイソプレナリンが関わっていたと思われる、1960 年代中葉における喘息死の大流行が急速に解消されるに至った。より選択性の高い作動薬の開発は、1948 年に α 受容体および β 受容体の区別が明らかに

なったことと、さらに 1967 年に、アレン・アンド・ハンバリーズで勤務していた化学者のラリー・ランツ Larry Lunts によって β_1 受容体と β_2 受容体の間の区別が明らかになったことで促進された[141]。翌年にはアレン・アンド・ハンバリーズの研究部門が 2 つの論文を公表したが、その中で彼らは新たな化学物質である AH3365 の化学的および臨床的な性質を発表している。この物質は 1969 年にイソプレナリンやオルシプレナリンよりも選択性が高く、かつ長時間作用する β 作動薬として市販されるに至った[142]。ベントリン Ventolin 吸入剤として市販されたことで、AH3365 すなわちサルブタモールはすぐにアレン・アンド・ハンバリーズの商業的地位を高めることになった。ベントリンの市販 30 周年を祝して書かれた社の開発記録によれば、1985 年までに「年間のポンド建ての売り上げは 1 億 7100 万ポンドに達していた。10 年後には 5 億ポンドを超えた[143]」。

　1970 年代の初頭までに、サルブタモールは錠剤その他の剤型でも利用できるようになった。例えば、噴霧用サルブタモールは喘息の急性発作における入院加療でますます一般的なものになった。家庭用吸入器が一般的な欧州諸国で確立した手法にならって、国民医療サービス（NHS）による医療ないしは私費診療として認可されたことで、英国でも在宅での家庭用ネブライザーを用いてサルブタモールが投与されるようになった[144]。しかし、オリジナルのすぐわかる青いベントリン吸入液こそが、喘息への臨床的なアプローチと大衆的なイメージを支配するようになった。時にはサルブタモールの定期的な使用が喘息の長期管理に与える悪影響が懸念され、かつ、それに代わる気管支拡張薬（より選択性の高い製剤もあれば、ステロイドとの合剤もあった）が複数発売されたが、20 世紀の最後の数十年にも、サルブタモールの吸入剤は喘息の急性期治療で最も広く処方された吸入薬だった。これに加えて、ベントリンがその原型薬であるところの短時間作用型 β_2 刺激薬は、国内外の診療ガイドラインで喘息管理の第 1 ステップとして推奨された[145]。

　サルブタモールのような吸入気管支拡張薬がますます人気を得たことは、喘息の疫学的な潮流を視覚的に思い起こさせ、かつ喘息の有病率や死亡率の急激な上昇に一般大衆がより強い関心を持つようになった有力なシンボルと

して現れた。1954 年に初版が刊行された『蠅の王 Lord of Flies』の中で、ウィリアム・ゴールディング William Golding〔英国の小説家。1911-93 年〕は、20 世紀初頭のアレルギー科医や、アレルギー体質を研究する精神科医たちが慣れ親しんでいた、孤立した繊細な喘息患児のキャラクターを素描している。すなわち、眼鏡をかけて青ざめており、太りすぎでしばしば見捨てられた仲間たちから無視されていたピギーは「我々の学校で唯一の喘息持ちの少年なのだった」。これに続く数十年で、多くの国際的アスリートが自分が喘息に罹患していることを認め、この疾患の有病率が増加したことで喘息の公的イメージは変貌し始めた。増加する喘息患児が吸入器を使うところをそれとなく監督するのは、学校のナースや管理者にとって主要なケア上の義務の１つになった。もはや生理的な劣等性や特異性の目印としてではなく、喘息患者たちに薬剤が必要であるということには明らかに（医学的な）正当性と社会的立場の双方が与えられていた[146]。さらに奇妙なことに、1995 年にはサルブタモールの名声が、エイフェックス・ツイン Aphex Twin〔イギリスのミュージシャンであるリチャード・D・ジェームズのアーティストとしての名義〕の実験的な電子音楽によっても賞賛されることになった。その楽曲は「ベントリン」と題され、バンドの演奏へ吸入器の音が組み込まれていた。

　1960 年代後半にはクロモグリク酸ナトリウムが発売され、アレルギーの臨床に利用できる薬剤の幅がさらに広がった。この新たな化合物は自然界に存在し平滑筋の弛緩薬として働くと知られていた物質、すなわちケリン khellin から合成された。クロモグリク酸ナトリウムの開発はロジャー・アルトゥニアン Roger Altounyan（1922-87）の創造性と持続する意思にその多くを負っている。彼はベンジャース研究所 Bengers Research Laboratories（ファイソンズ・グループ Fisons Group〔英国の製薬会社。のちフランスのローヌ・プーランに吸収された〕の１部門だった）で 1956 年から働いていて、子どものころにアーサー・ランソム Arthur Ransome の『ツバメ号とアマゾン号 Swallows and Amazons』という児童書の連作〔岩波少年文庫に邦訳あり〕の登場人物である、ロジャーのモデルになったことで知られている。動物モデルを用いた喘息研究には限界があると悟って、アルトゥニアンは様々な新規化合

物の試験を自分の体で行うことにした。というのは、彼自身が幼少期から喘息と湿疹によって悩まされていたためである。アレルゲンの気道負荷（誘発試験）を用いて100近い化合物を試みた後に、アルトゥニアンと同僚たちはある特定のビスクロモン類、すなわち FPL670 が気管支平滑筋を弛緩させる作用を持つことを見出した。この成果は 1967 年の『ランセット *Lancet*』誌と『アレルギー学紀要 *Acta Allergologica*』で報告された[147]。翌年には、クロモグリク酸ナトリウムが、改良されたスピンヘイラー（簡易吸入器）を用いて投与される形で、インタール Intal という名前で特許取得された。この名前は「アレルギーを妨げる interfare with allergy」というフレーズに由来した[148]。

　正確な作用機序はわかっていなかったが、それでもクロモグリク酸ナトリウムはすぐにアレルギー科医と呼吸器内科医の注目を集めた[149]。これに加えてこの薬はファイソンズの経済的な運命に劇的な影響を与え、すぐにこの会社の筆頭商品となり、実入りの良いグローバルな市場を作り出し、経口摂取しても活性を持つような類似化合物を開発しようという欲求を刺激した。ラフバラ Loughborough〔イングランドの小都市〕にできたこの会社の新たな研究施設で行われた初期の治験は期待の持てるものであったが、にもかかわらず、インタールの経口代替薬を作ろうという見込みは挫折することになった。初期に見出された、FPL52757 のような化合物は肝機能に影響を与えることが示された。プロキシクロミルまたは FPL52787 のような、1970 年代後半に見いだされた化合物はさらに期待できそうだったが、動物実験で発癌性がある可能性が見出された。1981 年に、ファイソンズが販売開始予定の直前にこの薬剤（プロキシクロミル）の製造を中止したことは、会社の市場価値を 1000 万ポンドも低下させた[150]。それでもこの会社の抗アレルギー薬への関心は続いた。インタールに続いてこの会社は、1970 年代にオプティクロム Opticrom 点眼液、リナクロム Rynacrom 点鼻スプレー、そしてナルクロム Nalcrom カプセルを開発した。最後の薬剤はイタリアとスペインで、食物アレルギーの治療として特に一般的なものだった。プロキシクロミル発売中止の時点、そしてインタールの特許切れ直前である 1981 年におけるこの会

社の財務見通しについての報告書によれば、ファイソンズの多様な抗アレル
ギー薬は「このグループが製薬業で得る利益が大いに増大したことに対し
て、大きく寄与してきた」と考えられた[151]。

　アレン・アンド・ハンバリーズやファイソンズの実例が示したように、抗
アレルギー薬の世界的なマーケットでシェアを獲得することによって得られ
る経済的な利益は莫大なものだった。個人と政府のアレルギー疾患の治療や
予防への支出が増大すると（その中には市販薬（OTC 薬）が利用可能にな
り人気を得たことも含まれるが）、それにつれて製薬会社がその利益を拡大
するチャンスも増大した。したがって、1990 年代には喘息に対する治療薬
の市場だけでも、毎年 55 億ポンドという値に達すると見積もられた。1995
年に世界で最も販売された喘息の治療薬はサルブタモールであり、この薬剤
はグラクソ・ウエルカム社 Glaxo Wellcome 社からシェリング・プラウ社
Schering Plough へライセンスが供与されることで、米国ではプロベンチル
Proventil という名前で供給された。グラクソ・ウエルカム社のベントリン
（サルブタモール）、ベコタイド、そしてセレベント Serevent〔長時間作用型 β
刺激薬の製剤〕（そしてその海外版製剤）の売上は、総額で 16 億ポンドに達
し、この会社をこの領域における市場のリーダーとした。この千年紀の終わ
り（2000 年ごろ）には、すべての主要製薬会社が、その市場売上げベスト
テンの中に何らかの抗アレルギー薬製品を有していた。しかし、さらに重要
なことに、年間の売上げもまた大いに増加したということが数値によって示
されている。1994 年に喘息治療薬の市場売上げはおよそ 14％も増加してお
り、これは循環器疾患薬や消化器疾患薬の増加率よりもはるかに高かっ
た[152]。2002 年には、喘息の新規治療薬であるアドベア Advair の市販開始を
受けて、市場アナリストたちはグラクソ・スミスクライン社の販売の勢いは
おそらく持続するだろうと予測している[153]。

　あるいは避けられないものだったかもしれないが、抗アレルギー薬の販売
を通じて製薬会社が得られるようになったこうした利益に伴って、様々な方
面から悪い評判が立った。もちろん、この産業への批判は新しいものではな
かった。1933 年にはチャールズ・フォワード Charles Forward が「商業主義

と官僚制の現代においては」製薬産業にたずさわる化学者や研究施設が「ワクチンや類似製品の販売を通じて莫大な利益を得ることが」可能になったと嘆いているが、この嘆きにはA・J・クローニンの『城塞』における花粉症ワクチンへの所感に似た響きがある[154]。1930年代から40年代にかけて、米国のアレルギー関連学会は自らの製薬産業とのつながりを定期的に再検討しており、企業研究所によって雇用されている科学者や臨床医からは距離をとることに加えて、『アレルギー学雑誌 Journal of Allergy』への掲載においても広告的な内容は注意深く除外されていた[155]。第二次大戦後にこうした諸利益が増加するにつれて、製薬会社が商業的な利得のために、付け込みやすい患者を食い物にしているという疑いも増した。1978年にタイムズ紙の英国からの報道では、その中でおそらく遠まわしにファイソンズ社が言及されているのだが「多くの治療薬を生産しているまさにその製薬会社が、多様な農業用化合物も生産していて、これらが地方における花粉症の一般的な原因の1つになっている」と述べられている[156]。21世紀初頭の時点で、多くのジャーナリストが、抗ヒスタミン薬の消費は実証できるような臨床的効果というよりも上手なマーケティングにその多くを負っており、喘息を有する人々は「付け入りやすい消費者グループ」で「その症状を緩和するためにはほとんど何でも試みようと」するつもりだ、と述べている[157]。これに加えて同紙では、製薬会社がおそらく多抗原のアレルギー症候群の認知を促進しており、売上げを促進するために花粉症のシーズンだけでなく1年を通じて抗ヒスタミン薬を使用することを薦めているという、その手法にも注目している[158]。同時に、多くの代替医学の診療家たち（しばしば製薬会社や正統的な医学にとって経済的な直接のライバルとして働いた）は、自らを製薬会社の陰謀の犠牲者であると力説することで、一般大衆の懸念へとその声を付け加えた。例えば1997年には、ロシア人臨床医のコンスタンチン・ビューテイコ Konstantin Buteyko（1923-2003）が1950年代に開発した、喘息の薬剤を使用しない治療法についての本の中で、アレクサンデル・スタルマツキ Alexander Stalmatski が、ビューテイコ法はしばしば喘息の専門医によって拒否されてきたが、それは「世界中の製薬会社および薬剤師の利益とともに、

すべての医師、病院や研究者の評判に対する深刻な脅威で」あるからだと主張している[159]。

　20 世紀を通じたそのグローバルな拡大の過程で、製薬産業は大衆の批判や疑いをそらすためのさまざまな戦略を確立した。他の企業と同様に、抗アレルギー薬の開発と販売に関わる諸企業は大学や研究機関での基礎的、そして臨床的な研究を経済的に支援し、研究職ポストへ出資を行い、研究室からアレルゲン製剤を製造販売するための契約交渉を行い、国際的なセミナー、シンポジウム、会議を、時には WHO と協力して後援した[160]。これに加えて製薬会社は教育面での取組みを支援していたが、その中には医師向けの臨床マニュアルや映像（ベンカード社やパーク・デイビス社によるもののような）と、患者向けの小冊子や本も含まれていたが、こうしたものはしばしば慈善団体と共同で、アレルギー疾患に関する一般大衆の認知や専門家の管理を向上させるために企画出版された[161]。最後に、製薬セクターはメディアの力を活用していたが、それは雑誌やテレビの広告を通じてだけではなく、資金提供にもよっていた。例えば 2000 年には、ピリトン（の生産メーカー）は花粉症のシーズンを通じて、英国のある TV チャンネルの天気予報を提供していた。もちろん、こうした取組みは研究者と患者の双方に利益をもたらした。しかし同時に、それらは製薬会社が、アレルギー疾患の新規開発を通じた投資を行い、そしてアレルギーの全世界的な市場から収奪できるであろう、ますます増加する利潤を得るための権益を保護することにもなった。

アレルギーに付け込む

　アレルギー疾患の増加傾向による経済的な影響は、他の産業や商業セクターでも 20 世紀の後半を通じて実感されるようになったが、それは経済的機会という形と、営利目的で広告を行うようなやり方への一般大衆と政治運動による異議申し立てという形の両方を通じてだった。何より、アレルギーへの注目は、全世界の清掃、化粧品そして食品産業に関わる企業にとって、論争と収益の原因となった。同時に、ますます多くの医薬品に対するアレルギー反応についてエビデンス（物証）が蓄積してきたことは現代の医療職

を、アレルギー疾患を全世界へ蔓延させるまさにその原因の1つにし、一般
大衆に現代の室内ないし職業環境が健康に与える影響についての懸念を増大
させた。

　まず、室内アレルゲン（ハウスダストの原因となるダニや動物皮屑のよう
な）と戦後期における喘息や湿疹の増加傾向の間に関連があるという疑いが
強まったことによって、アレルゲンの回避を助けるような（電気掃除機や
ベッドカバーといった）商品を設計し販売している会社にビジネスの機会が
作り出された。アレルギー疾患が清掃産業で技術的なイノベーションを促し
たのはこれが初めてではない。20世紀初頭のウィリアム・H・フーバー
William H. Hoover（1849-1932）による電気掃除機の商業生産も、最初からほ
こりによって誘発される喘息の解決策を見出したいという望みによって突き
動かされていた。1907年に、業務中にじゅうたんへブラシをかけることで
自身の喘息が悪くなることにいら立って、当時オハイオ州のデパートで清掃
作業員をしていたジェームズ・マレー・スパングラー James Murray Spangler
（1849-1915）が、彼の勤務先のじゅうたんからほこりを吸引除去することを
狙って、ある種の吸引装置（彼の言う「カーペット掃除機 carpet sweeper and
cleaner」）を発明して特許を取得した。スパングラーの発明はフーバーの妻、
続いてフーバー自身の興味を引くことになり、彼は特許を買い取ってその電
気吸引掃除機のために会社を設立し、最初1908年に米国で、続いて全世界
へその最初の電気吸引掃除機であるモデルOを製造販売し始めた[162]。ビッ
セル Bissell による電気掃除機の製造でも、明らかにわらくずによる同様の
アレルギーを軽減しようという試みがその動機となっていた[163]〔フーバー、
ビッセルともに現存する大規模な掃除機メーカーである〕。

　1980年代から90年代にかけては、アレルギーにおけるほこりの役割につ
いて大衆や専門家の関心が増大したことを反映して、メディバック・ヘルス
ケア社 Medivac Healthcare Limited や、ヘルシー社 HEALTHe Limited や、そ
してヘルシーハウス The Healthy House のような多くの小企業が、高効率の
大気粒子フィルターを搭載した電気掃除機、除湿器、防ダニのマットレスカ
バーや枕と羽毛布団、そしてさまざまな殺ダニスプレーを商品設計し販売す

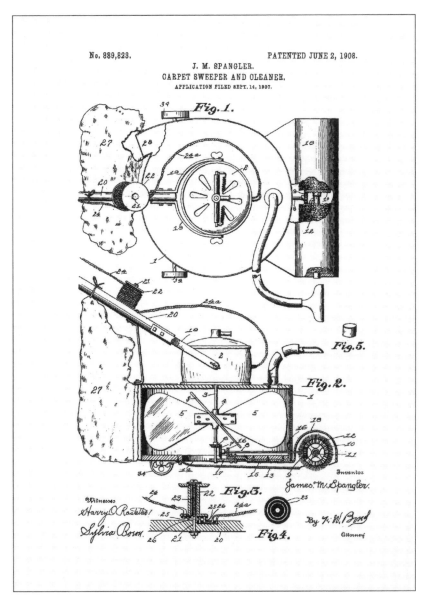

図12　1908 年にスパングラー J. M. Spangler によって特許が取得された「カーペット掃除
　　　機」（米国特許局番号 889823）

ることを専門にするようになった[164]。こうした手法でアレルゲンへの暴露を
減らす試み、あるいはあるパンフレット広告の言うところの「アレルゲンの
ジャングルからの脱出[165]」は、臨床アレルギー学領域における、花粉フリー
室や防護マスクのような初期の試みを活用しているだけではなく、伝統的な
西欧社会の、衛生的な家を作り出すというイデオロギーに対する関わりや、
アレルギーの増加傾向に対して同時代人たちが抱いた恐怖もまた利用してい
た[166]。こうしたアレルギー制御へのアプローチは、一部のヨーロッパ諸国で
は公的に認可され、防護カバーが医療関係者によって利用可能になったが、
一方で英国ではその（付加価値税を減免されるであろう）医療器具としての
有効性と正当性の双方に対して異議が申し立てられた。しかし、こうした製
品の広告による主張への批判者たちがほのめかしたように、小児喘息に対す
る両親の不安について近代小説の中で描写されているように、消費者はこう
した高額な電気掃除機やその他の掃除用具を購入し続け、それによって抗ア
レルギー製品の儲けを生む市場が維持された[167]。

　重要なこととして、こうした清潔さへの大合唱を通じて利益を追求する現
象は、それ自体がいくつもの問題を作り出した。ある面では、次章で述べら
れるように、ますます衛生的になるライフスタイルはそれ自体がアレルギー
の増加傾向に関与していた。これに加えて、戦後期に入って石鹸や界面活性
剤の製造産業が劇的に発展したことが、喘息や湿疹の発症に関わる新たな職
業性および環境性の危険因子について大きな論争を引き起こした。20世紀
の初期にも（石鹸、絹、そして小麦粉のような）ある種の物質が、それを吸
入するか皮膚で接触した労働者にアレルギー反応を引き起こすことがあると
いう現象は広く知られていた[168]。さらに第二次大戦後には、洗剤へ酵素が含
まれることにより新世代の「生物学的な」粉末洗剤が衣類の汚れを落とす力
が向上し、拡大する洗剤産業の利益を押し上げた。1971年までには米国で
販売されている洗剤のおよそ80％が酵素を含有しており、これは「小売で
の売上として5億ドル」に相当していた[169]。

　しかしその後、現代の洗剤の安全性に多くの研究者が疑問符をつけるよう
になったのだが、そうした洗剤はすでにレイチェル・カーソン Rachel

Carson によって 1962 年に刊行された、危険な環境についての影響力の大きな暴露記事によって、ためらいながらも潜在的な発がん性が告発されていた[170]。1960 年代後半から 70 年代にかけては、当時英国のマンチェスター大学で労働安全衛生部門に勤めていたマイケル・フリント Michael Flindt が、洗剤の安全性について更なる懸念を表明した。彼は複数の論文のなかで、枯草菌 Bacillus subtilis 由来のタンパク分解酵素が、生物学的粉末洗剤その他の洗剤製品の製造に関わる労働者に、呼吸器疾患と皮膚炎を引き起こすと述べている。例えば、1969 年に彼は「枯草菌に由来する酵素製剤（『アルカラーゼ Alcalase』や『マクサターゼ Maxatase』）が化学修飾を受けないような形で、工場内環境で使用されることによっても、Ⅰ型とⅢ型の過敏反応の両方が関わる（アレルゲン）感作とアレルギー性の胸部疾患を引き起こした」と結論付けた[171]。重要なこととして、さらなる研究によってこうした市販の酵素剤が職業的な疾病をもたらすだけでなく、家庭の主婦たちに対しても、慢性的な低濃度での曝露によって潜在的に喘息や湿疹をもたらす可能性があることが明らかになった。フリントの発見は多くの科学者、政府組織、フリントの意見を支持するジャーナリスト、そして米国の主要な洗剤メーカー（例えばプロクター・アンド・ギャンブル Proctor & Gamble〔アメリカの巨大日常品メーカー〕やリーバ・ブラザーズ Lever Brothers〔現在のユニリーバの母体企業〕）の間で激しい議論を巻き起こした。こうしたメーカーは、洗剤市場を守るために「きっぱりとその酵素製剤の安全性と有効性を擁護した」のだった[172]。

　この主張に続く政治的な枠組みは、1971 年に『ニューヨーカー』誌上で公表された長文の寄稿によって明らかになった。寄稿者のポール・ブロージャー Paul Brodeur は、切迫している「巨大でおそらく取り返しのつかない規模の、公衆衛生上の危機」についての彼の懸念を、ロックフェラー大学環境医学部の学部長であったルネ・デュボス René Dubos の意見を引用することで補強した。後者はそこで、いかなる技術的イノベーションも、それが環境や人類の健康に与える結果が明確になるまでは禁止されるべきだと示唆していた。同時に、ブロージャーは石鹸および洗剤生産業者の経済的利益を暴露しただけでなく、驚くべきことに彼らがこの問題の臨床的な重症性を黙殺

176

したことも明らかにした。つまり、1969 年にこの問題についての論点を明らかにするために企画された公開のカンファレンスで、最大規模の洗剤会社の１つにおける医学的側面の責任者が、「とにかく、誰も喘息で死んだりはしていない」と主張することで、酵素剤とアレルギーについての懸念は棄却されるべきだ、と述べたのだった[173]。この問題を片づけてしまおうという生産者たちのこうした企てによっては、一般大衆と専門職の間で懸念が広がるのを阻止することはできなかった。1980 年代には多くの先進国で職業性の喘息と湿疹が増加したことが、実際にアレルギー疾患による経済的負担を大いに悪化させたのだが、これは治療上の経費だけでなく、就業困難や疾病手当による間接経費によってもそうだった[174]。すなわち、1982 年には英国政府が「職業性喘息は労災手当の観点から職業病として規定する」という法令を導入した。この法律によれば、その潜在的な原因にはタンパク分解酵素とともにイソシアネート、白金塩、動物、昆虫、そしてさまざまなヒュームや粉塵が含まれた[175]。20 世紀の終わりまでには、多くの労働者が、例えば小麦粉や化学的な殺虫剤と接触したことによる職業性喘息については、申請することでかなりの補償が受けられるようになった[176]。

　20 世紀最後の四半世紀には化粧品産業も製造物のアレルギー誘発性についての同様の懸念に悩まされるようになり、この産業は新たな方向性をとるように強制され、注目を浴びた訴訟案件が発生した。繰り返しになるが、化粧品が潜在的にアレルギー反応を引き起こす可能性があることははるかに昔から知られていた。1950 年代から 60 年代にかけても、化粧品は ICD7（国際疾病分類第 7 版）（703.6 と 245）と ICD8（692.8）の双方でアレルギー性皮膚炎の原因として名指しされていたし、臨床免疫学の教科書でも口紅やその他の化粧品はアレルギーを引き起こすと言及されており、そして白髪染めやシャンプーは、美容師に対する様々な訴訟でアレルギーの原因であると認識されていた[177]。決定的だったのは、大戦直後の時期に、化粧品（特にフレグランス）への反応は含有化学物質が本質的に刺激性である、ということだけでなく、過敏性に関する特異体質の個人差という形でも説明されるようになったことだった。（過敏反応への）責任をこうした形で分配するプロセス

は、法的に、そして経済的にも重大な含意をもたらした。例えば 1955 年の
インガム対エイムス訴訟 the case of Ingham v. Emes では、英国控訴院がある
顧客への傷害罪という判決を、彼女が染料に対してアレルギーを有している
と美容師に伝えていなかったことを理由として覆<ruby>覆<rt>くつがえ</rt></ruby>した。判決で控訴院裁判官
のバーケット Burkett 氏は「原告はその過敏性の点で通常の人物では全くな
かったのであり、その体質について知っており、かつそれを告知していな
かった。彼女はその黙示補償〔法律的に明示されていないような補償義務〕を期待
して自らを傷害したのだ」と結論付けている[178]。同様に 1956 年には、「すべ
ての医学、結婚、そして主婦業についての」ある家庭用のガイドブックによ
れば、化粧品に対する（有害）反応はある種の「過敏な皮膚」の責任にされ
ており、それは「好ましくないことに、本来は純粋な化粧品、すなわち、例
えば口紅に含まれるエオジン（紅色色素）、あるいは石鹸ないし粉末洗剤の
香料へと」反応するのだった[179]。化粧品アレルギーをこうした形で社会の枠
組みの中に置くことは、この産業にこうしたアレルギーを引き起こす直接の
原因物質を軽視させ、同時に「敏感肌」向け、あるいは「低アレルギー性」
に設計されたと主張される様々な新商品を開発させるような双方の機会を与
えた[180]。こうした形で（化粧品）産業の利益を拡大し守ろうという経済的な
動機（インセンティブ）は非常に大きなものだった。女性の環境ネットワー
ク the Women's Environmental Network によれば、20 世紀の終わりまでに英国
の消費者だけでも 50 億ポンドを化粧品に使うようになっていた[181]。

　1960 年代から 70 年代にかけて合成香料の種類は増え続け、化粧品産業の
成員たちは芳香物質研究所 the Research Institute for Fragrance Materials と国際
香料協会 the International Fragrance Association（1973 年設立）を設立したが、
これには重症の色素沈着性の接触皮膚炎が日本で流行したことを反映した要
素もあった〔原著で明示されていないが、これは戦後期におけるリール黒皮症の流行
を指すと思われる〕。特に（後者の）協会は香料の使用に伴う安全性を、香料
の製造、取扱いや試験を定めた規制と指針を発行し、使用すべきでない原材
料を特定することによって確かなものにしようと試みていた[182]。しかし、化
粧品会社によって用いられたこうした広告戦略は、次第に疑問を投げかけら

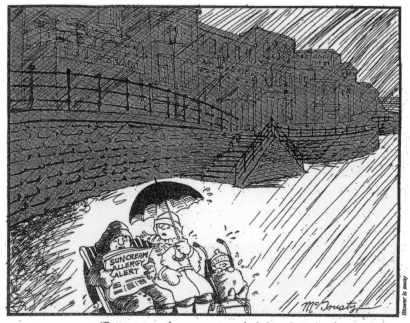

"Better not use the sun cream on the baby today"

図13　2002 年 8 月のイブニング・スタンダード紙〔注：左の人物のもつ新聞には「日焼
　　　け止めアレルギーにご注意」と書かれている。欄外のコメントは「今日はこの子に
　　　日焼け止めを塗らないほうがいいわね」〕

れるようになった。例えば、1980 年代から 90 年代にかけて、人類生態学活
動連盟 the Human Ecology Action League（これは米国における、環境由来の
疾患に罹患した患者たちへの支援団体である）は、化粧品に関連して用いら
れる「低アレルギー性」などの用語の意味について疑問を呈し始めた[183]。続
いて多くの独立した研究によって、消費者たちは広告中の「ナチュラルな
natural」「低アレルギー性 hypoallergenic」「皮膚科学的検査済み dermatologi-
cally tested」などといった用語の使用が、こうした製品がはるかに皮膚反応
を起こしにくい、という意味だと信じているが、こうした用語を個々の化粧
品へ適応するうえで、その指針となるような一般に受け入れられた法的ない
し科学的な定義は何もないことが明らかになった[184]。こうした化粧品産業の

正体を暴露しようという、あるいはある種のローションや香水が見境なく使用されていることによる危険を暴こうという努力や、英国貿易産業省（DTI）や米国食品医薬品局（FDA）のような政府による、販売物品の「低アレルギー性」のような用語へとより明確な基準を定めようという規制法規の企てにも関わらず、この産業は全体としてはその生産や広告手法がもっと明確に規制されるのをまぬがれてきた。その結果として、ある研究によれば、製品ラベルによる主張はなお「まぎらわしく、潜在的には誤解されやすい」ものに留まった[185]。時にはこうした化粧品へのアレルギーが致死的な結果を招くこともあり、2000 年の 8 月には、ある女性が白髪染めに対するアナフィラキシー反応で死亡している[186]。

　化粧品産業とは対照的だが、食品小売産業はアレルギーに対する一般大衆の懸念に対応して、その生産と食品ラベルについての方針を事実上再考するように強いられた。戦後期には、小児期のアレルギーと牛乳の間に関係がある可能性があるという複数の報告から、母乳栄養ないしは大豆乳を用いることでアレルギー疾患の増加を抑制できるかもしれないと示唆されていた[187]。牛乳とアレルギーの関連性の本質や、そもそもそうした関連が存在するのかという点についてはしばしば議論が戦わされたが、それでも食品業者は、よりアレルゲン性の低い調製粉乳を開発する手法を考えるようになった。中でも注目すべきは、1980 年代の初頭に、スイスの巨大食品メーカーであるネスレ社 Nestlé が、マスト細胞の脱顆粒〔組織中のマスト細胞の脱顆粒は即時型アレルギー反応の引き金を引く現象である〕を抑制するために部分的に加水分解された調製粉乳を生産することに成功したことである。当時この会社の医学的ディレクターだったピエール・ゲスリー Pierre Guesry 博士によれば、ネスレのアレルギーに対する関心は、アレルギー疾患の全世界的な増加トレンドを示すエビデンスと、アレルギーこそが栄養学における主要な未解決問題の 1 つとなっているという信念によって突き動かされたのだった。初期の臨床治験では、こうした粉乳は通常の調製粉乳を用いた場合よりも小児期の喘鳴や湿疹の頻度を減少させ、6 か月、1 年、そして 7 年後の評価ではアレルギーの発症を予防するうえで母乳栄養と同じように効果的であると示され

た。ネスレ社のこの新たな調製粉乳は欧州では HA（低アレルゲン性 HypoAllergenic）、そして米国ではグッドスタート Goodstart という名前で市販されることで、この会社が栄養学的研究におけるマーケットリーダー、そして世界最大の食品産業グループとなることに寄与したのだった[188]。

　ネスレによるアレルギー研究への関与が健康面での効果と、グローバル市場で販売するための低アレルゲン製品の開発で得られる経済的利益の双方によって促進されていた一方で、同時代の食品小売業における方針転換は、より広い範囲での食物やアレルギーに対する不安によっても促されていた。1990 年代までは、食品製造業者、医師、政策決定者、そして大衆の間での議論の焦点は、何よりも合成保存料や着色料のような食品添加物が、子どもたちにとって喘息だけでなく様々な行動の障害と関連しているのではないか、という可能性だった。1970 年代から 80 年代にかけては、食品添加物が過敏症へ果たしている役割が懸念されて、例えば米国の小児科医でアレルギー科医であるベンジャミン・F・ファインゴールド Benjamin F. Feingold（1900-82）によって提唱されたような添加物フリーの食事が、特に多くの人々から支持されるようになった[189]。しかし、多くの西欧諸国でのこうした懸念は 1990 年代の半ばに、ピーナッツへのアナフィラキシー反応に関連して悲劇的な多くの死亡例を経験したことによって劇的に変貌した。ピーナッツや木の実類へのアレルギーに伴う死亡が英国の大衆紙では日常的に報告されるようになり、北アメリカやヨーロッパの医学雑誌で盛んに議論されるようになったのである。結果として世界中の臨床家が、アナフィラキシーへの認識を高め、患者たちに医療アラートブレスレット〔患者が基礎疾患を保有していることを明示するためのブレスレット〕を装着するよう促し、そして、たとえ少量であっても潜在的に致死的になりうるような食材が確実に同定できるように、その製品の含有物をもっと明確に表示するよう食品産業へ呼びかけるべく、すぐ行動すべきだと声を上げるようになった[190]。大衆と専門職によるこうした改革を求める圧力は、政府の規制当局によるガイドラインや指針によって強められた。たとえば 1990 年代の中ごろには、カナダにおける複数の教育委員会が、学童のピーナッツや他の食品による重症アレルギー反応

のリスクを軽減するだけでなく、「教育委員会の法的責任を最小限にする」
ことを意図して指針を導入した[191]。同様に1990年代後半には、英国保健省
の食品、消費財および環境中の化学物質の毒性に関する委員会で、ピーナッ
ツアレルギーに関する作業部会が設置された。1998年のこの部会による報
告書では、ピーナッツアレルギーによる有病率と死亡率の上昇が、アトピー
性疾患の全体的な増加や、早期の感作を引き起こすような、妊婦および授乳
中の母親によるピーナッツ消費の増加のいずれかによって引き起こされたか
もしれないと推測された。しかしこのトレンドは、英国の食生活が大きく変
化したことによっても悪化していた。第二次大戦後にピーナッツが取り入れ
られたことに引き続いて、ラップ包装された（できあいの）食品へ日常的に
ピーナッツが含まれるようになり、そしてますますインド、中華ないしメキ
シコ料理が食べられるようになったことが、（ピーナッツへの）曝露とアレ
ルギー反応のリスクを大いに増加させた。さらなる研究が必要だと強調した
うえで、この部会ではアトピーを有する女性とアトピーの配偶者や子供を持
つ女性へ、妊娠中や授乳中のピーナッツを避けるように薦め、そしてピー
ナッツが含有されると示すためのより明確な食品ラベル表示を提言し
た[*][192]。

　消費者から、政府やWHOのような国際機関から、そしてアナフィラキ
シー運動 the Anaphylaxis Campaign（1994年に、その前年にピーナッツアレ
ルギーによって娘を亡くしたディビッド・リーディング David Reading に
よって設立された）のような患者団体[193]からの要求を反映して、食品製造
業者や小売業者はレストランや商店で販売される製品に、原料の詳細な情報
と、ナッツ類（そして実際には他のアレルゲンについても）がその製品に存
在する可能性について明確な注意書きをするように義務付けられた。結果と

＊訳注：家族や母体のアレルゲン早期摂取の是非については議論があるところだが、国内の「食
　物アレルギー診療ガイドライン」（2016年改訂）では母体のピーナッツ摂取がピーナッツアレ
　ルギーの発症を増加させるという点は否定されている。英国のグループから乳児期にピーナッ
　ツを早期摂取することについては、逆にピーナッツアレルギーの発症を抑制するという論文
　（Du Toit et al.（2015））も公表され、大きな影響を与えた。

して、J・センズベリーズ株式会社 J.Sainsbury PLC〔英国の大手スーパーマーケット〕や、テスコ Tesco〔英国のスーパーマーケット〕、マークス＆スペンサー Marks & Spencer〔英国最大手のデパート〕、そしてソーントンズ Thorntons〔英国の有名なチョコレートメーカー〕のような英国の会社は、マクドナルド McDonald's のような米国企業と同様に、企業独自の助言用小冊子を作成し、ナッツ類ないし他の問題を起こすような材料の完全なリストを提供するようになり、その店舗でその旨を掲示するようになった[194]。こうした戦略は疑いようもなくアレルギー患者たちへの支援になったが、一方でそれらは食品産業へ明白な利益をもたらした。21 世紀の始まりの時点で、「抗アレルギー」食品 anti-allergy foods、すなわち潜在的なアレルゲンをおそらく含まないであろう食品〔日本でアレルギー対応食品、ないし代替食と言われるもの〕の市場は、相当に拡大していた。消費者の、食物アレルギーが流行しているという信仰と同様に、同時代の食事療法、身体イメージや栄養上の健康への熱中によっても突き動かされて、2002 年には抗アレルギー食の市場が英国だけでもおおよそ 5500 万ポンドに達しており、予想では 2007 年までにほぼ 1 億 4000 万ポンドに達すると考えられた[195]。

　こうした広い範囲での商業的な事情の例が示すように、20 世紀最後の 10 年間における製造業や小売業の方針やその行動は、健康と疾病のパターンが変化したことへの懸念だけではなく、経済学的な動機によっても動かされていた。つまり、アレルギーによって作り出され、あるいはまさに失われつつある金銭は、しばしば無視できないものになった。同時にそれらの例は、新たに現代の室内および産業環境を構成している要因が、まさにアレルギーの増加傾向へと関与しているということを証明していた。何より多くの論者にとっては、こうしたアレルギーの蔓延が、（社会）進歩の病的な状況についての有力な徴候であって、西欧の産業化されたライフスタイルにおける避けられない暗黒面を示していた。医学もまたこうした批判から逃れられなかったのは重要な事実である。第二次大戦後に様々な新たな医薬品が増加し、薬剤の消費量も増加したのに合わせて、薬剤アレルギーもまた、花粉症、喘息や湿疹によって示された全体的な疫学的トレンドを反映するようになったよ

うに思われた。1962年には、ノーベル賞を受賞したオーストラリアの免疫学者フランク・マクファーレン・バーネット Frank Macfarlane Burnet（1899-1985）が、薬剤過敏症は「現代医学にとっての悩みの種」になっていると警告している[196]。それに続く20年間で、WHO による調査によって薬剤アレルギーが先進国と発展途上国の双方で「その重要性を増している」という状況が明らかになり、ペニシリンやゲンタマイシン、鎮痛薬や精神安定剤への副作用として引き起こされるさまざまな免疫学的メカニズムと臨床徴候の概略が示された[197]。1980年代までに米国ではペニシリンがアナフィラキシーの最大の原因となり、同国ではペニシリンアレルギーが年間で400人から800人に達する死亡者を生み出していると見積もられた[198]。もちろん、アレルギーを生み出すうえで医療が果たしているこうした役割は目新しいものではなかった。もともとのクレメンス・フォン・ピルケによるアレルギーという用語の概念そのものが、血清療法に対する特異体質反応の観察から着想を得たものであり、そして、戦後期に喘息とアレルギーが変質したのは、ほぼ間違いなくイソプレナリン・フォルテ isoprenaline forte〔強力なβ刺激性気管支拡張薬の商品名〕の販売開始によって促進されていた。しかし、化粧品、ピーナッツや清掃用品に対するアレルギーの出現と同じように、20世紀末の時点で医原性疾患の主要な型の1つとして徐々に薬剤アレルギーが出現してきたことは、そうした現代文明には多様な危険因子があるという信念を確かなものにしたのだった。

第 5 章

文明と疾病

　あまり認識されていないことだが、社会の各々のタイプごとに特有の疾患がある。つまり、文明はそれ自身の疾患を作り出すのだ。

ルネ・デュボス、1961 年[1]

　1960 年代から 70 年代にかけて、各国の免疫学会や世界保健機関の支援のもとにアレルギー学のグローバルなネットワークが拡大し、アレルギーへの大衆の関心が高まるにつれて、現代社会におけるアレルギー疾患の蔓延についての、それまでの推測による判断に、もっと正確なアレルギーの地理的、時間的トレンドについての、より実質的で立証可能なエビデンスが取って代わった。こうしたアレルギーの全世界的なパターンの詳細な調査によって、アレルギー疾患は主として西欧世界に限局しているという、長く信じられてきた考えにはすぐに疑問符がつけられた。トリスタン・ダ・クーニャ〔南大西洋上のイギリス領の孤島で、有人地域としては世界で最も孤立した土地であるとされる〕、モルディヴ諸島、そしてタンザニアといった他と隔絶した地域での喘息研究は、こうした土地の有病率が多くの西欧先進国のそれを明らかに上回るということを明らかにした。こうした孤立した集団からのエビデンスがあるとしても、発展途上国から西欧へ移住した移民集団でのアレルギーの有病率についての疫学調査や、その土地生まれの非西欧系住民とヨーロッパまたは北アメリカからの訪問者との、より大規模な接触後の疾病パターンの変化に関する注意深い分析、そして多くのアレルギー疾患では都市部と農村部での有病率の格差が続いているという事実が確認されたことから、全体として

は、西欧文明と都市化現象が持つ何か固有の特徴に、全世界でのアレルギー疾患の増加について責任があるかもしれないと推測された。グローバリゼーションや近代化のプロセスによる直接の産物が引き起こした有害なアレルギー反応が増加している、という推測が強まったため、疫学者やアレルギー学者はこうした現代におけるアレルギーの動向を説明できるような、特定の「西欧化ファクター Westernization factor」を同定しようとした[2]。

　しかし、アレルギー疾患の病因論をより正確な形で確立しようという試みは、方法論や概念上の問題によって悩まされた。診断手法の大きな隔たり、統計的エビデンスを解釈するうえの対立、多くの地域での適切な調査や十分な情報の欠如、そしてアレルギーへの感受性を決定する環境ないし遺伝由来の因子が、地域やアレルギーの細かな表現型によって変化する可能性が、病因論の一般化を無意味にした。こうした状況下で、アレルギーの社会全体としてのトレンドを合理的に説明しようという全世界的な探究は、アレルギー学者がある地域、あるいはグローバルな罹患率や有病率を説明しうる諸要因を明らかにしようと苦闘するにつれて、逆説的だがますます細分化されていった。特に世界中の臨床家と科学者たちは、しばしばむしろより狭い領域へ、すなわち西洋型ライフスタイルに内在していると疑われた、健康に対する固有の有害因子が、潜在的に影響を及ぼしていないかという点に研究の焦点を合わせた。つまりそれは、室外アレルゲンや大気汚染のパターン変化であり、室内環境でのアレルゲンの増殖であり、食生活の変化であり、家族サイズの縮小であり、そしてより衛生的なライフスタイルの選択などについてだった。20世紀後半にアレルギー疾患の経時的、地理的なトレンドに対して競い合うような説明が爆発的に増えたのは、現代文明と結びつく健康リスクへの関心が増大したことが背景にあり、本章の目的はその様相を探ることである。

リスク社会

　1961年に出版されたアレルギーについての短い入門ハンドブックのなかで、内科医のケネス・ハッチン Kenneth Hutchin が20世紀におけるアレル

ギー疾患の増加傾向に対する様々な説明について考察している。彼は一般的
な食生活、性生活、ビジネスマンの健康や家庭生活での危機についての手引
き書を出版していたのだが、そのハッチンによればアレルギーの増加は、単
にこれまでよりも適切に診断されることが多くなったか、あるいは西欧人が
もともと持っていたアレルギーを発症する素因（ポテンシャル）が、感染症
による死亡率の激減やそれに関連した平均寿命の延長によって顕在化したた
めである可能性があった。これに加えてハッチンは、免疫学的な知識が増加
した結果、アレルギー反応は今や、以前は別の原因によると考えられていた
病状にもっと普遍的に関わるようになったことを示唆している。彼が指摘し
たように「現代医学の潮流では、ますます多くの病気をアレルギー由来と考
える傾向がある」。しかし、ハッチンがアレルギーの同時代におけるトレン
ドを、現代の環境やライフスタイルの著しい変化にも結び付けていたことは
重要である。すなわち彼は「最後にとりわけ、現代生活の中で刺激物質に接
触するリスクの増大である[3]」と述べている。

　ハッチンだけがアレルギー疾患のパターンを現代の生活と結びつけていた
訳ではなかった。1950 年代には、ガイ病院 Guy's hospital〔ロンドンを代表する
有名な私立病院〕の病理学教授だったジョージ・ペイリング・ライト George
Payling Wright（1898-1964）も、物質的な環境が健康や過敏症の動向へ与え
る影響を同様に強調している。

　　医学、産業、そして家庭生活へ、反応性が高く、皮膚その他の組織タン
　パクと結合しうる多くの新しい化学物質が取り入れられたことが、結果と
　して、今や男性および女性の双方を従来よりもはるかに高いアレルギー疾
　患の罹患リスクにさらしつつある[4]。

同様に、ブルックヘブン国立研究所 Brookhaven National Laboratoy で 1960
年に行われた、科学における「事実に基づき検証可能な構成要素」とその
「想像に基づく、情緒的な決定要因」の相互作用についての一連の講義の中
では、微生物学者のルネ・デュボス René Dubos が、第二次大戦以後に、現

代的な生活の仕組みが、決定的に重要な変化を起こしたことによる、疾患パターンのこうした劇的な変化について懸念している。

　さて我々の時代について考えた時、1 世代前の時代に、ビタミン過剰症が西欧世界で一般的な栄養疾患になっているとか、たばこ産業、大気汚染物質や放射線の使用が、ある種の癌の増加に責任を持つようになるとか、洗剤や様々な合成物質がアレルギーの増加を引き起こすとか、化学（抗菌薬）療法や様々な治療法の進歩が新たなブドウ球菌〔薬剤耐性菌のこと〕による病態を作り出すとか、アルコール依存者や様々な医原性疾患の患者が近代的な病院で多くのベッドを占有するだろう、などと誰が夢想できたであろうか[5]？

　もちろん、現代的なライフスタイルが健康に与える影響を評価するのは目新しいことではなかった。18 世紀には、ジョージ・チェイニー George Cheyne、ウィリアム・カドガン William Cadogan、そしてトーマス・トロッター Thomas Trotter といった論者たちがすでに、不摂生、運動不足や舶来のスパイシーな食べ物への耽溺が、全体として英国の上流階級における神経病、痛風やアルコール依存症の流行を招いていると嘆いていた[6]（1 章参照）。19 世紀には、米国のジョージ・ベアード George Beard や英国のチャールズ・ブラックレイ Charles Blackley などによって同様の嘆きが繰り返された（3 章参照）。ベアードやブラックレイはともに、花粉症を含む様々な神経症の増加は、実際に西欧が文明化するスピードと（対人的な）圧力が本質的に変化したことによって跡付けられるかもしれないと述べている。実際に、ブラックレイは花粉症の有病率は、文明の進歩につれて増加するだろうと明確に警告した[7]。チャールズ・ローゼンバーグ Charles Rosenberg が指摘していたように、こうした進歩に伴う病的状況への懸念が続いたことは、社会と経済の成長に直面し疾病の疫学が劇的に変化した事実を反映しているだけでなく、そうした懸念が社会や政治改革の方向性や、勃興する資本主義経済の中での新たな市場関係の創出の正当性に大幅な異議を申し立てる手段を

与えたために、結果的には説得力を持つことになった[8]。

　現代的なものの否定的側面を懸念するこうした修辞法の影響力には明らか
な連続性があるのだが、他方でハッチン、ライト、そしてデュボスの 1960
年代における発言の言葉づかいやその関心の中心には、20 世紀後半に文明
と疾病の関係について述べるうえでの、2 つの固有の特徴が表れている。す
なわち、アレルギーの環境に由来する決定因子に対する強い興味と、リスク
という概念についての疫学的な関心である。第一に、戦後の論者たちは、科
学技術や産業におけるイノベーションが、環境中への新たな疾病の原因を作
り出したという考えの再現を表明していた。文明の進歩につれて、アレル
ギーを引き起こす広範な物質への曝露も進んできた。20 世紀末までには、
ほとんどの先進国の人々（実際には他の動物も同様だが）が、何よりも産業
化と都市化の過程で生み出された、アレルゲンの拡大する大洋の中に浮かん
でいるような状態であると考えられた。したがって、アレルゲンは常に外
気、室内、そして労働環境に存在するようになった。つまり食物や飲料に残
存した。自動車やバスからも発散された。そして玩具、電化製品、あるいは
動物からも空気中へ発散された。そして（アレルゲンは）宝石類、化粧品、
そして医薬品にさらされた皮膚への潜在的な刺激物質を形作った。

　現代文明によって作り出された環境中へのアレルゲン分布や、そうしたア
レルゲンへ曝露する度合いの違いは、アレルギーの全世界的な増加トレンド
だけでなく、アレルギー疾患の地域差や地理的な格差を説明するのに用いら
れてきた。このように、現代の西欧社会に特徴的なアレルゲンと産業化過程
の間に関連があると推測されたことは、アレルギーが明らかに都市化された
環境で優勢であること、田園地帯から都市部へ移住した人々では明らかにア
レルギー疾患の発症が増加したこと、そして先進諸国と発展途上国では有病
率に段階的な格差があるということを説明するために用いられた[9]。民族間
での差がしばしば、遺伝的な人種間の傾向というよりもライフスタイルや環
境という形で説明されたのは重要である。したがって 1986 年の WHO によ
る報告書では米国、ニュージーランド、ナイジェリアやトリスタン・ダ・
クーニャからのエビデンス、そして同時に移民研究を引用することで、地理

的および人種間での有病率の格差は「人種的または遺伝的な要因によるというよりも、栄養やアレルゲンの普遍的な存在といった、環境因子による可能性が高い」と結論付けている[10]。1980 年代に行われた花粉症と喘息のトレンドに関する英国での研究でも、同様に食事の変化や「環境中の潜在的な刺激物質による汚染」が増加したことを支持して、遺伝性因子の関与を否定していた[11]。

　ただし、アレルギーの環境因子へと関心が集中したことによって、喘息や花粉症に対して遺伝性因子が潜在的に果たす役割を解明しようという科学的な努力が完全に失われた訳ではなかった。20 世紀の初頭にはすでにある種のアレルギー疾患（ないしアトピー）が家系内へ集積することが認識されており、戦間期の様々な研究によって、遺伝要因が過敏症の発症や臨床徴候の発症年齢に影響することが知られていた[12]。第二次大戦後には、世界中の科学者と臨床家たちが、アレルゲンへの免疫学的反応性を決定するうえで責任を有するかもしれない、遺伝子ないし遺伝子群を探索し続けた。何より、一般的な環境を共有するような人種グループ間での有病率が異なるというエビデンス、そして同様に双生児や同系交配の集団（近親婚家系）を用いた研究によって、こうした遺伝的因子がいまだに重要であり続けているという推測は支持された[13]。想定される遺伝性メカニズムについての科学的な研究の範囲は非常に幅広いものだった。研究者の中には特定の（例えば IgE 受容体をコードしている）染色体上の遺伝子群を同定するために、新たなジェノタイピング技術〔遺伝子多形を解析するための技術〕を有効利用したり、あるいは免疫反応に関連した遺伝子群、例えば主要組織適合遺伝子複合体 Major Histocompatibility Complex との連鎖関係（リンケージ）を示した者もいた[14]。さらに、他にも詳細な疫学的研究が正確な遺伝様式を確立するために行われ、アトピー性疾患と特定の免疫不全状態、とりわけすでに推測されていた IgA 欠損症との関連も検討された[15]。したがって、確かに多くのアレルギー学者はますますアレルギーの環境要因に対して焦点を合わせて行った訳だが、それでも人種、民族や家族歴は決定的な寄与因子であるとみなされ続け、そして予想にたがわぬことではなかったが、メディアによる相当な注目

の的となったのだった[16]。

　遺伝性がアレルギーを発症する素因であるとみなされたことは、ハッチン、ライト、そしてデュボスの発言における2つ目の顕著な特徴、すなわちリスクの強調を証明している。1960年代から70年代にかけて、大西洋の両岸で、臨床家がアレルギーの環境要因と遺伝的要因の双方をリスクという形で評価することがますます一般的になった。一方、ハッチンやライトは、ためらいがちに化学的な刺激物質への暴露によって引き起こされるリスクへ注意を向けたのだが、それに続く数年間で、研究者たちは複雑な地理的、統計的解析を、アレルギー疾患に関与している幅広い「リスクファクター」を同定するために用いるようになった[17]。アレルギー研究へリスクファクターの分析が導入されたことは、戦後期の疫学における一般的な潮流を反映していた。リスクアセスメントの実務的な手法は、19世紀後半から20世紀前半にかけて保険業界で開発された。保険会社は確率論とあらたな統計学的手法を融合することで、まず年齢と性別から死亡率を予測しようとしたが、続いて「彼らがリスクファクターと呼ぶ職業、体格、血圧その他の特徴へとその原理の適応範囲が拡大された[18]」。1960年代までに、冠動脈疾患（虚血性心疾患）と肺がんのリスクファクターを同定しようという研究の主要な結果が、慢性の非感染性疾患に対する予防手段を確立しようという関心の高まりと結びつくことによって、こうしたリスクの疫学的評価が確かに有用であると明らかになった。もちろん、こうしたリスクファクター分析への異論もあった。戦後期には同時代の人々によって、被害者たたきにつながり、基礎研究や臨床の経験に取って代わりかねない、そして法的な問題をはらんでいるそのあり方が批判された。最近になっても、「リスクマネージメントの文化」が、政府機関にある種の潜在的に危険な個人や集団の行動を道徳化し規制するための強力な手段を提供している様子を歴史家や社会科学者が明らかにしている[19]。それでも第二次大戦後の数十年間で、リスクの同定と軽減は臨床医学、疫学や公衆衛生学における疾病の概念を支配したのだった。

　心臓病やがんの研究と同様に、アレルギーの領域では幅広い潜在的なリスクファクターがあり、そこには疾患の遺伝的な決定因子、心身の個性、環境

および職業因子、そして食事、喫煙、運動量、飲酒量や衛生状態といった多様なライフスタイル上の誘発因子が含まれることがわかった[20]。何よりも、疾患の原因がかつて 19 世紀後半に細菌説として人気を得たような単一の病原体によるものではなく、複雑で多因子性の形で理解されるようになった経緯に、リスクに関する新たな疫学的関心の目立った特徴があった。多くの社会学的研究が示唆しているように、疫学者たちが支持したような、さまざまな因子によって評価されたリスクは決まって患者やその家族によりその認識を共有され、彼らもまた自身のアレルギーを引き起こす原因を環境、ライフスタイル、そして遺伝因子の相互作用という形で理解するようになった[21]。しかし重要なことだが、こうした理解に至る経過には、リスクについての 20 世紀後半に特有の社会経済的、政治的、そして文化的な特徴が表れていた。1980 年代に、大きな影響力を持ったドイツ人社会学者であるウルリヒ・ベック Ulrich Beck が、様々なリスクの出現と、リスクの持つ知的および政治的な意味を、近代化のプロセスと明確に結びつけた。「リスクは、近代化それ自体が作り出し、社会へ取り入れた危害や危険因子に対処するという、体系立てられた方法だと定義できるかもしれない。かつての様々な危険とは違って、リスクは近代化が持っているその驚異的な力と、価値の疑わしいそのグローバル化に関連した結果なのである」と彼は主張している[22]。こうした視点からは、現代のリスク（ベックは主に環境汚染物質という形で想定していた）とは、資本家たちの富を獲得しようという競争による不可避的な産物だった。つまり「近代化が進行すると、社会における富の創造は、社会におけるリスクの創造を体系的に伴うようになる」のだった[23]。従って歴史的にみると、明確な語句としてのリスクが出現してきたのは「まったくの物質的欲求」が「人間と技術による生産性の向上」へと転換されてきたその社会の一部としてであって、そこでは「新たな危険因子がかつて知られていなかったほどの規模でまき散らされてしまった」のである[24]。こうした環境不確実性に取り巻かれた状況下では、人々はベックの名づけるところの「文明の噴火口」の上で不安定な生を営んでいるのだった[25]。

　リスクファクターが分析されるようになったことと、環境保護論者が歴史

的な決定因子やリスク論の政治的および倫理的な枠組みを曝露したことの双
方によって、科学者や臨床家は、その関心を内在する遺伝的要因ではなく、
アレルギーの外的環境に由来する原因を明らかにすることへと集中するよう
促された。多くの面で、こうしたプロセスは、アレルギー科医の臨床的な関
心をそれまでの、皮膚テストで明らかにし、減感作療法で変化させようとお
決まりの方法で試みてきた個々人の過敏性パターンの対極に置いた。さら
に、アレルギーに対する環境面からのアプローチは、製薬産業がアレルギー
の生物学的メカニズムについての基礎研究へ関与したり、そこから免疫学的
な反応性を修飾するための薬を開発したりすることの正当性に疑念を投げか
けた。しかし、西欧文明によって地球環境や健康へともたらされた危険を目
立たせる生態学的な感受性の出現と一致して、疾患予防のためのリスクファ
クターへの取組みは、臨床的な介入や健康政策の新たなモデルが出現するの
を促した。すなわちそれは、現代的ライフスタイルにおけるこうした危機的
な一面の解明を最重視し、アレルギー疾患の全世界的トレンドと、個々の患
者での症状が断続的に悪化することの双方を説明できるものであった。した
がって、ちょうど、がんの専門家たちが20世紀の後半には新たな発がん性
物質の存在や可能性を同定するために努力したように、アレルギー科医たち
も、大気中を浮遊しているかもしれない、そして室内環境の物質的な構成因
子に潜在しているかもしれない、あるいは食事、飲料、そして薬剤に隠され
ているかもしれない新たなアレルゲンを同定するためにこつこつと働いたの
だった。

花粉と大気汚染

　クレメンス・フォン・ピルケが初めてアレルギーという着想をひらめいた
20世紀初頭から、草木や灌木、花々から大気中に放出された花粉は、アレ
ルゲンの原型を形作った。花粉症の患者たちから恐れられ、アレルギー科医
からはその生物学的活性が畏怖され、空中生物学者たちによって捕捉され測
定され、植物学者たちによって詳細に分析され、製薬会社によって加工され
商業的に頒布され、法医学者や古生物学者には推定死亡時間の推定のために

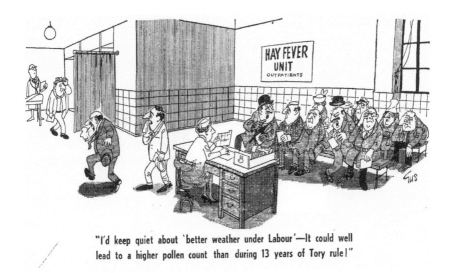

"I'd keep quiet about 'better weather under Labour'—It could well lead to a higher pollen count than during 13 years of Tory rule!"

図14　1970 年 6 月のイブニング・ニュース紙〔注：「労働党政権で空気が良くなったとは
　　　言わないようにするさ。ことによると、13 年間の保守党時代よりももっと（空気
　　　中の）花粉が多くなっているんじゃないかと思うよ」。weather を世の中の風向き
　　　と花粉の飛散数にひっかけている〕

用いられ[26]、歴史家たちには純粋な自然状態と、汚染された文明（あるいは
清浄な状態と大気汚染）の間に歴史的に形成された境界を示しているある種
のちりとして大いに利用されていたが[27]、花粉はまた、イングランドのウー
スター Worcester にある国立花粉研究ユニット National Pollen Research Unit
のような、その研究を目的とした研究施設を作り出したし、漫画家たちに
よって、政治的パロディの潜在的な伝達手段として有効に用いられたのだっ
た。あるいは新世紀の初頭には、全世界の大気中にふんだんに散布される花
粉が、大衆文化の中では生態学的（エコロジカル）な不調和の本質的なシン
ボルであり、薬物依存や性的な放埒の隠喩（メタファー）として、そして近
代性の危機についての示唆に富む指標であるとみなされたのはもっと衝撃的
なことかもしれない。したがって、多様な創造活動の中に花粉が引用され、
それはマリリン・マンソン Marilyn Manson〔アメリカのロックシンガー〕の抒情
的な「ダイヤモンドと花粉」、ディヴァイン・コメディ Divine Comedy〔アイ

ルランド出身の音楽グループ〕の「花粉飛散数へのポップシンガーの恐怖」、そしてジェフ・ヌーン Jeff Noon〔英国の SF 作家〕による隠喩に富む荒涼としたサイバー・ファンタジーといった広い範囲に及んでいる。最後の小説は単に『花粉 pollen』という上手いタイトルが付けられ、その中では都会風の光景が悪性腫瘍のように浸潤していくことに対して、自然界の復讐として生み出された徹底的な破壊が、豊かな想像力で描写されている[28]〔邦訳タイトルは『花粉戦争』とされた（早川書房）〕。

　花粉が花粉症の根本的な原因であると特定され、それに続いて典型的アレルゲンとして位置付けられるとすぐに、特定地域での経時的な研究や国内外の広範囲での調査によって、大気中の花粉濃度についての経時的トレンドや地理的な差異が明らかになった。すぐに草木や花々から放出される異なる花粉の季節的な分布が植物学者とアレルギー学者によって明らかになり、花粉症の国内でのパターンや、個々の患者の症状を説明するために、そうした固有の暴露周期が用いられるようになった。英国でほとんどの患者の症状が草類（花粉）の飛散シーズンである夏季に出現するのに対して、米国の花粉症患者は秋季のブタクサ花粉を警戒していた。他の国では主に、植物のリズムや気候状況によって大気中へ放出される樹木の花粉によって悩まされていた。日本で初めて花粉症が記載されたとき、（日本）スギ Japanese Ceder tree の花粉によってほぼ引き起こされることが明らかだった。一方で南フランス、中国、そしてイタリアではプラタナス（スズカケの木）や糸杉がもっとも重大なアレルギー反応を引き起こしていた。同様に、クウェートでは明らかに 1950 年代にプロソピス属〔マメ科の外来植物〕の木が移植される[29]まで喘息は比較的まれな病気だった。したがって花粉はグローバルなアレルゲン、そして世界中の花粉症や喘息の原因というだけではなく、局地ないし地域に固有の分布や重要性をもつアレルゲン、という性質も持っていた。

　アレルギー学者と植物学者は、製薬会社との契約や協力関係のもとで働いていることが多かったが、20 世紀中葉の数十年には詳細な花粉マップを蓄積し、1 日当たりの花粉飛散数を公開し始めた。同時に彼らは大気中の花粉レベルと気候の状況には密接な関係があることを明らかにした[30]。従って、

1960 年代から 80 年代の研究によって、風速、風向や激しい雨が空気中の花粉含有量へ影響することが示されている[31]。こうした気候変動と同様に、建築環境が持つ特徴も都市部での花粉パターンを決定していると考えられた。建築物が高度に密集した地域では樹木や草類が相対的に乏しく、高層建築の周辺では激しい風が花粉を拡散させることと相まって、全体としては都市部の花粉飛散量を低下させる方向に働いた[32]。しかし、グレッグ・ミットマン Gregg Mitman が示したように 20 世紀初頭の北アメリカでは、地域によって都市部の荒れ地や公園へ定着することに成功したブタクサが特に問題になっているとわかり、地域や政府の公衆衛生および農業部門はこうした都市部の反乱分子（ブタクサ）を根絶するための確実な政策を実行するよう促された[33]。例えば 1910 年代のニューオーリンズでは、公共事業部門の長官が 20 名の囚人を動員して「当市の外縁部で、米国花粉症予防協会 American Hay-Fever Prevention Association の地理部門が準備した地図に従って、道路と歩道の雑草取りを行う」ようにさせた[34]。英国の空中生物学者たちが呼んだところの「超アレルゲン性の、都市部の雑草」を根絶するか制御しようという同様の努力は、まず 1930 年代にモントリオール〔カナダのケベック州の州都〕で、続いて北アメリカから誤ってブタクサの種が移入されてしまった日本やいくつかの欧州諸国でも行われた[35]。都市部の花粉汚染についてのこうした懸念は、20 世紀の都市計画や農業政策についての議論の枠組みをその深層で規定していた。例えば、1998 年の欧州アレルギー会議 European Allergy Workshop ではある参加者が、都市部や幼児学校のグラウンドへ、非常識にもいずれも非常にアレルゲン性の強い木であるカバノキやトネリコ類が植樹され続けていると暴露している[36]。

　大気中の花粉飛散量について注意深く検討された経時的ないし地理的な変化が、花粉症と喘息の地域や季節のパターンを説明するために用いられるようになった。第二次大戦後には、臨床家たちが季節的な花粉濃度の変動によって、出生月によって小児アレルギーの有病率が異なるという知見を説明するようになった。1970 年代には英国での多くの研究から、12 月から 2 月（つまり、大気中へ草類花粉が主に放出される時期の直後）に出生した子ど

もたち、とくに女児は、1年の他の時期に生まれた子どもたちよりも花粉症の有病率が高いということが示された。対照的に喘息は、秋季にダニのハウスダストの濃度が上昇する時期に近い5月から10月に出生した子どもたちでより高頻度だった[37]。他の国での検討では出生月との関連がわずかに異なり、その土地での主要アレルゲン植物の花粉が放出される季節的なパターンによって影響されていた。そして、一部の論者はこの所見の整合性について疑義を呈してはいたが、その後の研究の結果では、若年期のアレルゲンへの暴露は、アトピー性疾患の発現を増加させる、という一般的な原理を確認するようなものが多かった[38]。アレルギー科医は一般にこの関連を、免疫の未熟性という形で説明した。つまり、若年乳児では一時的にIgA抗体を欠如しているために、アレルゲンへの暴露に対して免疫系が脆弱になっていると考えられた[39]。

しかし、花粉の空中生物学を研究することによって、現代社会における花粉症の、疫学的なある種の特徴を解明するのが助けになった一方で、他のトレンドには未だに謎に満ちているものもあった。何よりも、花粉の飛散量だけでは、20世紀の後半にほとんどの先進国で明らかだった花粉症の増加トレンドが説明出来ないということが判明した。実際に多くの論者が示唆しているように、1960年代から大西洋の両岸で花粉症の有病率は増加しているにも関わらず、花粉シーズンの長さと大気中の花粉飛散量はともに、都市化の進展、より花粉飛散量の少ない植物の耕作、自動車由来の大気汚染による植物への破壊的な影響、そして雑草をサイロへ貯蔵（サイレージ）するために早く収穫するというような農法上の変化によって低下し続けていたのである[40]。この明らかな矛盾に加えて、都市部では田園地帯よりも花粉症が多いという報告、そして農夫の子どもたちは他の子どもたちよりも花粉症に罹患しにくいというエビデンスに直面して、アレルギー科医や呼吸器内科医は、現代におけるアレルギーの動向へのこれに代わる説明へと目を向けることになった。つまり彼らは、外気中に含まれるアレルゲン性を高めるような構成因子を特定し、かつ、環境汚染のパターンの変化がアレルギー疾患の発症に与える潜在的な影響を決定しようとしたのだった。

　室外環境を構成している花粉以外の生物は、花粉症や喘息のような局所の
アレルギー反応だけでなく、全身性で、時には致死的なアナフィラキシー反
応を引き起こすことが知られていた。このうちもっともよく知られた危険な
存在は昆虫刺咬症かもしれない。ハナバチ bee やカリバチ wasp の刺咬症〔英
語ではハチを幼虫のエサにはちみつを使うか、昆虫の肉を与えるかで bee と wasp を区分
している〕に対する重症の特異体質反応は古代の医学文献にも記載されてい
て、それに続く何世紀もの間、医師たちは散発する死亡例を報告してい
た[41]。毒素と過敏反応への関心が活発になった 19 世紀後半から 20 世紀前半
には、医学雑誌に突然死を含むその合併症が日常的に報告されるようになっ
た[42]。当初は、刺咬症の有害反応は一般に毒素の直接作用か、ないしは毒液
中のじんま疹を作り出すことが出来る細菌（桿菌）が注入されて起きると考
えられた[43]。しかし、シャルル・リシェ Charles Richet とクレメンス・
フォン・ピルケ Clemens von Pirquet が実験と臨床でのアナフィラキシーとア
レルギーの主要な特徴を報告してからすぐに、臨床医たちはハチ刺咬症に対
する反応の病態には免疫学的なメカニズムが関与していると推測するように
なった。そして 1914 年に英国の内科医 A・T・ウォーターハウス A.T.Waterhouse
が、その突然の発症、心肺機能への影響、そして過去に刺された既往歴はい
ずれも「アナフィラキシーを強く連想させる」と述べている[44]。結果として
アレルギー科医は、患者たちへ刺咬症を起こす昆虫に対する減感作療法を試
みるようになった。当初これには昆虫の全身からの抽出液（whole body
extracts）を用いていたが、その後 1950 年代には、メアリー・ヒューイッ
ト・ラヴレス Mary Hewitt Loveless（1899-1991）が、診断と治療のために、
毒液嚢から注意深く抽出された純粋な毒素を使い始めた[45]。

　もっと有効な予防法や、以前よりも明らかに優れた治療手段（例えば使い
方の簡単なアドレナリン作動薬製剤）が開発されたにもかかわらず、昆虫刺
咬症に対する懸念や、年間のある時期における屋外生活の恐怖は続いた。
1950 年代には昆虫刺咬症によって米国全体で 1 週間あたり 1 例近い死亡例
があると推計され、それによって大西洋の両岸での臨床家たちは、患者と担
当医へ減感作療法の利益や、経口イソプレナリンやアドレナリン自己注射薬

のような緊急薬を携帯することの重要性を指導するようになった[46]。アレル
ギー患者にとってのハチのシーズンを「年 1 回の悪夢の時期 annual
nightmare」と呼び、手元に常に緊急キットを置いておくように勧めたいく
つもの新聞記事にも、こうした勧告が反映されていた[47] が、それでも重症な
いし致死的な反応のリスクは過剰に評価されており、アレルギー科医は公衆
へ不必要な警告を発していると指摘する臨床家もいた。例えば 1980 年代に
は、ハワード・S・ルビンシュタイン Howard S.Rubenstein が、英国でハチ類
の致死的な刺咬症に遭遇するリスクはわずか 500 万分の 1 であると述べてお
り、同時に彼は、刺咬症による米国での年間死亡数（およそ 40 人）は、交
通事故（50000 人）、溺水（6000 人）、感電（115 人）と比べるとはるかに少
数のようだと指摘した。ルビンシュタインは当時のリスク疫学への関心を良
く反映したある概説書のなかで、患者たちは「可能性のきわめて低い出来事
への非現実的な恐怖」からは解放されなければならず、かつ医師たちが「リ
スクがある」子どもを同定できないということを考慮すると（高価で潜在的
には危険を伴う）免疫療法の適応は正当化され得ない、と結論付けてい
る[48]。第 6 章で述べられるように、ルビンシュタインの「ハチ刺咬症への過
大な恐怖に対する警鐘」が妥当であると認める論者が一部にいたのと並行し
て、こうした症例に対する免疫療法の価値についての論争は、現代のアレル
ギー科医につきまとい続けた[49]。

　ハナバチやカリバチは屋外でアレルギー反応を引き起こす唯一の昆虫ない
しクモ類という訳ではなかった。20 世紀後半にはさまざまな地域のアレル
ギー科医が、コバエ、ダニ、カミアリ、イナゴなどに対する過敏反応（皮膚
刺激、喘息や鼻炎）を報告している。例えば 2003 年には、スーダン中部で
イナゴの大群が明らかに喘息の大流行を引き起こして 11 人の人命を奪い、
1500 人以上を病院へ入院させた[50]。これに加えて、アレルギー科医は大気中
のカビや真菌胞子が果たしている役割をもっと明確に認識し始めた。吸入さ
れた胞子が喘息患者に対する潜在的な気道アレルゲンとして作用する可能性
は、すでに 1920 年代にはウィレム・シュトルム・ヴァン・ルーヴェン Willem
Storm van Leewen によって指摘されており、この着想によって英国の病院や

アレルギー科ではアレルギー科医と真菌学者の協業が促された[51]。第二次大戦後の時期には、世界中のアレルギー科医や呼吸器内科医が、屋内外や職場環境での真菌胞子が持つアレルゲン性を決定することにますます興味を持つようになった。特にアスペルギルス Aspergillus fumigartus の胞子は、かびの生えた枯草に暴露した農夫（この場合は農夫肺 farmer's lung と呼ばれる）や鳥を飼っている人々（愛鳩家肺 pigeon-fancier's lung、愛鳥家肺 bird-fancier's lung、ないしインコ愛好者肺 budgeriar-fancier's lung〔わが国ではまとめて鳥飼病と呼ばれることが多い〕）でもっとも多く発症する、ある種のアレルギー性肺胞炎に関与していた。研究の結果、こうしたアレルギー性気管支肺アスペルギルス症 Allergic bronchopulmonary aspergillosis は大気中の胞子への I 型および III 型（そして可能性としては IV 型の）過敏反応が混在して関与している病態で、かつ遺伝的素因が重要かもしれないことがわかった[52]。通常の喘息症例でのアスペルギルスの役割は未だに不明確だったが、それでもカビアレルギー（とその他のトリ由来の病気）への懸念はドバト feral pigeons の大群とともに広がっていき、結果としていくつかの国では野鳥の生息数を減少させ、人獣共通感染症による負担を軽減するための（初期のブタクサ駆除政策に非常に良く似た）戦略を立てるようになった。例えば 2003 年には、ロンドンのトラファルガー広場での鳥による健康リスクへの懸念から、ロンドン市長のケン・リビングストン Ken Livingstone が、ハトに餌を与えて捕まった人に対する罰金を導入している[53]。

　真菌胞子への暴露はある種の患者に即時型反応を起こす引き金になることが広く知られるようになったが、それでアレルギーの国内外での増加傾向を説明できる訳ではなかった。例えば英国では、喘息の有病率、重症度がともに上昇している期間を通じて、鳩を飼っている人々の人数は実際には減少していたようである[54]。従って、戸外環境でのアレルゲン濃度の変化を検討するのに加えて、アレルギー学者たちは他の大気中の要因、何よりも大気汚染がアレルギーの悪化を引き起こしている、という可能性に注目するようになった。歴史的には、医師たちは少なくとも 17 世紀には、そして散発的な報告としてはそれよりはるかに以前から、大気中のばい煙濃度とヒュームの

関係や、ばい煙と呼吸器疾患の関係を認識していた[55]。しかし、18世紀後半から19世紀初頭の産業革命期にこそ、都市のばい煙は英国、続いて他の近代化した諸国で、主要かつ蔓延しつつある健康への脅威とみなされるようになった。産業の拡大と都市化により、家庭内や工場でしばしば燃焼効率の悪い石炭の燃焼が増えるのにつれて、ばい煙による汚染はロンドンと英国の地域的な産業センター、例えばマンチェスターだけではなく、ヨーロッパ（例えばエッセンとケルン）、米国（シカゴ、ピッツバーグ、オハイオそしてペンシルバニア）、カナダ（トロント）、日本（大阪）、オーストラリア（メルボルン）その他の各地で問題となった[56]。

19世紀中ごろの数十年には医師や政治家たちが、大気中のばい煙が健康に与える影響についての懸念が増していると述べた。ビル・ラッキン Bill Luckin が、その19世紀後半から20世紀初頭の英国での大気汚染についての多くの著作で示したように、総戸籍の週別統計資料により、首都（ロンドン）での気管支炎、肺炎および百日咳に由来する死亡は、恒常的にロンドンの霧と大気汚染の相乗効果に関連していると考えられた[57]。こうした懸念は20世紀初頭にも続いており、当時の人たちの関心を肺病患者に対する青空居留地 open-air colonies〔サナトリウムに相当する〕や、結核、気管支炎や喘息の小児に対する林間学校へと向けさせ、おそらくは空気がより清浄で、都市部の汚染された大気よりも爽快であると考えられたため、山間部や海岸部の「呼吸器に良い避暑地 respiratory resort」で休日を過ごそう、という流行をあおることになった。もちろん、田園地帯や海岸部の野外地あるいは林間学校では、呼吸器疾患の患者たちに提供されたのは、明らかに単なる清浄な空気だけでなく、そこで健康状態が改善するのは、より良い食事、体操、そして家庭での苦悩やストレスが除去されたことにも由来していた。それでも予防および治療の手段として清浄な空気が推奨されたことによって、同時代の西欧で抱かれていた、都市部の大気汚染が人々の健康へ与える影響への懸念が正当化されることになった。

19世紀後半から20世紀前半にかけて、大気汚染の悪化による経済的および医学的な影響への懸念に刺激されて、大西洋の両岸で多くの取組みが行わ

れた。英国では公衆衛生法規に暫定的なばい煙の排除条項が組み込まれ、政府は公的調査を始め、続いて 1912 年には大気汚染諮問委員会が設立され、1929 年にロンドンとマンチェスターの協会が合併して誕生した全国ばい煙排除協会 the National Smoke Abatement Society（きれいな空気のための全国協会 the National Society for Clean Air と後に改名された）のような圧力団体が、より厳しい規制を求める運動を行った[58]。1881 年には同様の流れで、シカゴの市議会が米国で最初の大気汚染法を制定し、北アメリカでは 20 世紀の前半のうちに他の多くの産業都市、たとえばセントルイスやピッツバーグでもより有効な規制が導入された[59]。しかし、規制、政府の調査や地域の市民運動だけでは、ヨーロッパでも米国でも 19 世紀後半から 20 世紀前半にかけて、ばい煙の排出に大きなレベルでの差は生み出せなかった。政界が産業界の利害へ干渉することに消極的だったこと、汚染が健康に与える正確な影響には議論があったこと（そこには時として、都市部の大気は喘息患者に利益があるかもしれないという推論も含まれていた[60]）、個人や国家の豊かさのシンボルとして室内暖炉への観念的なこだわりが続いたことなどが、改革への要求を全体として弱体化させたのだった[61]。

　両大戦間期から戦後直後の時期には、政府介入に反対する声は弱まり始めたが、それは何よりも多数の人命を奪った、見間違えようのない世界的に有名ないくつもの大気汚染エピソードの結果としてだった。そのうち最も注目すべきものとしては 1930 年にベルギーのムーズ渓谷 Meuse Valley で起きたもの、次いで 1948 年にペンシルベニア州のドノラで起きたものがあり、そして 1952 年にロンドンで発生したものが、たぶん最も深刻だったかもしれない。1930 年代から 40 年代には、気候の状況と大気汚染が組み合わさって、ロンドンや他の都市には周期的に濃密な「スモッグ Smogs」（ばい煙 Smoke と霧 Fog を合わせた造語として 1905 年に初めて用いられた用語である）を作り出し、それによって呼吸器疾患と心疾患の有病率と死亡率を増加させた[62]。1952 年の 12 月には、大気温の逆転 thermal inversion〔高度が上がるにつれて温度が高くなる現象〕によって、ロンドン上空にはことさら濃密で見通しのきかないスモッグ層が滞留した。劇的に視界が悪くなったために都心部

での交通手段の利用は実質的に不可能になり、交通事故が増加した[63]。これに加えて、入院数と死亡率が急増し、そのほとんどの患者が心臓ないし呼吸器疾患によって入院および死亡していた。新聞社説や寄稿によってそれが明らかにされ、広い範囲の大衆からの告発に促されて、国会議員たちは、さらに重篤な冬季のスモッグによって国家が混乱に直面させられる前に、すぐに政府による調査を行うよう議会で猛烈に主張した[64]。政府は（危機的状況が悪化している住宅供給事情のように）より優先すべき問題があると主張して、介入を遅らせようと試みたが、それでも1953年の7月には南アフリカ出身のエンジニアで実業家のサー・ヒュー・ビーヴァー Sir Hugh Beaver（1890-1967）を議長とする大気汚染委員会が指定された[65]。

　このビーヴァー委員会は大気汚染の経済的な負担を評価しただけでなく、大気汚染が健康に与える影響についても多くの結論を出している。まず第一に彼らは、1952年のスモッグが「疾病と死亡の直接的で急激な増加を引き起こし」、1952年初頭の3週間で、スモッグによる直接の結果として4000人が死亡したと認めた。第二に、委員会では、気管支炎によるスモッグ関連死のピークは正常時の9倍に、肺炎による死亡は4倍に、他の呼吸器疾患による死亡はおよそ5倍から6倍になっており、1952年のスモッグからの推計値はこれまでの大気汚染エピソードよりもはるかに深刻だという証拠を示した[66]。より衝撃的なことに、委員会は英国の気管支炎による死亡率がデンマークの50倍に達しており、肺炎と気管支炎による死亡率は田園地帯よりもはるかに都市部で高い、とその最終報告書の中で懸念を述べている。他の呼吸器疾患ではこうした都市部と田園地帯での死亡率格差がこれほど目立たないものもあり、こうして比較された数値には大気汚染以外の（たとえば気候や住環境のような）要因が関与することもわかっていたが、それでも同委員会は、「大気汚染（特にばい煙と二酸化硫黄）と、気管支炎その他の呼吸器疾患の発生率の間には明らかな関連が存在する」と結論した[67]。こうした、ばい煙由来の目に見える大気汚染と肺疾患の明らかな関連によって、ビーヴァー委員会は彼らにより特定された「環境衛生の分野における最も切迫した問題の1つ」への是正措置を要求するに至った[68]。

　1952 年のロンドンでのスモッグは実際に、米国でのドノラ事件と同様に、1956 年に最初の大気汚染防止法として具体化した英国政府の大気汚染防止政策 clean air policy を生み出すきっかけとなったことがわかっている[69]。このスモッグも大気汚染が喘息に与える影響の明白な歴史的実例だろうと考える歴史家もいる[70]。しかし現代のエビデンスによると、冬季の大気汚染エピソードによる死亡率が喘息の急性増悪と関連している、というかつての解釈はもはや支持されていない。ビーヴァー委員会は大気汚染が気管支炎や肺炎に与える影響を認めていたとはいえ、喘息による有病率や死亡率を明白に推計しなかった。大気汚染が呼吸器の健康に与える影響のその後の調査結果でも、こうした見方を強調するものが多かった。しかし 1954 年の保健省による報告書、そして 1970 年の英国王立内科医師会による報告書の両方で、都市部の大気汚染と喘息有病率や死亡率の間に因果関係は特定できなかったのである[71]。時には 1940 年代から 50 年代に日本へ駐屯していた米軍関係者に時折発症した「東京－横浜喘息 Tokyo-Yokohama asthma」や「喘息性気管支炎 asthmatic bronchitis」のように、大気汚染による喘息性エピソードが報告されることもあったが、これはほとんどの例で喘息症例というよりも、気道刺激物質によって引き起こされた気管支炎の症例であったようである[72]。

　現代の米国で、明らかに大気中の二酸化硫黄濃度と喘息発作の関係に着目している複数の研究によっても、両者の間に明確な関連があると証明することは出来なかったが[73]、それでも二酸化硫黄が喘息患者に与える悪影響に対する科学的な懸念は残った。例えば 1980 年代には、カリフォルニアでの研究で、喘息患者は他の住民たちよりも低濃度の二酸化硫黄に対する感受性が強いかもしれないと示唆された。このエビデンスはすぐに科学者と環境保護団体を動かし、（米国）環境保護庁 Environmental Protection Agency（EPA）に、大気汚染物質の耐容可能な下限を設定するように促した。こうした改革への要望は、産業界から断固とした抵抗を受けた。新たな規制がその生産性と利益に与える影響や規制の実効性を懸念して、石油化学工業界は EPA が「こうした小集団の懸念は棄却し（環境）保護基準は、その対象を一般人口に副反応をもたらすような重大リスクに限って設定する」べきだと主張した

だけでなく、上院の環境・公共事業委員会のメンバーに経済的な働きかけも行ったと報じられている[74]。結局、1980年代にはEPAがこうした規制を徐々に強めていくことになったのだが、屋内外での汚染物質に対する暴露の総量をより適切なリスク指標と考える、新たな暴露の概念によって、もっと厳しく特定産業由来の汚染物質を制限しようという努力は弱体化された[75]。同時に、臨床家と疫学者たちの注目が、呼吸器疾患のリスクファクターとして喫煙が及ぼす影響へと移っていくにつれて、屋外の大気汚染が喘息（と実際には慢性気管支炎）に対して与える影響への関心は弱まりがちになった[76]。

　大気汚染が喘息とその他のアレルギー性疾患に対して果たしている役割への関心が弱まったのは、喘息が確実に増加した時期に、ほとんどの先進国ではばい煙と二酸化硫黄（そして潜在的には他の汚染物質）による大気汚染が減少していたという所見にも起因していたかもしれない。例えば英国では、1956年および1968年の大気汚染防止法の影響で、黒煙と二酸化硫黄の排出量が明らかに減少していた[77]。しかし、すでに1950年代にはビーヴァー委員会が暗示していて、それに続く国際研究でも示唆されたように、大気汚染が健康に及ぼす影響を推計するためには、単純に産業由来のプロセスだけでなく、交通手段に由来する汚染物質の影響も評価に加える必要があった。20世紀中葉の数十年には自動車やバスからの排気ガスが増加したため、研究者たちはガソリンとディーゼル燃料の燃焼で排出される大気汚染物質が、喘息患者に対して原因、増悪因子、ないし発作の誘発因子として実際に働いているかを検討するようになった。しかし、こうしたエビデンスははっきりしないとわかった*。時には車両による大気汚染によって喘息や花粉症のパターンや、個々の患者の症状が増悪することを説明できるかもしれない、と複数の疫学的な報告によって示唆され、基礎医学からのエビデンスで動物ではこうした大気汚染物質が肺機能に影響を及ぼすと示されたのだが[78]、交通

---

* 大気汚染と喘息発症との正確な関連については議論のあるところで、特に小児については、完全に発症に関連無しとは結論付けにくいと思われる。最近の国内からの重要な成果として2005 -10年の環境省「そら（SORA）プロジェクト」がある。結果の解釈や近年の動向について、島正之の総説（2017、日衛誌）などを参考にされたい。

量とアレルギーの動向の間の関連はいまだに不確かな推論に留まり、議論の的になった。何より、1989 年のベルリンの壁の解放と撤去、それに続く1990 年の政治的な再統一の後にドイツで行われた、喘息の有病率を評価する諸研究では、逆に大気汚染がひどかった東ドイツの諸都市で、西ドイツのそれに相当する都市よりもアレルギーが少ないということが示された。同様に、ギリシャのアテネや中国の諸地域のように、高度な大気汚染に悩まされている他の都市や地域でも、一般的には喘息の頻度が低いとわかった。対照的に 20 世紀の後半には、空気の比較的きれいないくつかの国家、例えばスコットランドやニュージーランドで、アレルギー疾患の有病率が高かったと示されている[79]。

　1990 年代には、大気汚染が現代におけるアレルギー疾患のグローバルな様式を方向づけているのか、というその役割についての懐疑論は、英国の大気汚染の医学的影響についての委員会と、英国アレルギー・臨床免疫学会のワーキンググループによって行われた調査という形で具体化した[80]。例えば1995 年には、後者の学会が自信をもって以下のように結論付けている。

　　現時点で、「西欧型」ライフスタイルの国々で喘息とアレルギー疾患の有病率が増加したことについて、大気汚染物質にその責任があるという考えを支持するようなエビデンスは限定的なものしかない。全世界的にみて、長期間にわたってアレルギー疾患の頻度が増加したと納得できる形で記録されている地域では、大気汚染物質への暴露よりも、明らかにアレルゲン自体への暴露にその責任がある[81]。

　しかし重要な事実であるが、専門家たちがこうした疫学的トレンドの原因として大気汚染を告発するのを好まなくなっても、大衆の疑いや懸念を晴らすことはできなかった。この千年紀の終わり（2000 年ごろ）に先だって TV のプログラムや一般向け出版物の記事では、外気の汚染が特定の患者層で喘息を悪化させているだけでなく、交通手段に由来する大気汚染もまた、現代におけるアレルギーの動向を悪化させているという、広く共有された懸念を

伝え続けた。すなわち、1993年にあるテレビドキュメンタリーでは英国政府を、喘息の深刻な実態にその注意を向けておらず、かつ住宅地を通過する形で幹線道路を建設するのを許可し続けている、という点で非難している[82]。同様に全国紙や地方紙のコラムでは、環境保護団体によって配布されている資料と同じように、米国や英国で「汚染された都市と、汚染を引き起こす工場」が肺がん、心臓病や喘息を引き起こすことで「生命を危険にさらして」いるありさまを告発していた[83]。1980年代にウルリヒ・ベックが指摘したように、一般社会での認識と専門家の知見が一致しないのは、リスクによって立ちすくまされている社会では予想されうるものだった。ベックが述べたように、文明の危険因子を評価し解決しようとするうえで、科学的な合理性と、社会的なそれの間に明らかな亀裂が生じるのは、現代のリスク社会における決定的な特徴の1つである。彼（ベック）によれば、こうした分裂は部分的には、個々人に固有の影響ではなく、汚染物質の単なる地域的な分布によってリスクを数量化しようという、現代科学の傾向に由来しており、科学者たちが「同一の汚染物質が、年齢、ジェンダー、食生活、職業、知識、教育などの違いによって、他の種類の人々にはまったく異なる意味を持つことがある」という点を承認できなかったことにも部分的に由来していた[84]。

　大気汚染が喘息に影響を与えているという大衆的な信念が持続する現象は、何よりも症状が大気汚染エピソードによって引き起こされるという個々人の経験によって形作られていた。こうした影響があるという事例の報告は、特定の状況下では確かに大気汚染が、すでに発症した疾患を持つ個々の患者の呼吸困難を悪化させることがあるという臨床研究の報告によって強められた。こうした大衆の懸念によって、環境汚染が一般的な健康に与える影響や、交通手段に由来する排気ヒュームや都市部のスモッグが現代の環境へと与える悪影響への、より広い範囲の不安もまた強まることになった、というのはありうることである[85]。しかし重要なことは、大衆が（アレルギーを含む）健康障害の重大な原因として外気中の大気汚染に注目し、中央政府や国際的な保健機関がグローバルな大気汚染の動向にうまく対処できていな

い、と非難し続けた一方で、臨床家、疫学者や基礎医学者たちは、現代の地理的ないし継時的なアレルギー疾患の動向を説明できるかもしれないと、室内環境や西洋化されたライフスタイルに内在する諸要因へと徐々にその視点を転じて行った。

アレルギーと現代の住まい

19 世紀後半から 20 世紀前半にかけての臨床医は、花粉症患者に花粉のシーズンにはなるたけ多くの時間を室内で過ごすように勧めていた。対照的に 20 世紀の後半には、室内環境それ自体がアレルギー疾患の発症を作り出すことに関わるとされた。外気中の大気汚染のグローバルな分布ではアレルギーの動向を適切に説明できない、というエビデンスに加えて、人々が生活時間のより大きな割合（最大で 90 ％に至る）を室内で費やしているという観察結果からも、アレルギー科医は現代の室内および職業環境が、潜在的に病気を作り出しているのではないかと考えるようになった。もちろん、住まいや職場が疾患の温床かもしれない、と見ることへのこうした関心は新しいものではなかった。ナンシー・トームズ Nancy Tomes が述べたように、19 世紀から 20 世紀への変わり目で、ヒトの疾患に病原菌が果たす役割への認識が強まったことは、室内衛生への大きな不安感情を引き起こした。結果として起きた「微生物との戦い battle with bacteria」は、創造性に富む製造業者に、白い陶器製の便器、真空掃除機、冷蔵庫、消毒剤、あるいは新型のパッケージなどの形で商業的な機会を実際に提供しただけでなく、病原菌の蔓延を抑えるための新たなファッションや社会習慣が普及するのを促進した[86]。重要なこととして、20 世紀半ばに抗菌薬（抗生物質）の時代が到来しても家庭内の病原菌への不安を抑えることはできなかった。つまり、戦後期に大量消費文化が花開き、同時に家庭内の調和や健康を維持するうえで女性の役割が強調されたことをうまく利用して、石鹸、洗剤や消毒剤のような衛生用品メーカーもまた、現代の住宅に潜んでいる、様々なごく微小な脅威に対する恐怖が続いたことから利益を得たのだった[87]。

20 世紀の中葉には既に、喘息患児を青空学級や山岳地帯の保養地に転地

させることで実際に症状が改善するという報告などから、アレルギー科医たちもこうした住宅環境の重要性を認識していた。こうした改善例では、物質的なものと情緒的なものの双方がその家庭での有害因子であろうと考えられていた。1960年代から70年代にかけて先進国の室内環境が劇的に変化したことによって、アレルギーの心理的な側面への関心が確かに持続していた一方で、アレルギー科医と疫学者は現代の住宅でアレルギーが増加する傾向を説明し、同時に新たな抗原を回避する方法を示唆する潜在的アレルゲンの同定にもっぱら集中するようになった。一部の論者によれば、屋内気の汚染は引き続き「1980年代における大気汚染についての、もっとも重要な唯一の新たな論点」になり[88]、多くの国での全国調査を促進し、建築用材や家具等の消耗品から発散されている様々な新規汚染物質が持つ（アレルギーとがんを含む）健康リスクに対して、グローバルな調査が行われるうえでの刺激を与えたのだった[89]。

　アレルギー科医たちは次第に屋内環境のガス、煙、塗料の臭い、あるいは様々な揮発性の有機化合物がアレルギー症状を悪化させることがあると理解するようになったのだが、戦後期にはその伝統的な路線に沿って、ハウスダスト（家の中のほこり）のアレルゲン性に注目するようになった。臨床家や患者には何世紀もの間、家庭や職場のほこり（ダスト）が喘息の症状を悪化させると知られていた。喘息、花粉症、そして湿疹がアレルギーという見出し語で1つにまとめられた20世紀初頭には、臨床家たちはほこりの抽出物によって皮膚の陽性反応が惹起され、それがアレルギー症状を誘発できるということを目で見てわかる形で示していた[90]。結果として、アレルギーでほこりが果たす役割には議論の余地が残り、かつアレルギーを引き起こすほこり中の責任物質は何年もの間、謎のままだったのだが、（この事実はジョン・フリーマン John Freeman に「アレルギー界のやっかいごと allergic bogy」の1つだと非難された[91]）花粉が屋外環境でそうであったように、こうしたほこりは屋内アレルゲンの原型となった。

　ハウスダストとアレルギーの関連についての持続する関心は、そのまま永続せずに下火になったのだが、それはこうしたほこりがヒトや動物の皮屑

（ふけ）、羽毛、微生物、真菌、藻類、そして食物、昆虫、植物の死骸といった多くの異なる成分の混合物であるという知識が得られたためだった[92]。多くの研究で示されたように、こうした物質の多くがアレルギー反応を起こした。例えば 19 世紀にはすでにネコやイヌが、喘息や鼻炎を引き起こすと知られていて、20 世紀初頭にはアメリカとヨーロッパの双方のアレルギー科医たちによって、ペットからの動物皮屑が潜在的な屋内アレルゲンであると同定された[93]。当初は動物皮屑に対する過敏性が喘息ないし鼻炎の原因になるという見解を拒否したアレルギー科医もいたのだが、その後の研究によって研究者たちは、特にスカンジナビア半島北部のような特定の地域では、確かにペットが現代社会における屋内アレルギーの重大な原因であるという結論に導かれた[94]。実際、21 世紀になると屋内動物のアレルギーへの関与がより重要なものになったことに刺激されて、アレルゲン遺伝子を欠損させた「遺伝子組み換え transgenic」のデザイナーペット（遺伝子操作されたペット）の製造を計画しようとした米国の会社もあった[95]。

とはいえ、1960 年代に当時ライデン大学のアレルギー学科にいたラインデルト・フォールホルスト Reindert Voorhorst（1915 年生）と共同研究者たちは、ほこり中のアレルゲン性の含有物質は、ほぼどの環境でも動物の皮屑ではなく、どこにでもいるダニの一種であるヤケヒョウヒダニ *Dermatophagoides pteronyssinus* である、と示したことで、ほこりがアレルギーに果たす役割の理解を大きく転換させた[96]。微小なダニが喘息を引き起こしている可能性は、1928 年にドイツの内科医であるヘルマン・デッカー Herman Dekker が初めて指摘していた。喘息へのダニの関与を考えるうえで、デッカーがダニその他の有害な生物由来物質の増加に必須な条件を、現代的なライフスタイルが生み出しているという点を強調していたのは重要である。

　　それにも関わらず、——皆さんは喘息を起こすダニについての問題に対して、お望みならば自分自身をあてはめてみることができるが——現代の洗練された人物が、衛生のあらゆる原則をあざ笑うかのごときベッドで

眠っているというのは、衛生面でのアナクロニズム（時代錯誤）である。すなわち、何年もの間ほこり、真菌胞子、微生物、そしてじめじめとした保温の影響によって中身が汚されたベッド、つまり真菌、酵母や有害な害虫にとっての豊かな土壌であり、しばしば何年も、あるいは何十年もの間洗浄されておらず、かさばる寝具類を叩いたり陽光にさらしたり、洗濯することも真剣に思い出されることのないようなベッドである！ 完全に無視されている衛生の一側面だ！ なおさら悪いのは、喘息がダニによって起こされる唯一の病気ではないのは間違いない、ということだ[97]。

　デッカーの推論は、実際にフォールホルストや共同研究者たちによって確証されることになった。彼らはほこりアレルギーとヤケヒョウヒダニに対する皮膚の反応性に密接な関連があると示しただけでなく、ハウスダスト中のダニ量を決定づけるうえで温度と湿度が果たしている役割も立証した。フォールホルストの結論と、それに続いてダニの排泄物こそが潜在的なアレルゲンであると同定されたことは、すぐに世界中のアレルギー科医によって受け入れられ、その影響をうけてハウスダスト中のダニの生物学や生態についてのグローバルな研究が始まった。何より（しばしばメディアによって報道された）多くの研究によって、寝具、カーペット、布地の室内装飾品〔カーテン、クッションカバーなど〕、そして玩具におけるダニの生息率が明らかになり、湿度がダニ密度に与える影響と、定期的な掃除がダニの蔓延を抑えるうえで果たす役割が明確になり、そしてダニには喘息だけでなく、湿疹や鼻炎も惹起する能力がある、と示された[98]。

　重要なことだが、ダニの生態についての知識が増加したことによって、喘息その他のアレルギー疾患の、季節、気候、地理や職業による有病率の変化についての新たな解釈が生まれた。1960 年代および 70 年代に様々な研究が、ダニ生息数の変動こそが、夏季の終わりの数カ月に生まれた小児に、ダニ生息数の増加に伴ってアレルギー性疾患の頻度が高く、秋季になって症状が悪化する、その主要な原因になっていることを示唆していた[99]。特定の気候状況がダニに与える影響によって、アレルギーの地理的な分布もまた裏付

けられた。例えば、南アフリカ海岸地方の一部における「気候性喘息 climate asthma」や、川に面した湿気の多い住宅で喘息の罹患率が増加することは、こうした土地では湿度の地域差がダニの増殖を促すという形で説明された[100]。逆に、高地で喘息症状が改善するのは、低温で低湿度の環境ではハウスダスト中のダニ量が少ないことに関連していた[101]。これに加えて、ダニの生息数を減少させる手段として定期的なベッドのクリーニングが奨励されたが、一方では清掃業者や主婦にとってはベッドメーキング自体が職業性の危険因子となっていて、それは結果的に女性でダニ感作率がより高いということを説明するのに役立った[102]。

　しかし、ハウスダスト＝ダニ理論の持つ主な魅力のひとつは、特定の季節、気候ないし地理的なアレルギーの分布だけでなく、喘息、鼻炎や湿疹のグローバルな経時的トレンドもそれによって説明できるという点にあった。アレルギーにおけるダニの役割についてのエビデンスが増加するにつれて、アレルギー科医は、1928 年にデッカーがほのめかしていたように、屋内での生活や清掃の習慣が現代におけるアレルギーの蔓延を作り出しているかもしれないという可能性を追求し始めた。20 世紀後半には、特に喘息有病率と死亡率の急増を経験したニュージーランドや英国のような国々では、作り付けカーペットの使用率が劇的に増加していた。例えば 2000 年までに、フランスの 16％に対して、英国ではおよそ 98％の家に作り付けのカーペットがあった[103]。同時に、カーペットや他の布製調度品の構造もまた、合成繊維が導入され、旧来の織物の代わりに房状のカーペットが使われるようになり、そして製造業者が床の表面をきれいに保つために汚れやほこりが下層に沈みこむカーペットを設計したことによって変化した[104]。こうした技術的な進歩の結果として、現代のカーペットは真空掃除機の効果に対して従来よりも抵抗性になり、房の基部や下敷きのなかにもっと水分を貯留しやすくなり、そしてハウスダスト中のダニが生存し増殖するのを促した。千年紀の終わり（2000 年ごろ）までに、研究者たちは 1 平方メートルのカーペットの中には実に 100,000 匹ものダニがいて、カーペット中のアレルゲン量は滑らかな床の 6 倍から 14 倍に達すると見積もった[105]。

　それ以外に、ハウスダスト中でダニの増殖を促すような屋内生活上の大きな変化が、より広範囲の政治や経済の要因からもしばしば引き起こされた。1970年代の半ばには石油輸出国機構 the Organization of Petroleum Exporting Countries（OPEC）が、中東戦争が勃発したことに続いて、西ヨーロッパ諸国へ圧力をかけるために石油価格を劇的に上昇させた。燃料費の高騰と猛威を振るうインフレーションに直面して、温帯にある多くの先進国ではすぐに、持ち家の所有者が、暖房費を減らしエネルギーを節約する必要性に従来よりも気を配るようになった。結果として、持ち家の所有者たちは家に断熱材を組み込むようになり、古い窓を二重ガラスに取り換え、ドア周りの隙間風を予防しようと努めた。こうしたエネルギーを節約するための手段は、室内の換気には有益な効果があると従来強調されてきたのとは対照的で、かつ一部の国では、特別な税額控除によってこうした手段が促進されていた。この変化は全体として、換気を減少させ、湿度を増加させ、そしてダニがカーペットや寝具その他の布製装飾品の中で増殖するために望ましい環境を与える効果を持った[106]。こうした傾向は、セントラルヒーティングが室内の空気を乾燥させ、それによってダニ濃度を減少させたために、ある程度は緩和されたかもしれないのだが、住宅デザインや織物類が大きく変化したことによる全体的な影響は、特に現代の西欧住民の間に、ダニや動物皮屑のような屋内アレルゲンへの暴露を増大させた。

　喘息、鼻炎、そして湿疹の多くの症例で、ハウスダスト中のダニへの感受性が原因であるかもしれないというエビデンスは、それらへの特異的な治療戦略や予防戦略の形成を促した。まず何よりも、アレルギー科医たちは、ある程度精製された、市販のダニ抽出液を用いた減感作療法の有効性と安全性を評価するために臨床試験を実施した。減感作療法によるとみられる利益に対して懐疑的で、副作用に対する懸念を持った論者もいたが、別の論文では喘息症状が実際に改善するとともに、注射療法のコースが終わると他の必要な治療が減少すると報告された[107]。ダニの生態学についての知識に加えて、病院ではベッドリネンの頻繁な交換と洗濯、そしてマットレスの定期的な洗浄の結果としてダニ生息数が少なくなると研究から示唆されたこともあり、

臨床家たちは室内のダニ密度の低下を目的とした綿密な清掃計画も考案した[108]。こうした多くの調査では自己記録による症状が大幅に改善し、無視できないような気道（気管支）過敏性の改善を認めたが、一方で臨床家たちは、比較試験で検討された多くのアレルゲン回避プロトコールは、患者やその介助者たちが家庭で再現するには過剰な負担であり、（通常用いられる真空掃除機の使用のような）清掃法の一部には室内気のダニ密度を低下させずにむしろ増加させる傾向がある、ということを理解してきた。結果としてアレルギー科医は、ダニへの暴露を最小化するもっとも有効な手段は、単純にカーペットを除去することだ、としばしば勧奨するようになった[109]。

　ハウスダスト中のダニ量とアレルギーの動向の間につながりがあると専門家と大衆が気づいたことによって、商業的なチャンスもまたもたらされたが、そこには製薬会社によるダニワクチンの販売だけでなく[110]、清掃産業による殺ダニスプレー、マットレスや枕カバー、エアコン、そして微粒子に対する高効率空気フィルター付き真空掃除機の考案や販売も含まれた[111]。アレルギー科医たちは、ダニへの懸念から、屋内アレルゲンへの暴露を減少させるために自宅の室内装飾デザインをシンプルにするよう患者に勧めるようにもなった。ヤケヒョウヒダニが多くのアレルギーを引き起こすダニとして同定されるかなり前だが、アレルギー科医たちはすでに両大戦間期には、患者やその両親に、ほこりの集積を防ぐための適切な指導を行っており、こうした指導の中には、じゅうたん、カーテンや絵画を取り除くか定期的に洗濯すること、床や家具を水で濡らすか油をしみこませた布で拭き掃除すること、掃除機をかけること、そして自宅内に動物を入れないことが含まれた。極端な場合には、アレルギー科医がシュトルム・ヴァン・ルーヴェンの考えた、密閉されてフィルターされた空気で換気されているアレルゲンフリーの（あるいは「瘴気フリー miasm-free」の）部屋というアイディアを採用するよう勧めることもあった[112]。

　戦後期になり、アレルギー科医がアレルゲンフリーの住宅を作るための理論を確立しようとするにつれて、こうしたアドバイスは増加した[113]。シンプルな室内装飾への好みは、新たに室内環境とアレルギーの関連が理解された

ためだけではなく、清潔で広々としていて機能的で、整理整頓された室内装
飾が重要であると強調する現代建築の動向や、病原菌が蔓延することへの伝
統的な不安によっても形作られていたのは重要なことである。20世紀初頭
には、大西洋の両岸ではデザイナーや社会改革家が、ヴィクトリア様式の住
宅、その枕、ドレープその他の布製調度品やヴィクトリア様式の衣類こそが
ほこりのたまり場であり病原菌にとっての肥沃な土壌であるとして非難し
た[114]。1950年代から60年代にも住宅での感染を制御することへの関心は続
いていて、ほこりがアレルギーに果たす役割が明らかになったことと、アレ
ルギー疾患の頻度と重症度が増大しているというエビデンスによって、デザ
イナー、建築士、そして家事の手引書の執筆者たちが、殺虫剤その他の清潔
用品の生産業者とともに、金科玉条としての清潔さへと導かれる傾向が事実
上強められた[115]。20世紀の終わりには、こうしたトレンドによって環境に
やさしい住宅建築や「低アレルゲン性」住宅の建築が促され、こうした住宅
では「エネルギー消費と生活の健康さの両方」を改善するために「房状の
カーペットや紙張りの壁」が「そぎ落とされた地中海風の見た目」に置き換
えられていた[116]。

　現代の室内環境への取組みが、感染症やアレルギー疾患のパターンに対す
る臨床家と大衆の関心を反映していた一方で、それらはとりわけ階級や
ジェンダーに関わる、より包括的な文化的ステレオタイプ（既成概念）を表
してもいた。現代になって複数の論者が明らかにしたように、国家や地域間
で室内様式や家事習慣が実際に異なることによって、湿気や過密人口のよう
な環境因子とともに、異なる人種および民族的なグループや異なる階級で
は、アレルギー疾患の罹患水準に大きな差があることを説明することができ
た[117]。しかし、一部の歴史家たちが示唆しているように、大西洋の両岸での
こうした室内の清潔さを求めての十字軍運動には、中産階級に属する社会改
革家たちが、労働者階級や、一部の例では移民コミュニティの生活習慣や住
宅を改善しようとする努力も含まれていた[118]。皮肉なことだが、花粉症患者
へ花粉の時期には旅行に出るように、と勧めたように、屋内環境の病原菌や
アレルゲンを回避するために住宅の所有者たちに推奨された様々な戦略（備

え付けの家具や室内装飾の変更ないし衛生状態の向上）は、おそらく多くの
労働者階級の家庭ではその経済力を超えていた。

　現代の医学文献によれば、室内衛生を維持する負担が母親たちにかかって
いるということも明らかなようだった。例えば 1976 年に刊行された有名な
アレルギーに関する手引書の中で、（米国の小児アレルギー科医で臨床生態
学者でもある）ドリス・J・ラップ Doris J Rapp と A・W・フランクランド
A.W.Frankland は「多忙な主婦にとって、家全体をアレルゲンフリーに保つ
のは不可能（であり不必要）である」と述べている[119]。1982 年には同様に、
英国のブリストル Bristol からの、住宅のハウスダストに含まれるダニの研
究でも同様に、ほこりのダニを除去するためのどんな方法も「監督を受けて
いない母親が自宅で長期間にわたり有効に実行できると期待できる、シンプ
ルで時間のかからないものであるべきだ」と警告を発している[120]。こうした
意見表明は（清掃用品の広告がもっぱら主婦向けであるのと同様に）20 世
紀後半の多くの婦人たちにとっての実際の室内生活を間違いなく反映してい
たのだが、一方でそれらの見解は、ジェンダーによる労働の分断を強め、ア
レルギーを発症するうえで母親が果たす役割についての伝統的な先入観を繰
り返していた。例えばそれは 1940 年代や 50 年代には喘息についての「息苦
しいほどの母の（過剰な）愛情 smother love」という理論で既に明らかだっ
た[121]。

　千年紀の終わり（2000 年ごろ）に、喘息におけるハウスダストの役割に
ついての議論にはさらなるねじれが起こった。2000 年に『ランセット
Lancet』誌で発表された米国からの研究報告で、ほこり中に存在する特定因
子（細菌のエンドトキシン）が乳児をアレルギーの発症リスクから保護して
いるかもしれないと示唆されたのである[122]。日刊紙上の紙面ではすぐに「家
事アレルギーの allergic to housework」人々（驚くべきことではないが、幼い
娘をその前景で遊ばせながらテレビのほこり掃除をしている女性のイラスト
がついていた）にとって、今や「少々のほこりは良いものなのかもしれな
い」ということが確かめられたようだ、とこの知見を好意的に報じた[123]。ハ
ウスダストがアレルギーに対して中心的な役割を果たしているという考え

は、家庭その他の室内環境で別のアレルゲンに暴露することが決定的なのかもしれない、というエビデンスによっても異議を申し立てられた。すなわち家庭と同様に学校、職場や工場に存在する昆虫、プラスチック、小麦粉、コーヒーやトウゴマの実、ラテックス、塗料中のイソシアネート類その他の多様な物質が、アレルギー疾患が増加している原因であるという仮説が絶え間なく続く研究報告によって探究された[124]。こうした研究が完全にハウスダスト中のダニに対する臨床的な関心に取って代ることはなかった。しかし、現代人が生活ないし労働している、より広い意味での身体的な環境への注意をうながすという意味で、こうした研究結果はアレルギー学者や疫学者を、現代の環境でアレルゲンへの暴露リスクを増大させるか、あるいは生物学的反応性を無視できないほどに修飾するような、新たなライフスタイル上の要因を見つけ出すように促したのだった。

ライフスタイルと病気

　20世紀の間に、先進国と発展途上国の双方で人々のライフスタイルには重大な変化があった。広範囲に及ぶ都市化や工業化のプロセスが職業やレジャーの様式とともに屋外環境を変化させたのに加えて、人々がより迅速により遠くへ移動するようになるにつれて道路、鉄道や空の交通量が増加した。各国の料理が世界中に普及したことや母乳栄養が減少したこと、そして合成保存料や着色料が導入されたことによっても食生活が変化し、新しい化合物が医薬品、合成洗剤、殺虫剤、塗料や香水などに広く含まれるようになった。同時にテレビやコンピューターといった技術のイノベーションが、家庭内でのスタイルの変化と相まって屋内環境を劇的に変化させ、より座りがちなライフスタイルを普及させた。20世紀の間に電気機器の品数が増えるとともに、平均的な家庭のサイズはほとんどの西欧諸国で小さくなり、テレビは「今日の新たな家庭の一員」と示唆する市場調査も出現するようになった[125]。

　現代生活の劇的な変化がアレルギー疾患や、実際にはがん、心臓病、糖尿病や肥満といった他の多くの「金持ち病 disease of affluence」の増加傾向に

関与しているというのは驚くべきことではない。20 世紀の終盤にかけて、西欧の食生活の変化が喘息、花粉症や湿疹の有病率の増加に対して責任があるかを明らかにするために多くの国際的な研究が行われた。何よりこうした研究では（卵、牛乳、小麦のような）すでに確立されたアレルゲンの役割だけではなく、ピーナッツやキウイフルーツのように、人々が比較的新しい、ないしは外来のアレルゲンに曝露されるようなより豊富で多様な食事が取り入れられたこと、そしてパック済みの食事や大量の塩分と人工添加物を含有する「ジャンクフード」が優勢になったことにも注目していた[126]。例えば、サウジアラビアでのある調査では、伝統的文化を守る地域での新鮮な野菜、牛乳、米、鶏肉や果実を用いた田舎風の食事（対照的に都市部では輸入ないし加工食品が好まれていた）は小児喘息のリスクを軽減すると結論付けている[127]。次章で論じるが、20 世紀後半には食物アレルギーの実態についての議論が戦わされていたが、それでも専門家と大衆の間で、食物添加物がアレルギー疾患に果たす役割に対して続いた懸念は、食品産業への規制を強化し「アレルゲンフリー」食品の認知度を高めただけでなく、臨床生態学 clinical ecology が、人目を引くが議論の的となった医学の一分野として、環境中に隠された健康への危険因子を同定し除去することを主要な目的として、生み出されるのを助けたのだった。

　食物とアレルギーの関係への関心は、母乳栄養と人工乳の相対的な影響についての研究も生み出した。戦間期に公表された複数の研究で、すでに乳児へ牛乳を与えることによって乳児湿疹の頻度が増加すると示唆されていた[128]。これに続いて 1970 年代から 80 年代にかけて行われた研究によれば、母乳栄養は、特に IgA の濃度が低い生後数か月間においては、結果的にアレルギーの頻度やその後の発症率を低下させた。例えば 1978 年にはフロリダ大学のハインツ・ウィッティヒ Heinz Wittig と共同研究者たちが、アレルギー疾患の発症年齢は、母乳栄養の小児（平均 7.1 歳）が人工乳栄養（平均 4.5 歳）に比べて有意に遅いというエビデンスを示している[129]。しかし、母乳栄養をアレルギーを減少ないし発症を遅延させる手段として推奨した人々は、母乳を経由して多くの潜在的アレルゲンや工業的な汚染物質が子どもへ

移行するかもしれない、という研究によって異議を申し立てられた。その流れでは、1988 年にはイタリアの研究者たちによって、母乳栄養児では一般的なアレルゲンに対するスキンプリックテスト〔アレルゲンに対する皮膚テストの一型〕の陽性頻度がより高いと示された[130]。その数年後には『ランセット Lancet』誌上で公表された、いくつかの独立した研究でも同様に（例えば母の食事に由来した）母乳中のアレルゲンは、そうした素因を持つ乳児を感作する方向で働き、母乳栄養がアトピー性疾患の発症リスクを増大するかもしれないと結論づけている[131]。

　アレルギーを引き起こすような出生前ないし小児期早期の環境を形成するうえで、母親（そしてそれほど明白ではないが父親）が果たしているきわめて重要な役割が今まさに大きな関心を集めているのは、両親の喫煙に関する諸研究でも明らかだった。もちろん、一部の論者が 1970 年代に明らかにしたように、アレルギーと喫煙に統計的な関連があるということは、必ずしもタバコの煙が単純にアレルギー患者の呼吸器症状を引き起こしたり悪化させていることを示しているわけではなかった。つまり、アトピー（素因）の方が喫煙に関連した気管支過敏性のリスクファクターを構成している、というエビデンスの形でも解釈されることが可能だった[132]。それでもそれらに引き続く諸研究では、主として受動喫煙と小児喘息の罹患率の間には因果関係があるということが強調された。1990 年代には、米国では妊婦か小児期早期の両親どちらかによる喫煙でほぼ 400,000 人に達する喘息症例が引き起こされていると見積もられた[133]。アレルギーの有病率や罹患率に対してどれだけ受動喫煙が関与しているかを評価するこうした試みは、グローバルな喫煙動向が健康に及ぼす影響への懸念が増したことだけでなく、出生前における成人疾患の起源や、喘息の母親由来のリスクファクターに対する関心が生じてきたことによっても影響を受けていた[134]。

　現代のライフスタイルが健康に及ぼす影響についての関心は、明らかに生産や消費のパターンが実際に変化したことを反映していたが、一方でそれは文明に内在する危険因子と、西欧消費社会が常習的に健康の代償として豊かさを作り出していることに対する伝統的な不安を裏付けてもいた。従って、

20 世紀末の西洋型ライフスタイルへの多くの批判では、質の悪い食事、喫煙や運動の欠如にその焦点を当てていたが、それらは 18 世紀に痛風や神経質の原因として不摂生や暴飲暴食が批判されたこと、トーマス・ベドーズ Thomas Beddoes による 19 世紀前半の富裕階級における肺病についての論述、そして 19 世紀後半から 20 世紀前半にかけての狂気と文明の間には明らかな関係があるという強迫観念と、明らかに同質の響きを帯びていた[135]。しかし、レトリックとしての連続性は明らかだったが、戦後のアレルギーについての議論では、文明への不満というペシミスティックな感傷に対して新たな見解を付け加えており、その中ではアレルギーのこうした驚くべき出現が、医学や衛生的基準の急速な発達と同時に、物理的に屋内外の環境が変化したことと、西洋型ライフスタイルの劇的な変化に起因するとされた。

　1980 年代後半には、ロンドン大学衛生学・熱帯医学部門 London School of Hygiene and Tropical Medicine の疫学者だったディビッド・ストラッチャン David Strachan が、花粉症と湿疹についての大規模研究で自身が得た結果を発表した。その結果は注目すべきものだった。「検討された 16 の周産期、社会的、そして環境因子で、花粉症ともっとも強い相関関係を認めたのは家族の大きさで世帯内での立場だった」のである[136]。つまり家庭内に多くの子どもがいれば、そして特に年長の兄弟姉妹がより多ければ、花粉症と湿疹の有病率はより低くなった。ストラッチャンは自らが得た結果からの考察によって、これに続く論争では「衛生仮説 hygiene hypothesis」として知られるようになった 1 つの仮説を以下のように提唱した。

　　こうした観察結果からは、ウイルス感染、ことに呼吸器に対する感染がアトピー（性疾患）の発症に関わる重要な促進因子であるという推論は支持されない。むしろこうした結果は、小児期早期に年長の兄弟姉妹との非衛生的な接触によって（直接）伝播されるか、出生前に母親が年長の子どもたちとの接触で移された感染症によって、アレルギー疾患が予防されるという形で説明できるかもしれない。その後の年下の兄弟からの感染ないし再感染は、花粉症に対する防護効果をさらに強める可能性がある[137]。

　重大なことであるが、衛生仮説は西欧先進国での家族の大きさによる疫学的な変化を説明できただけでなく、ボストック、ブラックレイやベアードのような、この領域の開拓者たちによって特定されてきた花粉症の社会的、地理的、そして歴史的分布に対する、推論としての生物学的理由づけも提供した。

　過去一世紀にわたって、縮小する家族の大きさ、家庭生活の快適さの改善、個々人の清潔さの基準の向上によって、若年家族での相互感染の機会は減少した。こうした変化は、かつて花粉症にもそれが起きたように思われるが、より富裕な人々で先行して現れたアトピー性疾患が、臨床のなかでより広範に出現することにつながったかもしれない[138]。

　ストラッチャンが家族の大きさと衛生状態を強調したのは完全に新しいことではなかった。1950年代にはすでにジョン・フリーマンが、アレルギー疾患は同胞（兄弟姉妹）が少ないかいない小児で、より一般的であると示唆している[139]。1976年には、『ランセット Lancet』誌のある注釈でも「アレルギー疾患は高アレルゲン性の物質が豊富な環境で、衛生状態が改善することに対して人類が支払わなければならない対価なのかもしれない」と警告した[140]。しかし、フリーマンが「アレルギー外来で一人っ子の頻度が異常に高いこと」を情動上の息が詰まるような圧迫状態に由来すると表現していたのに対して[141]、現代における衛生仮説の提唱者たちは、彼らの解釈を免疫学的な成熟という形で表現することを好んだ。その主張によれば、小児期早期の感染症が低頻度になると、免疫系のバランスの乱れ（例えばT細胞サブセットのTh2反応への極性形成（分化））を生み出し、結果として潜在的な抗原に対する原始的あるいは未成熟な免疫反応が引き起こされ、自己免疫疾患と同様にアレルギーを発症するのだった[142]。

　ストラッチャン自身は後に衛生仮説の妥当性に対して疑念を抱くことになったが[143]、それでも現代の衛生的なライフスタイルには否定的な側面があるという可能性は、報道関係者のかなりの注目を集め、無菌環境は危険であ

る、という科学記事がいくつも出版されただけでなく、多様な国際的研究によって衛生仮説への情況証拠が増加しているのが白日のもとにさらされた。例えば複数の研究で、日中に保育園を利用している児童はより多くの感染症を経験しがちであり、自宅で世話をされている子どもたちよりもアレルギーを発症しにくいと指摘された[144]。同様に、寄生虫に感染（そこでは IgE 抗体が主要防御メカニズムを構成している）している一般人口での罹患率とアレルギー疾患の発症には逆相関があるようであった。この関係は、熱帯性気候の中ではアレルギー疾患の有病率が低いという現象を説明するのを助けただけでなく、寄生虫を人為的に注射投与することによってアレルギーが治療できるかもしれないという示唆をもたらすことにもなった[145]。より重大かつ論争の的になっているが、西欧社会で抗菌薬の使用が増加し小児期の予防接種が普及したことが、アレルギー疾患の増加傾向の引き金となった可能性を指摘した一部の論者もいた。というのは、どちらの形の医学的介入も、もしかすると一般的に正常とみなされる免疫学的成熟の機会を減少させるかもしれないからである。この推論は特に、人智学会の生活習慣に従っていて、その結果、抗菌薬やワクチンに接する機会が少なく、かつ生きた乳酸菌の豊富な発酵野菜に富む食事をとっていた子どもたちの研究によって支持されることになった[146]。

　興味深いことだが、現代の衛生環境こそが新たな疾病パターンが出現した原因かもしれないという現象に対する強い関心は、汚れに対する疫学的および文化的な固定観念を逆転することになった。産業革命と病原菌の発見の影響を受けて、19 世紀後半の医師たちや社会改革主義者たちは、汚れが公衆衛生に対する最大の危険因子の 1 つであるととらえていた。栄養状態が改善し、医学が進歩したことに加えて屋内外の予防的な衛生対策が採用された結果として、ほとんどの先進国で感染症による有病率と死亡率は劇的に低下した。しかし、西欧医学と文明による細菌その他の微生物に対する相対的には成功した戦いによって、世界中に免疫が介在する慢性の疾患群が新たに大発生してしまった、というのは考えられることである。部分的には製薬および清掃産業の経済的な利得に突き動かされて、個人の清潔や室内衛生が追求さ

れたことによって、個々人の免疫学的なバランスとともに、地球規模での生態学的な平衡状態がかく乱されたように思われる。衛生仮説を信じるならば、現代産業社会によって新たな健康へのリスクが作り出されつつあり、これは人為的に旧来の汚れや疾患に曝露することによってのみ抑制されうることになるだろう。新たな千年紀の始まりにあたって、特に西欧圏の科学者は、自然な形と思われる生態学的調和を取り戻し、破壊的ではなく防御的な形での免疫反応を促すために、逆説的ではあるが細菌を含有する錠剤やプロバイオティクスで治療を行うことを推奨するようになった[147]。

文明の噴火口

アレルギー科医たちによれば、20 世紀の終わりまでに多くの現代人はアレルギーが誘発される世界で生きるようになっていたが、それは屋内外の環境、ライフスタイル、そして文化や商業の劇的な変貌によって生み出され形作られてきた。したがって、工業社会は健康や長寿に対する新たなリスクを生み出したわけだが、それには深刻で時には致死的なアレルギー反応を引き起こしうる、ほこり、花粉、大気汚染物質、昆虫、動物、化学物質、医薬品や食物に暴露する危険が増したことも含まれていた。ある面で、現代社会に隠されたアレルギーの殺到する脅威は現実のものになったようである。20 世紀後半の間にも医学界および一般向けに、着々と新たな物質へのアレルギーが報告された。つまり、ピーナッツ、果物、石鹸、洗剤、シャンプー、麻酔薬や抗菌薬、あるいは精液のような体液に対してさえもアレルギー性を示すような患者たちである。一部の新聞記事によれば、人々のなかには電気や陽光に対する一風変わったアレルギーを示すものもあり、コンタクトレンズの使用によって免疫学的機序が介在する、ある種の結膜炎が引き起こされたことで証明されたように[148]、アレルギー疾患では新たな形で諸臓器が侵されるようになった。潜在的なアレルゲンの多様性が広がるにつれて、アレルギー反応の頻度、重症度や複雑さも明らかに広がった。1979 年には、医学雑誌でのラテックスアレルギーの症例はわずか 2 例の報告であった。しかし、20 世紀の終わりまでには、天然ゴムラテックスへの皮膚炎と喘息の両

方を引き起こすようなアレルギーは、医療従事者の職業上のよく知られた危険因子となっただけでなく、おもちゃ、衣類、風船やテニスラケットの柄などに意図せずに接触した小児および成人でも顕著に認められるようになり、ラテックスアレルギーに対する支援グループの設立を各国で促すことになった[149]。注目すべきことに、ラテックスへの過敏性は「ラテックス＝フルーツ症候群」という形でも現れてきたのだが、その中では患者たちがラテックスのタンパクとある種の食物、特にバナナ、アボカド、ナシやクリのタンパクに対する交差反応を示していた。とりわけ、ラテックスアレルギーはキウイフルーツへのアレルギー反応とも関連していた。この果物は英国および米国のスーパーマーケットには 1960 年代に初めてぜいたく品として取り入れられたのだが、20 世紀の最後の 20 年の間にますます重症のアレルギー反応を引き起こすようになった[150]。

　アレルギー反応の重症度と頻度が増していったことは、明らかに患者たちの健康状態に対するとらえ方に影響を与えた。英国喘息協会が 2004 年に行った調査によれば、喘息患者はしばしば自分たちが「剣が峰の上で暮らしている living on a knife edge」と感じており、呼吸困難の次の発作こそが自分たちにとっての最後の発作になってしまうのではないかと恐れていた。この報告書への寄稿者の 1 人は「私は時限爆弾とともに生きているようです。ひどい発作になった時は、私は『この発作が私を殺すのだろうか？』と自問しています[151]」と述べている。明らかに患者たちの経験や恐怖は真実のものだったが、それにも関わらず、戦後期に疫学的な面でアレルギーがグローバルに蔓延し重症化したことが、生物学的な事実なのか、加熱するマスコミ報道によって作り出された幻想なのかについて疑念を抱いている論者もいた[152]。この点についてのエビデンスは曖昧でいくつもの意味に解釈できるとわかっている。20 世紀後半の報告では、確かにアレルゲンの多様性やアレルギーの有病率が第二次大戦後に劇的な増加を示したと主張されていたが、両大戦間期や戦後すぐの時期に刊行された文献や教科書では、第一世代のアレルギー科医たちが既に推定されるアレルゲンが非常に広範囲であると気づいていただけでなく、同時に、学術的な報告やマスコミ報道が激増するのに

先行して、かなりの割合の西欧人口がアレルギーに悩まされていると既に主張していたと示している[153]。これに加えて、新来の物質に対する特異体質反応が出現してはきたが、それでも20世紀後半における大部分の花粉症、湿疹や喘息の症例が、かなり狭い範囲のよく知られた抗原、つまり花粉、ハウスダスト、動物とある種の食物によって引き起こされていたのは明らかだった。

　したがって、アレルギー科医と疫学者によって注意深く記録されたアレルギーの大流行が、メディアによってセンセーショナルに報道され、患者と国内外の保健医療機関に深刻な恐怖を与えたことは、ある意味では、空想上のものであった可能性がある。1980年代にウルリヒ・ベックが指摘したように、健康リスクとは、過去に起きたことの知識だけではなく、未来への恐怖によっても形作られた「現実かつ非現実」のものであるかもしれなかった。したがって、現代のリスク社会とは「破局の瀬戸際にある社会 catastrophic society」なのであり、そこでは「例外的な状況が標準になる恐れがあり」、リスクの評価は主として「未来に予測された危険性」によって形づくられる。ベックによれば、文明の噴火口が今まさに噴火しようとしており、結果として現代の生活者たちにアレルギー、がん、そしてその他の疾患の大流行をもたらしているという広範囲かつ根強い恐怖が、大衆が新たな健康への脅威を認識するのを促進し、リスクを軽減するために国内外での戦略を立てることを促した。喘息患者たちの増大する不安と同時に、医療制度改革を求める政治的な訴えとも共通の響きを持つ発言であるが、ベックは「時限爆弾の針が時を刻んでいる。その意味でリスクとは、阻止されなければならない未来像を表している」と述べている[154]。

　ベックの言葉が示しているように、20世紀の最後の10年間に世界中に広まったと考えられる、アレルギーの大流行についての広く共有された懸念は、西欧文明によって新たなアレルゲンが作り出されまき散らされたという点だけでなく、同時代のリスクアセスメントへの強い関心と、それに関連して、現代文明が我々に馴染みがないが予防可能な、環境や公衆衛生に対する危険因子を生み出していることへの不安という形でも理解することができ

る。アレルギーがこのように増加していることに対して、日々増大している懸念の深刻さや関心の強さと、現代消費文化によって創り出されたより広範囲の環境リスクに対する大衆の不安が、どちらもどれほど深刻なものであるのかは、汎アレルギー症候群 total allergy syndrome の病因論やその生態学的な重要性についての議論ですぐに明らかになった。これは戦後期に初めて新たな臨床疾患として萌芽的な形で出現していたが、1980 年代初頭にはより広範囲の医療関係者やメディアの関心を集めるようになった。

　20 世紀の中葉には、さまざまで不明瞭な局所と全身の臨床徴候は、どこかに潜んでいたり、思いもよらないようなアレルギーによって引き起こされているかもしれないと複数の論者が述べていた。たとえば、すでに 1930 年代にはウォーレン・ヴォーン Warren Vaughan が、片頭痛や全身倦怠感のような、さまざまな非特異的な病的症状が「軽度のアレルギー」によって説明できるかもしれないと主張している[155]。1950 年代から 60 年代にかけて、米国のアレルギー科医や小児科医たちはこの着想を発展させて、女性により多く認められるが、神経疲労（衰弱）とは異なるような別のアレルギー症候群が存在する可能性を示した。例えば 1963 年のクロード・フレイジャー Claude Frazier によれば、こうした「アレルギー性緊張-疲労症候群 allergic tension-fatigue syndrome は、ほとんど同じような形で現れるアレルギーの全身徴候であり、実際には主に食物ないし薬剤や吸入物質に対する消化管の反応によって引き起こされる症候群かもしれない」とされた[156]。フレイジャーの臓器特異的でないアレルギー症候群という概念は、それが慢性疲労によって特徴づけられ、何よりも現代の食事の構成成分によって誘発されるとしていたが、こうした論述は食物アレルギー学者や臨床生態学者が 20 世紀の半ばから、それまでは見分けられなかった食物過敏症によって多様な症状が引き起こされることがある、と報告してきた業績にその多くを負っていた[157]。

　1980 年代の初めには、エイズに対する市民、専門家や政治家たちの懸念が出現したのとまったく同時期に、医学雑誌と一般報道の両方で、西欧型の環境に対するさらに悪性の全身反応についての報告が出現し始めた。すなわち、医学雑誌、新聞や一般雑誌が、ある種の患者の窮状に注目し始めたが、

226

こうした患者は中流階級の女性であることが多く、現代の工業化された環境での多様な要因に対して過敏性、ないしアレルギー性であるように思われた。こうした過敏症の患者では、都市部、職場、そして室内の大気中に含まれる化学物質や汚染物質への暴露によって、人を衰弱させるような頭痛、筋疲労そして精神的な無気力から、命に関わるような心肺の虚脱や重度の精神的な動揺に至るまでの症状が引き起こされた。近代後期（late modernity）の物質的な構成要素や文化的な関心の対象が蔓延させた、こうした危機的状況に対して、ますます不安を募らせた環境保護論者たちの訴える言葉の中では、こうした疾患は汎アレルギー症候群、多種化学物質過敏症 multiple chemical sensitivity、環境性疾患 environmental disease ないしは20世紀病 twentieth-century disease と変化する名前で知られるようになっていった。

　この疾病に対する臨床的関心は、おそらく北アメリカの臨床生態学者やアレルギー科医の間で最も明白だったのだが、にもかかわらず汎アレルギー症候群についての最初の「よく知られた犠牲者 popular victims」は2人の若い英国人女性であるシーラ・ロッサル Sheila Rossall とアマンダ・ストラング Amanda Strang であり、彼女らが一般大衆の注目を集めたのは1982年のことだった。新聞報道は、ロッサルとストラングの2人とも、一般的な食物や化合物（塩素、ガソリン、ナイロン、プラスチック、そしてインクのような）に対する過敏症状を示しており、どちらの女性も特別に用意された無菌環境に引きこもることで自分の疾患を緩和しようと試みていることを明らかにした[158]。これに続く数年のあいだに、臨床生態学者、アレルギー科医やジャーナリストは、汎アレルギー症候群のさらなる症例に加えて、関連した環境過敏症の症状であると考えられるような症例が散発しているとも報告した。すなわち、明らかに「ほとんどすべての食物にアレルギー性の」子どもたちや「シックハウス症候群 sick building syndrome」に罹患した労働者である[159]。

　最初にこの新たな症候群が世に現れた時から、臨床生態学者たちは、多種化学物質過敏症の広範でしばしば非特異的な徴候は、環境から嚥下ないし吸入された物質への特定の免疫反応に介在されている、ある種のアレルギー疾患であると主張した。しかし、この疾患の免疫学的な特徴が確立しつつある

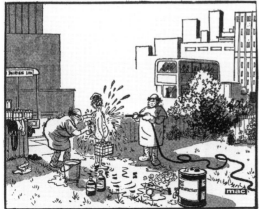

図15　2002 年 8 月のデイリー・メール紙。〔注：欄外のコメントは「まだ 2 日しか経ってないのに、あいつの牛乳を運ぶのに完全なアレルギーになったんじゃないかと思うよ」。左に乳製品を運ぶトラックが見える〕

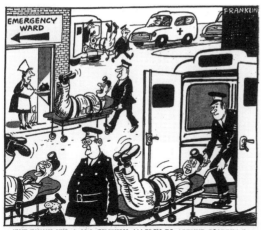

図16　1982 年 10 月のサン紙。〔注：欄外のコメントは「僕らは 20 世紀のアーサー・スカーギル Arthur Scargill アレルギーなんだと思うよ」。アーサー・スカーギルはイギリスの全国炭鉱労働組合委員長で、当時のイギリスを代表する労働運動家。アレルギーを起こした炭鉱夫たちが救急外来へ運ばれていく、という風刺画〕

のと同時期には早くも、正統派の医療職から、汎アレルギー症候群の生物学的な実在性に対して全面的な疑問符が投げかけられた。1982 年の 10 月には、この時シーラ・ロッサルは 2 年間にわたるダラスのアレルギー外来での治療を終えて空路帰国するところだったのだが、ロンドンでの国際会議に集まったアレルギー学者たちは、誰もが 20 世紀に対してアレルギー性でありうるという可能性はないと拒否した。すなわち、ある参加者によれば、これ

は「ばかげた話、アメリカ人によるばかげた話の一種」なのだった[160]。これに続く論評でも、環境性疾患という概念は厳しくも批判されただけでなく、多種化学物質過敏症の症例は、たいていの場合は実証できるないしは定量化できるような免疫学的プロセスによるよりも、むしろ精神的な混乱や特定の精神疾患によって起きているとほのめかされていた[161]。

　診断の正当性についての不確かさや、汎アレルギー症候群の病因論や病態生理についての専門職の不一致は、容赦なくメディアから暴露された。TVのドキュメンタリーでは、化学物質過敏症についての伝統的な医学と代替医学からの報告の両方に疑問の念が投げかけられた一方で、新聞の風刺画では、汎アレルギー症候群が初めて出現した 1982 年の時点の着想を嘲笑し、この疾患は社会的コメントと政治的な風刺の便利な媒体として用いられた[162]。1996 年の映画「安全 Safe」は、化学物質過敏症に罹患したアメリカの中流階級女性が経験した心身のトラウマについての「身も凍るような環境中の恐怖の物語」だと宣伝されていたが、その中で作者のトッド・ヘインズ Todd Haynes〔アメリカの映画監督（1961 年生）〕は、現代社会と在来型の医療は、罹患者たちが直面している実存的なジレンマにうまく対処できていないという点を批判しただけでなく、代替的なヘルスケアの価値観についても、個人の健康や幸福を追及することを第一に考えた、大気汚染を減少させ環境の悪化を制限するか改善するための、共同体としての社会活動を二の次にしていることを非難した。マシュー・ガンディ Matthew Gandy が主張しているように、ヘインズの化学物質過敏症に対する扱い方もまた、中産階級の健康と安全に対する渇望、エイズのような新疾患に対する広範な不安、そしてアメリカにおける政治的左派の絶滅などへの批判的な論評から成り立っていた[163]。

　正統的医学の医師たちや、映画監督あるいは風刺画家からの懐疑論、そして時には明確な敵意にもかかわらず、臨床生態学者や環境保護活動家たちは、汎アレルギー症候群が生物学的にも存在論上も現実のものであると弁護しただけでなく、この疾患がさらに深刻な生態学的重要性を持つと主張し続けた。科学ライターのピーター・ラデッキー Peter Radetsky によれば、環境

性疾患を持つ人々は「先を行く斥候であり、仮に人々が警戒していないとしても、彼ら以外の我々に今後起こりうることについての警告を与えている」のだった。胸を打つような各症例の病歴を用いて、ラデッキーはその「意思に反して、ただ自身の望まないその感受性のために、産業がそれに必須の化学物質とその毒性副産物を携えて運転席を占めている社会の、不幸な宿命を訴える実例となって彼らは預言者として働いている」と述べている[164]。ラデッキーによる将来の健康リスクに対する警告は、現代文明の危機についての他の非難とも共通の響きを持っていた。1997 年のニューヨーク・タイムズ紙へのある寄稿者によれば、ある種の小児がんが増加していることは「20 世紀末における実存性が、生活の中の享楽や耽溺へと劣化していること」の物証を構成しているとされた[165]。翌年に、『ニューヨーカー』誌上で公表された肥満に対する批評論文の中でも同様に、マルコム・グラッドウェル Malcolm Gladwell は、過去 30 年間にわたって「我々の身体と我々の環境の間にある自然な関係——これは数千年にもわたって発達してきた関係なのだが——が不均衡に落ち込んでしまい」それによって慢性疾患が新たに蔓延するようになった、と強調した[166]。

　一部の環境保護論者たちが議論の的になりながらも述べているように、環境破壊、生態学的不調和や社会の分裂についての人気のある長談義は、現実というよりもむしろ神話であるのだが[167]、それでもアレルギー、心疾患、がん、糖尿病そして肥満の増加傾向は、人々が現代の西欧社会によって病気にされているのではないか、という疑いを強固なものにした。花粉症、喘息そして湿疹が全世界的に蔓延するのに伴い、何よりも多種化学物質過敏症の出現は、西欧文明の明白な勝利が、その成功の主な計画者となっていた富裕階級や国家へと、破滅的な帰結をもたらしているという恐怖をあおった。したがって、室内の衛生や環境衛生の基準の改良、新たな治療法や現代消費社会が成長していることは、すべて西欧化社会を特徴づけている感染症の減少と平均余命の延長に寄与したが、その一方で、それらはとても予想出来なかったような健康リスクを引き起こす恐れがあった。1961 年にルネ・デュボスが指摘したように、現代の西洋医学自体がこうした逆説的なプロセスに

関与していた。すなわち「もしかすると、最も予想だにしなかったのは、医学がその大きな成功によって、新たな疾患を作り出してしまったということである[168]」。隠し切れないような満足感とともに、ウルリヒ・ベックはこうした自己破壊的プロセスを「ブーメラン効果 boomerang effect」と呼んだ。すなわち、近代化の手段それ自体が、自らがもたらし、そこから利益を得てきた危機という大渦巻の中に、強い力で捕えられてしまっているのだった[169]。したがって、この千年紀の転換期（2000 年ごろ）までには、アレルギーは現代の工業化社会が新たに全世界へと広がる健康リスクを作り出した、その有り様を浮かびあがらせただけでなく、多くの代替医学の臨床家、エコロジストや環境保護論者たちが今そこにある危機とみなすものの、明確なシンボルとなった。

第6章

近代性への抵抗

歴史上のそれぞれの時代が、身体を語るうえで特有のメタファー（隠喩）を選び出す。

アン・マリー・ムーラン、1991年[1]

1948年にスコットランド人の医師で劇作家でもあるジェームズ・ロリマー・ハリディ James Lorimer Halliday（1897-1983）が、医学の社会心理学的な側面についての論争を巻き起こした著作を出版し、文明化された西欧社会が現代人たちに病気を引き起こす多種多様な姿を概説した。ハリディは情動因子が関節リウマチや喘息に果たす役割の研究で名高く、グラスゴー心身医学協会 Glasgow Psychosomatic Society の創設メンバーでもあったが、19世紀後半から英国で食物、医学的ケアや衛生的な環境が手に入れやすくなったことは、疑いようもなく「『身体的健康』についての諸指標を徐々に改善」したと認めていた。しかしそれと同時に、雇用、家庭生活、宗教、商業や政治は既存のパターンが継続できなくなって、多くのコミュニティでは逆に「社会的な健康」が損なわれていくことになった。ハリディの主張によれば、社会の分裂と「病んだ社会」が作り出されたことが、出生率の減少、心身症の増加、疾病や常習的な欠勤比率の増加、失業率の悪化、青少年の非行、階級闘争や地域のナショナリズム、集団移民、信仰の減退、そしてギャンブルのような現実逃避としての気晴らしの流行という形で現れていた[2]。

現代の健康と幸福についてのトレンドの原因を説明しようとして、ハリ

ディは一般化された 2 つの結論を示した。第一には、疾患のパターンを理解するためには「純粋に身体的なアプローチ」だけでは不十分で、心理学的な手法によって補完されなければならないということ。第二に、先進国全体で社会がこのように分裂した原因や特徴は明らかなので「その典型的な経済の形態である市場経済を含む、西欧文明の起源や成長」を検討し異議を申し立てる必要があるということである[3]。ハリディは社会の再統合を企図することで心身症の減少を促せるという可能性に理解を示していたが、戦後期の論者たちにはそれほど楽天的ではない者もいた。まさに 20 世紀後半を通じてアレルギー疾患、がん、心臓病やストレスの増加傾向は、多くの先進国で出生率の低下とともに、おそらくは人工的な産物である西洋型ライフスタイルと現代の資本主義経済が、健康を損ねている状況を全体として白日のもとにさらすことになった。産業の制御不能な拡大や、無制限の営利事業に伴う危険について執拗に警告が発せられたことに加えて、現代文明の批判者たちは、個々人や政府に、近代性の持つ破壊的な力に対する抵抗力を強めることと、自然な状態へ回帰することを求めて声を上げた。本章では、20 世紀後半にはこうした抵抗や自然（状態）といった概念が、アレルギー疾患の病因、診断や管理についての議論を特徴づけただけでなく、アレルギー科という専門職についての論争にも及ぶようになった背景について検討したい。同時に、どのようにしてアレルギーが、現代人が直面している広範な身体的、心理的ないし社会的な危険に対する便利なメタファー（隠喩）として用いられるようになったかも探究するつもりである。

自然への回帰

2004 年にある主要な日刊紙の紙面上で公表された短いが刺激的な記事の中で、英国の王位継承者であるチャールズ皇太子は、アレルギー疾患の増加傾向や多様な他の生物学的なかく乱現象に責任を有すると思われる一連のおなじみの容疑者たちを告発した。皇太子によれば、人の妊孕能の低下、化学物質による発がん性、魚類の性転換やアレルギーの出現はグローバルな健康問題であり、それらが相まって、環境や食物連鎖の中でこれまでに経験され

たことのないような化学物質への暴露が増加したことによって跡付けられると言う。アレルギーと屋内外の大気汚染や現代の西洋型ライフスタイルには明らかな関連があると指摘する一方で、他方でチャールズ皇太子による、環境の危機が医学的な悪影響を生み出したという表現には、近代性の不都合な側面についての従来の議論が反映されていた。同時に皇太子は、現代に蔓延している無制限でアンバランスな技術や、社会の進歩が引き起こす危険への恐怖と同時に、薬理活性物質による環境汚染についてのより限定された懸念もまた表明している。こうした懸念は 1990 年代の「環境ホルモン（外因性内分泌かく乱物質）仮説 environmental endocrine hypothesis」の提唱者たちが最もはっきりと表明しており、彼らによれば環境中へ工業ないし農業由来の化学物質が漏れ出すことによって、人間や動物の内分泌系がかく乱され、様々な生殖系、免疫系や発達の異常を引き起こすのだった[4]。新たな千年紀の始まりに、チャールズ皇太子は自分自身の言葉でこうした環境保護論者の懸念を繰り返した。

　　我々が、自分たちを取り巻く環境を維持しているこうした脆弱なネット
　ワークを無視したことによって、その劣化が引き起こされている……西欧
　社会に関連した因子、例えば食べ過ぎ、運動不足や衛生への脅迫観念など
　が、我々が今まさにその作用を知りつつあるような、工業製品由来の無数
　の化学物質に我々が暴露されるのとともに、我々の環境に対する抵抗力を
　弱めようとしている。我々の子どもたちはその対価を支払いつつある[5]。

現代社会でアレルギー疾患が爆発的に流行したことへの解決策を考えるうえで、チャールズ皇太子は大衆や専門家がアレルギーについて議論するうえで決定的に重要な 2 つの面を強調した。第一に、彼は患者たちの増大する要求に応えられるような、利用可能な在来型の医療資源が欠乏しているということを強調し、英国ではアレルギーの専門診療機関が足りないために、医師や看護師は「重篤でますます複雑になるアレルギーの問題を抱える患者への助言や治療の役に立つような、より大きな支援」を必要としていると示唆し

た。第二に、彼はアレルギーとの戦いはヘルスケアに対する「より伝統的で『自然 natural』なアプローチ」に沿うべきだと主張した。チャールズ皇太子は、もっと代替医療を利用できるようにしてほしいという患者の要求が増していることに加えて、喘息において鍼治療、ホメオパシー、植物薬 herbal medicine や呼吸法の臨床治験で有望な結果が得られていることを引用して、予防に高い優先順位を与えれば、アレルギーに対する統合的アプローチを開発することは「必ずしもさらなる莫大な経費を意味せず」、むしろ逆に将来のアレルギーによる社会経済的な疾病負担を緩和する見込みがあると主張した[6]。

アレルギーによってもたらされた諸問題に対するチャールズ皇太子のこうした評価は、表面上は喘息、花粉症や湿疹の有病率と死亡率の疫学的なパターンによって動機づけされ、その枠組みが作られていた。しかしこれに加えてその論評は、すでにハリディの論述の中で明らかだったが、その後1960年代のカウンター・カルチャー〔保守的生き方に反抗する文化〕によって助長され形成された、現代の消費ないし産業社会への大衆的な批判によって形作られた。したがって、現代文明の危険性に関するチャールズ皇太子の議論では、進歩に伴う病的状況についての伝統的な懸念が繰り返されている一方で、その自然（状態）へ回帰すべきだという熱烈な訴えにもまた、第二次大戦直後の数十年をかけてうまく作り上げられてきた、特定の「身体中心的、反工業主義的でグローバルな、環境保護論者の想像力による考え方」が反映されていた[7]。ロイ・ポーター Roy Porter やその他の論者が指摘しているように、より純粋で汚染されていない過去（の社会）を将来の発展へのモデルとする、戦後期のロマンティックな訴えかけでは、代替医学の提唱者たちは重要な役割を果たし、またそこから利益を得てもいた。すなわち「現代の代替医学が持つ魅力の多くは、疾患についての思想を産業社会へのより広い不満や批判と結び付ける能力に起因していることは明白で、健康の黄金時代という神話が懐古主義的に呼び起こされ、生薬、自然治癒力、スピリチュアリスム、ジョギングや朝鮮ニンジンを通じて、自然状態への回帰が追い求められていた[8]」。こうした視点からは、チャールズ皇太子が現代の西洋型ラ

イフスタイルが不当に広まっていることに抵抗し、よりバランスや調和のと
れたヘルスケアへの取組みを追求するよう熱烈に呼びかけたことには、環境
が変質するプロセスを逆転させ、生態学的な不均衡を是正しようというより
広範な政治的企てだけでなく、グローバルな調和と個人の救済を求める、同
時代人たちの心理的かつ精神的（スピリチュアル）な願望を反映していた。

　もちろんこうした戦後期の自然主義的な至福千年紀の夢想に含まれている
誤った考えは、それがまさに夢想されているその当時でさえその誤りが明ら
かだった。例えば 1950 年代後半から 60 年代前半にかけて微生物学者のル
ネ・デュボス René Dubos は、近代性を無批判に拒否し、無制限に自然状態
へと回帰することが可能であるという信念が増大していることに対して、説
得力をもって警告している。

　　しかし、こうした平衡状態が永続するということはありえないし、その
　　特徴は良く言っても捉えどころがない。なぜなら「自然」という言葉は、
　　ある定義できる不変の実体を表してはいないからだ。生命に関して単一の
　　自然というものは存在しない。存在しているのはさまざまな状態や環境の
　　関連性でしかなく場所や時によって変貌するのだ[9]。

こうした歴史についての相対主義は、デュボスの生態学的な過敏性という
テーマのなかで顕著に認められるのだが、未来の健康や衛生についてのユー
トピア的な展望についても警告していた。

　　それが医学的なものであれ政治的なものであれ、ユートピアという言葉
　　が含意しているのは、先に指摘したように、世界の静的なとらえ方であ
　　る。しかし現実には、社会というのは決して静的ではない。世の中で不変
　　のものというのはない……人々は世代交代するし、その問題についても同
　　様だ。我々は確かに「医学史における新たな一章」を期待していいのだ
　　が、その章というのは先行する章と同じように疾病に満ちていると思われ
　　る。そうした疾病が過去のそれとは異なるだけだ[10]。

　数年後には、こうしたデュボスの、生態学的な関係に対するよりダイナ
ミックで歴史を意識した解釈への雄弁な訴えは、ウルリヒ・ベックの「環境
保護運動の自然主義的な誤謬」に対する批判の中でその支持者を得た。ベッ
クは自然への回帰を求める声には我々の感情に訴えかける面があると認めて
いたが、それでも現代の自然という観念には大きな問題と社会的な不確かさ
があると主張した。すなわち「従って、自然自体でさえ自然ではない。むし
ろそれは概念であり、用語であり、記憶であり、ユートピアであり、相反す
るイメージなのだ……「自然」の意味とは簡単に得られるものではなく、再
構成される必要があるという事実は、多くの事実を思い起こさせる[11]」の
だった。デュボスやその後継者たちにとって、こうした理論上の危機を解決
する方策はもっと調和のとれた進化論的ないし生態学的な展望を開くことで
あって、それによれば健康と疾病は（生体の）内外環境の常に変化し続ける
平衡状態の産物とみなすべきだった。19世紀フランスの生理学者クロード・
ベルナール Claude Bernard（1813-78）の学説や、ヒポクラテスによる万物
の持つ共感といった着想を用いて、デュボスは健康、生命現象や（生物の）
適応度を「外界の影響に対して抵抗する」能力という形でとらえた。重要な
ことだが、デュボスによれば歴史的ないし情動的な要因は、直面する物質的
な環境と同様に、個体の抵抗力や適応能力を決定するうえでの明らかな役割
を持っていた。

　　ほとんどの場合、何らかの刺激によって作り出された結果は、その集団
　の生物学的ないし社会的な歴史や、個々人の過去の経験によって条件づけ
　られる。言い換えれば、こうした反応の様態は進化論的な選択圧が持つ形
　成効果だけでなく、個人史の偶発的な事象によってもあらかじめ決定づけ
　られている——アレルギー性の特異体質から後天的な行動パターンにいた
　るまで……。個人史の知識なしには、こうした物理的ないし社会的な環境
　の及ぼす効果を理解することはできない[12]。

　デュボスが明確にアレルギーは生体内での「過去の表出 manifestations of

the past」が効果的に示される領域であると述べ、意識して生物学的現象と心理学的現象の間のつながりを関連付けたことには、シャルル・リシェの液性の性格と心理学的な性格が対応しているという理論の影響が明らかに認められる。またそれによって、クレメンス・フォン・ピルケによる、生物学的反応性が変化する時の普遍的なかたちとしてのアレルギー、という拡大された概念が、戦後という時代にも持ち込まれた。同時にデュボスの発言には、現代社会におけるアレルギーの意味論についての、ますます激しくなった論争に内在する含意が隠されていた。20 世紀後半にアレルギー疾患が増加し環境破壊への懸念が深まるにつれて、アレルギーは、ハリディその他の論者がこれまで主張してきたように、現代社会自体が人々の病気を作り出すという状況についての政治問題化した議論で決定的に重要な要素になった。つまりアレルギーは、過去から現在にかけて自然環境が損なわれてきたことの、容易に認識できて科学的にも認められたマーカーであるのと同時に、産業化され商業化された現代生活の構造や価値に対して、心と体が離反し、かつ抵抗していることの潜在的なメタファー（隠喩）となった。このプロセスの中で、アレルギーそれ自体の基準が拡大したことは、限りある国家資源の分配についての論議で極めて重要な論点となり、同時に伝統的な西欧の生物学的医学と、健康や社会に対する代替医学の全体論的（ホリスティック）な取組みの間での騒がしい論争の的となった。

満たされない欲求

　20 世紀後半にかけてのアレルギー疾患の社会経済的な負担に対して、大衆、専門職や政治家の抱いた懸念は、アレルギー疾患の影響が個々人の生活の質や長寿に及ぼす影響に対する不安感を反映していて、それは特に（アレルギーによる）死亡率と有病率が世界で最も高い英国で明らかだった。例えば、新たな千年紀の開始時点（2000 年ごろ）のアレルギー疾患に対する懸念は、英国喘息協会 Asthma UK が出版したある報告書の中に明白に記録されている。この慈善団体は、当初は喘息研究協議会という形で 1920 年代に誕生し、その後、全国喘息運動 National Asthma Campaign となってから現在

の名前になったのだが、様々な研究をより高度に統合することや、患者やその家族を教育するための仕組みや機関を作り出し維持することを通じて「英国にいる510万人もの喘息患者たちの健康や生活の状態を向上することをその目的として」いた。かつて1990年代に行われた喘息患者による生活体験調査の結果を補強するような内容であるが、この英国喘息協会による報告書「剣が峰の上で暮らす Living on a Knife Edge」では喘息とともに生きる患者たちが耐え忍んでいる個人的なトラウマの現実や深刻さについての力強い物証を提供している。特に重症喘息患者にその焦点を当てて、この調査では「6人に1人もの患者が週1回以上の会話できないほどの発作を経験し、5人に1人の患者は次の喘息発作がその命を奪うのではないかと深刻に懸念していて、将来的により良い生活への希望が持てると楽観的に感じている人はほとんどいない」ことが明らかにされた[13]。

　英国喘息協会が医療関係者や政府へ、もっと喘息の問題に注目し、その資源を「現在の治療に反応しない（難治）喘息」を有する患者へと集中して配分するように訴えたことは、喘息の診断がしばしば不十分であり、一般大衆は未だに喘息発作の深刻さについての知識が乏しく、そして教育的なアクションプラン（行動計画）を提供することで自己管理を向上させ喘息の有病率を低下させることができる、といった散発的に報告されるエビデンスによって支持された[14]。喘息の悪影響が増大しているという不安は、アレルギー疾患全般についての議論の中でも繰り返され、広範囲の大衆とメディアがアレルギー患者とその家族への公益事業の強化を促した。英国王立内科医師会による2003年の調査では、アレルギーに対する「深刻な不安」はしばしば「情報不足」の産物であると指摘され、患者が助力を求めた場合、通常はアレルギー学の限定的な訓練しか受けていない医学専門職の構成員によってそうした助けが得られることはなく、アレルギー疾患の分野を専門にしている様々な独立の慈善（支援）団体によって助力が与えられているという状況に光が当てられた[15]。

　20世紀を通じて、非営利事業（チャリティ）は多くの国で、アレルギー研究の進展と、患者や医師の教育で決定的な役割を果たしてきた。英国では

1920 年代から、喘息研究協議会が（アレルギー科の）専門職を確立し、研究計画を経済的に支援し、診療外来を開設し患者の欲求へと目を向けるうえでの中心であり続けた。北アメリカでは、同じような教育ないし支援活動は米国喘息・アレルギー協会 the Asthma and Allergy Foundation of America が担ってきたが、これは 1950 年代に創立され、アレルギー患者やその家族を主な支援の対象としているボランティアによる非営利組織で、喘息研究協議会と同じようにその医科学部会を通じてアレルギー科の専門医と強い連携を保っていた[16]。戦後すぐの時期には、同様の喘息その他のアレルギー疾患をその対象とした協会がオーストラリア、ニュージーランドに加えて多くのヨーロッパ諸国でも設立されている。

　こうした非営利事業の活動範囲や主要な対象は 20 世紀最後の 10 年間に拡大したが、これにはアレルギー疾患の増加に対する全世界的な懸念が増大したことだけではなく、健康管理サービスの供給ないし伝達技術が劇的に進歩したことも反映されていた。英国では、全国喘息運動によって患者、家族や友人たちへの副次的な支援団体が設立され、雑誌が刊行され、電話相談やウェブサイトが開設され、何より喘息の患児に対する様々な教育資源を推奨し「すべての喘息患者が持つ基本的権利」を打ち出した喘息憲章 the Asthma Charter が起草され、さらに英国胸部疾患学会や米国呼吸器学会と協同で、定期的に呼吸器疾患についてのファクトシート（概要文書）を刊行する肺疾患および喘息情報局 the Lung and Asthma Information Agency が設立された[17]。アレルギーを有する人々への政府から提供される医療資源は限られたものでしかない、という患者たち自身の経験がしばしば動機となり、1980 年代から 90 年代にかけて全国喘息運動は、アレルギー疾患に対する対策事業の改良や患者への情報提供を目的とした他の慈善団体と協力するようになった。こうした新たな団体には 1980 年に設立された全国アレルギー研究協会 the National Society for Research into Allegy や、1991 年に設立された英国アレルギー財団 the British Allergy Foundation（のちに英国アレルギー協会 Allergy UK と改名）、そして 1994 年に設立されたアナフィラキシー運動 Anaphylaxis Campain が含まれた[18]。こうした協会の中には特定のアレルギー疾患にもっ

ぱら関心が集中しているものもあった。その実例としては米国食物アレル
ギーネットワーク the American Food Allergy Network や全国湿疹協会 the
National Eczema Society が挙げられ、後者は 1975 年から英国で活動している。

　21 世紀の初め（2000 年ごろ）までには、こうした慈善団体（と多くの
Web 上の組織）には支援と情報を求める要求が殺到するようになった。英
国アレルギー協会には年間で 45,000 件の質問が届き、250,000 件ものファク
トシートを患者等に送付している。一方で、全国湿疹協会は年間 20,000 件
以上の質問をこなしており、そしてアナフィラキシー運動は年間 20,000 件
の質問に取り組み、140,000 件の小冊子を患者たち、学校、病院、そして診
療所へと提供している[19]。これに加えてこうした慈善団体は医学的な指導を
補完することを目的とした、アレルギーに関する一般向けの指導書をしばし
ば制作したり刊行を支援したりした[20]。しかし注目すべきことだが、アレル
ギーの明らかな大流行をきっかけに一般大衆による情報や支援の要求が増し
ている一方で、アレルギー疾患の診断と治療のための医療ないし公衆衛生上
の施設は皮肉にも減少していた。このパターンは英国で最も顕著だった。
2002 年の保健省によるアレルギーの専門医療資源についての実態調査では、
臓器別の内科医、小児科医や免疫学者が、特定の種類のアレルギー疾患のた
めに、おおよそ 100 の診療外来を管理しているにもかかわらず、アレルギー
患者に対して終日（フルタイム）の診療を提供する専門のセンターは、イン
グランド全体でわずかに 6 つ（ロンドンに 3 施設、ケンブリッジ、レスター
およびサウザンプトンに 1 施設）しか存在しないと報告された。このように
アレルギー患者に対して全国的に供給される医療が「非常に乏しい」状況に
あるとされたことが注目され、保健省は英国アレルギー・臨床免疫学会 the
British Society for Allergy and Clinical Immunology と共同で、全国アレルギー
戦略グループ National Allergy Strategy Group を設立し、患者や一般医が利用
できる（医療）サービスの質を高めるために、専門の医療機関を設立するよ
うに提唱することになった[21]。

　こうした英国での切迫した状況はさらに、2003 年の英国王立内科医師会
からの報告書である「アレルギー──満たされない欲求 Allergy: The Unmet

Need」によって明らかにされた。過去の同会からの報告書が専門診療施設
を充実させるうえでほとんど影響力を持たなかった事実を嘆き、適切な専門
（医療）サービスの必要性とその供給能力の間に大きな隔たりがあることを
強調しつつ、この調査報告では有効な治療と助言を提供するうえでの様々な
障害について概説している。

　　英国では、わずか 6 施設しかない完全充足配置の医療施設でさえ、アレ
　ルギーの専門職についての深刻な人員不足の状態である。そしてこれらの
　施設は主として研究上の関心から設立されたものだ。アレルギーは卒前医
　学教育でかろうじて考慮されているに過ぎず、専門家の不足は実際に全く
　臨床的なトレーニングが受けられないということを意味している。卒後の
　医学的トレーニングの機会は限定的である。したがって、実地臨床におけ
　るアレルギーのより良い管理についての知識は最小限であるか、存在しな
　い[22]。

　アレルギーの患児たちに対する専門的な医療サービスを確立することと、
「アレルギーが傷害される器官系によって定まる一連のばらばらな疾患では
なく、アレルギーそれ自体が 1 つの疾患として取り扱われる『全体系』アプ
ローチ」を採用することが重要だという理解に基づいて、王立内科医師会は
将来的な改革のために多くの戦略を提唱した。何よりこの報告書では、地域
のアレルギーセンターを設立し、新たな顧問医師のポストや専門職を訓練す
る計画を作り、そして家庭医や開業看護師 practice nurse により良い教育の
機会を与えるべきだと主張された。これに加えて王立内科医師会は、中央政
府が地域のアレルギー診療サービスについてそれがもっと重要であると認識
し、経済的な責任を持つ必要性があると強調し、患者支援団体に対しては医
療サービスが不十分なことについて発言し続けることを強く勧奨した[23]。
　王立内科医師会の報告書が提起したこうした問題点は、ジャーナリストた
ちによって即座に取り上げられたが、そこでは国民保健サービス（NHS）に
は増加するアレルギー患者へ取り組むだけの能力がないということだけでな

242

く、不適切な（医療）サービスによって生命が危険にさらされるということも強調された[24]。21 世紀の初頭における英国での状況は確かに驚くほど過酷に思われたが、一方ではアレルギーについての医療サービスが相対的に劣っている状況やその縮小傾向が進行しているのは、目新しいものでも英国に限定されたものでもないというのは重要な点だった。

70 年代後半には、既にオランダのアレルギー科医であるラインデルト・フォールホルスト Reindert Voorhorst が、世界中で「アレルギーの教授職というものは常に多大な困難の中で設立されており、卒業前の内科医が聴講しているアレルギー学の講義回数の合計はおそらく五指に満たないだろう」と嘆いていた[25]。その何年も後に、21 世紀の初頭にアレルギー科医が直面した変化を反映して、スティーブン・ワッサーマン Stephen Wasserman（王立内科医師会が報告書をまとめる際に助言を求めた米国人アレルギー科医）が、北アメリカのアレルギー科医たちが、その学問領域の専門職としての地位を確立しようという努力の中で経験した闘争の一部を報告している。特にワッサーマンは、初期のアレルギー科医が診断と治療のプロトコールを標準化できなかったこと、臨床アレルギー学が主として外来診療に力点を置いたこと、器官系に基礎を置く病変ではなくむしろ病理学的なメカニズムに力点を置いたこと、そして政府の保健機関が「もっとも要素還元主義的な研究の実現」を支援する傾向があったことなどが、全体としては結果的に「アレルギーを内科学や小児科学の主流から疎外する」ことになったと述べている[26]。

臨床アレルギー学が「米国医学の中で完全な立ち位置を確立する」ことを妨げた諸因子についてのワッサーマンによる分析は洞察力に富んだものだった。確かに 20 世紀末の時点で、英国その他の数か国でアレルギーの医療サービスの質が低下したことは、臨床アレルギー学者たちが 20 世紀の初期から中葉にかけて独立した専門領域を確立しようとしてきたその闘争の歴史に大いに起因していた。しかしもっと詳細にみると、現代のアレルギー科医が直面している専門職としての問題は、彼らの中核的な治療戦略であるアレルゲン免疫療法についての疑念や論争によっても跡付けることが可能であ

る。3 章で述べたように、20 世紀初頭にロンドンの聖メアリー病院で臨床応
用されてから、花粉症、喘息、昆虫刺咬症その他の疾患に対する予防的なワ
クチン療法は、世界中で「アレルギー診療における要石」を構成してき
た[27]。実際にアレルゲン抽出液の標準化、作用機序やこの手法の安全性や有
効性に対する懸念が続いていたにも関わらず、戦後期までに免疫療法はアレ
ルギー科医と患者たちの間でほぼ狂信的な教団（カルト）に近い立場を得
て、特に昆虫毒素へのアレルギーで第一選択となっただけでなく、花粉症、
喘息やある種の薬物アレルギーにも日常的に用いられるようになってい
た[28]。

　しかし 1970 年代から 80 年代にかけて、免疫療法に対する懸念を表明する
声が大きくなった。1971 年にはジャック・ピープス（3 章参照）が『臨床ア
レルギー学 Clinical allergy』誌第 1 巻の編集後記で、減感作療法はそれに関
連する多くの難点という面からみると「現時点ではあまりにも目立って使わ
れ過ぎている[29]」と不平を述べている。免疫療法を適切に評価した客観的な
エビデンスが未だに確立していないというピープスの信念は、医療関係者向
けや一般向けの報道で、何よりも英国内の患者の死亡例が散発しているとい
う報告によって強められた。例えば 1980 年には、ある英国の家庭医が花粉
症と喘息に対する減感作療法を行った患者の死亡例を報告し、こうした注射
は「酸素が利用可能で熟練した介助者がいない限り」投与するべきではない
と警告している[30]。その 3 週間後には *British Medical Journal* 誌上への短報
で、パメラ・イワン Pamera Ewan がこの症例報告を受け、免疫療法による
利益は「しばしば過去の逸話に基づいており」、新たな薬剤が実用化された
ために「潜在的に危険で、無効なことが多い」減感作療法の必要性は陳腐な
ものになってしまったと述べている[31]。免疫療法の価値を低くみなすイワン
の見解は、ただちに A・W・フランクランド（ジョン・フリーマンの後継者
で聖メアリー病院アレルギー科の部門長）によって反論されたが、彼はこう
したリスクが付随しているのはある種のアレルゲン製剤だけで「抗原特異的
な免疫療法は利益をもたらすのが明らかであり」、「すべての減感作注射製剤
を危険であるとこき下ろすのは不適切」であるのは「疑いようもない」と述

べている[32]。

　英国人たちによるこの応酬で明らかな緊張関係は、さらにあちこちで明白な形で現れた。1986年には、減感作療法のより正確な臨床試験と、より良い抗原抽出液の標準化について国際的な論争が進行していたことを受けて[33]、『臨床アレルギー *Clinical allergy*』誌の編集者たちが、喘息治療における減感作療法について医師たちの競合する意見を誌上に投稿するよう募った。免疫療法に反対する側の主張は、スコットランド出身で呼吸器内科の顧問医師であるI・W・B・グラント I.W.B. Grant によって表明された。有効性と安全性に重大な懸念があることと、アレルギー科医たちがこの治療法の比較試験を実施できていないことを数え上げたうえで、グラントはかつてA・J・クローニン A.J.Cronin が『城塞』のなかで初めて描写したような、臨床アレルギー科医についての伝統的な固定概念をほのめかすことで、多くの臨床家の人格を批判した。彼は「年長の内科医たちは、β_2刺激薬、クロモグリク酸ナトリウム、そしてエアロゾル化されたステロイド製剤（吸入ステロイド）が利用できるようになる何年も前に実施されていた、無節操で自己流のアレルギー科医たちによる、でたらめに混和された多数のアレルゲンの混合物による減感作療法という、経済的な利益を生むカルト教団への冷笑を思い出すかもしれない」と述べている。減感作療法を「科学的な吟味に長く耐えうるものとする」ことがいかに難しいか、ということは理解しがたいほどであると指摘しつつ、グラントは「免疫療法はきわめて最近になって初めて現在用いられるような形で行われるようになったので、（英国の）医薬品安全性委員会はまだそれを承認すべきではなかったのかもしれない」と結論づけている。この点はしばしばその後の議論でも繰り返された[34]。

　一方では、コペンハーゲン州立大学病院のアレルギー部門に勤務していた2人のデンマーク人アレルギー科医のH・モスベック H.Mosbech とB・ウィーク B.Weeke が免疫療法を擁護した。「もっと体系的な比較研究」の必要性を認め、免疫療法に関連している「神秘主義、懐疑論や野蛮な熱狂」からはしばしば注意深く距離を置きながら、モスベックとウィークはこの手法を支持するエビデンスを丁寧に議論し、それによって減感作療法は確かに

「アレルギー性喘息の選別された一部の患者に対して治療上の役割を持っている」と結論づけた[35]。驚くべきことではないが、その後、同誌上で爆発したこの「大論争」では、モスベックとウィークが表明した免疫療法への肯定的な姿勢が、グラントの減感作療法に対する全面的な批判よりも多くの寄稿者たちによって支持された。例えば、複数のアレルギー科医がグラントの皮肉な考え方を率直に批判し、現代の薬物療法には不利益な点があると力説している。とはいえ、これらの寄稿は、アレルギー科医たちがどれほどグラントの懐疑論が持っている潜在的な力を認識し、自分たちの専門職としての評判について懸念を抱いているかを明確に描き出していた。ある寄稿者は全体としてはモスベックとウィークによる楽観論を支持していたが、それと同時に、免疫療法は「無批判に、ホメオパシー療法のような形での無知な狂信者たちによってではなく、適切な手順かつ専門家に指導された手法で、厳密な診断基準に基づき、治療法については適切な監督下で着手されるべきだ」とも主張していた[36]。

　この論争は、1986年10月に医薬品安全性委員会が英国の医療関係者向けの報道で、免疫療法をアレルギー疾患の治療として用いることの危険性を公表するという決定的な介入を行ったことによって妨げられた。何よりも、特に喘息患者での、脱感作用ワクチン製剤の使用に関連した死亡リスクを懸念する声に応えて、委員会ではこうしたワクチンは「即時に完全な心肺蘇生の準備が可能な施設でのみ用いられるべきであり」「常に少なくとも治療後2時間は医療機関で患者の経過観察をするべきだ」と勧奨した[37]。世界中で多くの論者が失望とともに触れているように、この委員会勧告とそれに続いて発表された彼らのガイドラインは、英国でプライマリケア医がアレルゲン免疫療法を行うことを原則として禁止してしまった。このようにして臨床アレルギー学の信頼性に疑問符を付け、アレルギーの医療サービスを利用出来なくしたことの影響は即座に明らかになった。英国アレルギー・臨床免疫学会の作業部会で議長だったA・J・フルー A. J. Frew によれば、「病院のアレルギー診療に基盤を置くシステムが欠如しているので、英国でのアレルゲン免疫療法は事実上、一夜にして滅ぼされてしまった」のだった[38]。

　他の国々では減感作療法の危険性に関する懸念はこれほど顕著ではなかった。異なる市販アレルゲン製剤を用いている結果かもしれないが、明らかに他の国々では、アレルゲン抽出液を用いた皮膚テストによる診断や治療の実施に伴う死亡事故はまれな現象であるようだった。例えば1990年にはジョンズ・ホプキンズ大学の喘息・アレルギーセンター出身の2人の臨床家が、ニューヨークにあるルーズベルト病院のアレルギー外来で1935年から55年の間に100万件以上の注射療法を施行したにも関わらず、1例の死亡例も経験していないと報告しており、これに続く調査では、1945年から85年の間に米国全体での死亡例の発生は、46例だけだったことが明らかになった[39]。それにも関わらず1986年に同委員会（英国医薬品安全性委員会）がこうした介入を行ったことは、同委員会による制約の宣告を覆すことを切望した国際的なアレルギー科医のコミュニティの間に、一連の強力な議論を引き起こした。続々と公表される方針説明書（ポジション・ペーパー）、論文や意見書の中で、英国、北アメリカ、中欧、南欧やスカンジナビアの個々人のアレルギー科医や専門学会は、経験豊富なアレルギー科医によってのみ診断と治療がなされるべきであると強調し、免疫療法の「真のリスク－ベネフィット比」を測定することを目的とした臨床試験を施行し、そして昆虫刺咬症によるアレルギーに対して、すでに広く承認されていた免疫療法の価値を再び主張することで、免疫療法への偏見に反論し、科学としての現代医学の領域内に臨床アレルギー学を復権させようとした[40]。これに加えて、アレルギー科医たちは、免疫療法に関連しているように見えて、一般的でないような形の様々な治療からは距離を置こうとした。これらは例えば酵素活性化脱感作療法 enzyme potentiated desensitization や、経口免疫療法、あるいは生体共鳴 bioresonance や中和療法 neutralization therapy である。特に酵素活性化脱感作療法については「今のところ科学的な原理の疑わしい代替的なアレルギー治療法の一型である」として多くのアレルギー科医によって棄却された[41]〔経口免疫療法は食物アレルギーの潜在的な治療法として期待されており、現時点では様々な臨床試験によって知見が積み上げられている段階である〕。

　世界保健機関（WHO）と国際免疫学会連合（IUIS）による合同会議での

合意書[42] と、ヨーロッパアレルギー・臨床免疫学会の宣言によって承認され
た、免疫療法の役割を議論するアレルギー科医の全世界的なネットワークで
の全体的なコンセンサスでは、（製剤の）標準化については確かに改善が必
要だが、医薬品安全性委員会はリスク–ベネフィット比を過大に見積もりす
ぎていて、臨床医へ不必要な制限を強制しているとされた。特にほとんどの
アレルギー科医は、同委員会が患者たちに 2 時間の経過観察を要求したのは
過剰であって、30 分間の経過観察期間で十分だと主張した。結果として多
くの国々（特に米国とスカンジナビアが注目に値した）では、アレルギー免
疫療法は「もっとも頻繁に投与される治療法の 1 つ」であり続け、北アメリ
カでは「思春期患者の治療法の第一選択」の地位を占めた[43]。

　英国では、この議論の帰結は著しく異なっていた。英国のアレルギー科医
たちは免疫療法の価値を強調し続けたが、1986 年に同委員会の審議によっ
て曝された安全性、有効性や標準化への懸念が続いていることは、アレル
ギー学の専門職としての地位を土台から掘り崩すことになり、それに続いて
英国王立内科医師会が 2003 年に確認したように、アレルギー疾患の治療施
設に対する政府の財政援助が縮小される一因となった。免疫療法に対するこ
うした懸念以外の要因がこのプロセスを悪化させていたかもしれない、とい
うのは極めて重要なことである。ある面では、臨床アレルギー学（多くの他
の専門領域も同様だが）は、政府が支配している医療サービスの組織と分配
に対する、競争市場の圧力と、国民医療サービス（NHS）が 1980 年代から
90 年代にかけて経験し、かつ押し付けられた経済的な制約の犠牲者だった。
しかし他の面では、こうした市場経済の中のアレルギー科医の地位は、彼ら
が医学の中での近代化プロセスに抵抗する傾向があるために傷つけられてい
た。ジョン・フリーマン John Freeman による診断と治療への独特のアプロー
チは、恐らくは戦間期の病院や開業医の実地臨床で認められた全体論的（ホ
リスティック）な傾向にふさわしいものだったが、彼が臨床治験、標準化さ
れた治療のプロトコール、そして政府の規制といった素晴らしき新世界に公
然と反感を示したことは、この学問領域が戦後の数十年の間に（医学の）辺
縁へと追いやられたことに影響していた。1967 年に IgE が発見されたこと

で、この専門領域は曖昧な地位から救い出され「シンデレラ」的なテーマとなり「科学の一翼に連なる」ことが可能になったとアレルギー科医たちは主張することもあった[44]が、多くの論者にとって臨床アレルギー学は一見、客観的な現代医学のイデオロギーや手法よりも、代替医学における臨床家の個人主義的、かつ経験主義的な哲学ともっと密接に結び付いた専門領域であり続けた。したがって2003年のタイムズ紙の記事では、セオドア・ダーリンプル Theodore Dalrymple（臨床医）が「アレルギーという考え全体が、心気症の患者を食い物にするにせ医者たちにとってあまりにも豊かな土壌となっているために、若干評判の悪いものになっている[45]」と述べている。同様にアレルゲン免疫療法はいつも決まって「適応例のわずかな、専門的な手法」として片づけられてしまった[46]。

　皮肉なことに、アレルギー科医が自らをいんちき療法という非難から身を守るように強いられた一方で、その患者たちはますます救いを求めて代替医療の診療家たちを頼るようになりつつあった。1992年4月には、英国王立内科医師会の臨床免疫学およびアレルギー委員会からの報告書では、1980年代以降に代替医療の治療法を提供する医療施設が急増したことと「国民医療サービス（NHS）のもとで利用可能なアレルギーの医療ケアへの不満」を反映して、患者が代替医療の診療家に助言を求める頻度が増していると報告している[47]。この報告書では多くの代替療法の有効性について懐疑的だったが、20世紀最後の10年間に英国と米国の双方で行われたその後の調査でも、患者たちが従来型の治療から離れ続けているということが示唆された。例えば全国喘息運動の研究では、50％以上の喘息患者が代替療法を試みたことがあると明らかにされた[48]。同様に2003年には、英国王立内科医師会が、特徴的な皮肉を込めて、アレルギーに罹患している多くの人々のこうむる症状の重篤さが「大衆をNHS（国民医療サービス）の外へ目を向けるよう強いている」だけでなく、「補完・代替医療の領域における怪しげなアレルギー診療の増殖が促されているが、そこでは未だに実証されていない診断と治療の技術が用いられている」と指摘している[49]。もちろん、こうした代替的な治療法へと向かうトレンドはアレルギー学に限ったものではなかった。

例えば 1990 年代には、うつ病に対する薬用植物の売上げが明らかに急増している[50]。そして専門職内部で正統と異端の臨床家が対立することも全く新しいものではなかった。すなわち、18 世紀から 19 世紀を通じて、医師免許を取得した医師たちは大西洋の両岸で「有資格」と「無資格」の臨床家の境界線を明確にし、さまざまな無免許のいんちき療法や経験的治療を、公的で政府の資金援助を受ける臨床医学であると次第に認められたものの領域内から追放するよう力を尽くしていた[51]。しかし、20 世紀後半のアレルギーの治療に関するこうした論争は、現代医学と社会の構造の間で深まる亀裂をその特有の形で明示していた。

アレルギーの政治経済学

　20 世紀を通じて、アレルギー患者はその症状を緩和するために様々な市販薬と処方薬を用いてきた。しかし英国王立内科医師会からの諸報告が示すように、この世紀の最後の 10 年間には英国の患者たちは次第に代替医学の診療家へ相談したり、範囲を拡げて従来とは違う治療を試すようになった。英国に留まらずより広い領域でみると、国際的な医学雑誌やメディアが、ホメオパシー、鍼、アーユルヴェーダ治療、虹彩学、催眠術や、フキノトウ、地域のハチミツ、ハチ花粉、あるいはヤモア yamoa〔西アフリカ原産のゴムの木樹皮を加工した民間薬〕といったハーブ薬品を含む、代替医学の治療を用いた臨床試験の結果や詳細な個人の経験を定期的に報告するようになった。これに加えて、様々な「自然の」食養生法は、自然療法医のハリー・ベンジャミン Harry Benjamin らによって 20 世紀の半ばに提唱された「自然治癒 nature cure」や、戦後期にサイエントロジーの信徒によって提唱されたダイアネティックスから、マクロビオティックスに至るまでのものだが、多くの先進国に加えて途上国でも同様に人気を博するようになった[52]。世界中の患者と臨床家が、喘息に対するビューテイコ法 Buteyko method（第 4 章参照）にも関心を持つようになった。これは表面的には喘息に対する理学療法と運動の役割についてのもっと伝統的な関心の延長線上にあるものではあるが、運用方法は根本的に異なっていた。ロシア人臨床医だったコンスタンチン・

ビューテイコ Konstantin Buteyko は、1950 年代に過換気と二酸化炭素濃度の低下が喘息症状の原因であると示唆していた。結果として、彼が考案したのは喘息の「革命的治療法」であり、患者の「呼吸パターン」を再教育することを意図していた。この代替医学的な形での薬剤フリーの治療法は、ロシアやオーストラリアで臨床試験を用いて評価され、1990 年代には数多くのメディアの関心や一般大衆からの支持を集めた[53]。

ごく限られた例外を除いては、アレルギー疾患の診断と治療に対する代替医学的なアプローチは、従来型の臨床医によって棄却された。一部の例（もっとも注目すべきは湿疹の治療に用いられた生薬製剤の場合である）に対する有効性のエビデンスが整いつつあることを認める正統的（西洋）医学の臨床家もいたが[54]、彼らはまた非正統的な診断目的の検査が信頼できないこと、代替医療の治療法に対する適切な臨床試験が欠如していること、規制を受けていない治療による潜在的なリスク、市販製剤の品質が様々であること、そして多くの代替療法が高額であることを強調してもいた[55]。もちろん、一部の代替療法家が鋭く指摘したように、アレルギー疾患（そしてその他多くの疾患）の代替医療と正統的なアプローチの優劣に関する議論の枠組みは、エビデンスの問題と同様に、政治的、職業的な側面によって規定されていた。アレルギーに対して現代の産業や商業のプロセスを非難し、薬剤を用いない治療法を推奨するアプローチは、多くの国では今も認められて報酬を得るための戦いを続けている、正統的な臨床医の収入や地位へ異議を申し立てただけでなく、製薬、清掃、化粧品および食品産業の諸利益にも脅威を与えたのだった[56]。

こうした政治的、職業的な緊張状態は何よりも、20 世紀後半の臨床生態学あるいは環境医学についての論争で明らかだったが、こうしたアプローチは 1950 年代から 60 年代にかけて米国のアレルギー科医であるセロン・G・ランドルフ Theron G.Randolph（1906-95）によって初めて首尾一貫した形で叙述された。ランドルフはミシガン大学医学部を 1930 年代に卒業し、ウィスコンシン州とミシガン州でアレルギー科医としての実地臨床に従事した後に、1944 年にはシカゴで個人診療所を開業した。彼は多くの疾患の原因が、

まず第一に食物アレルギーであると次第に確信するようになり、政府当局や産業界へ加工食品のラベル表示を規制するもっと明確なガイドラインを要求してロビー活動を始めた。この論点に対するランドルフの行動主義によって、彼はノースウエスタン大学から追放され、食品産業からの研究助成金を失い、次第に専門職の間で孤立していった。それでも、彼はアレルギー科医としての臨床活動を続け、食物過敏症に関する論文や単著を発表し続けた[57]。

　1951 年、これはレイチェル・カーソン Rachel Carson の環境汚染物質についての大きな影響力を持った告発の書が出版される何年も前のことだが、ランドルフは「化学物質による環境汚染の悪化こそが慢性病の主要原因の 1 つとなっている」と示唆することで、アレルギー学者の間にさらなる論争を引き起こした[58]。これに続く何年もの間、ランドルフの専門職としての生涯は、環境における疾病の決定要因を探ること、1965 年の臨床生態学会 the Society for Clinical Ecology（後の米国環境医学会 the American Academy of Environmental Medicine）の創設、食物ないし化学物質過敏症を診断し治療するための、自身の生態学あるいは環境制御センターを設立すること、そして多くの臨床家に環境や食物連鎖に対する汚染との闘争を続けようという刺激を与えることに費やされた[59]。英国では、特にリチャード・マッカーネス Richard Mackerness（1916-96）によってその業績が引き継がれた。彼は 1950 年代にランドルフと会っており、ランドルフの精神疾患患者に対する治療のイデオロギーを、イングランドのベージングストーク病院 Basingstoke Hospital で取り入れていた。1980 年代のマッカーネスの著作でランドルフへと献呈された『すべてが心の中のものとは限らない Not All in the Mind』の中では「アレルギーのより広範な影響が、一般大衆にもたらされたのはとりわけ最近の 10 年間のことであった」と考えられていた[60]。

　臨床生態学が戦後期に出現した時から、その中心的な教義は比較的単純なものだった。クレメンス・フォン・ピルケの業績を思い起こさせるようなアレルギーの包括的な定義を用いて、ランドルフは広範囲の身体と精神の症状が、屋内外の環境からの一般食品、自然界の吸入抗原や化学汚染物質に対す

る生物学的な過敏性の産物であると信じた。例えば頭痛、関節炎、喘息、花粉症、全身倦怠感、腹部症状、抑うつや不安は、その全てが日常生活中の構成物質に刺激されて起きている可能性があった。ランドルフによるこうしたアプローチに臨床アレルギー科医たちが慣れていない訳ではなく、彼らは通常、花粉症、喘息、湿疹そして食物アレルギーを、嚥下、吸入または接触した物質への特異体質反応によって引き起こされると考えていた。しかし、臨床生態学とアレルギー学の間には重大な相違点があった。まず第一に、ランドルフは、多くの毒性を持たない、おそらくはアレルゲン性も持たないような物質への日常的な低濃度の曝露によってアレルギー反応が引き起こされることがあると主張した。第二に、彼は即時型症状（花粉症や喘息で典型的に認められる）に加えて、アレルギーによって多様なはっきりしない慢性疾患が引き起こされると主張した。彼はこうした症例の中で、明らかに中毒に関連した生理学的プロセスと心理学的なそれを結びつけていたが、こうした生物学的反応と原因となっている食物や化学物質との関係は、しばしば身体の適応プロセスによって覆い隠されており、それによって診断が困難となっていた。この問題を解決するために、ランドルフや同僚たちは主流派のアレルギー科医たちが好んでいた皮膚テストよりも、食物の除去と、それに続く原因食物ないし化学物質の負荷試験を行った[61]。

　臨床生態学者たちは、アレルギーに関わるメカニズムに対する見解や、その治療への取組みにおいてもアレルギー科医たちと異なっていた。正統派のアレルギー科医たちは、主として IgE（抗体）介在性の過敏反応へと焦点を当てており、それ以外の過敏症はアレルギーというよりも不耐症 intolerance という言葉で呼んでいたが、一方で臨床生態学者たちは、アレルギーの発症機序にはもっと広い範囲の免疫学的、神経学的、そしてホルモン性の要因が関係していると考えた[62]。ランドルフは 1983 年に出版されたインタビューの中で、アレルギー科医が IgE に没頭していることに対する激しい批判を公表している。

　　アレルギー科医たちはみな、自分自身で作り出した罠に捕まってしまっ

ている。アレルギーには多様なメカニズムがあるのだ。過敏反応の概念を、IgE という単独のメカニズムに限定してしまうのはばかげている。彼らはこうした病気（過敏反応）を排他的な〔IgE 介在性のそれだけを取り扱う〕実地診療にしてしまおうと試みている。そしてそれをあきらめないだろう。なぜか？　彼らがとんでもない愚か者だからだよ[63]。

　臨床生態学センターでの治療法も、減感作療法や一連の薬理活性物質、例えば抗ヒスタミン薬、気管支拡張薬や副腎皮質ステロイドを用いて個体の免疫学的な反応性のパターンを変化させることを目的とする正統的なアプローチとは異なっていた。対照的に、臨床生態学者たちは有害物質を回避することの重要性を強調し、個々の患者の感受性に合わせた特異的な食事療法（たとえば「様々な食品を用いた回転食療法 rotary diversified diet」のような）を考案したり、患者が現代文明の危険な要素からその中へ避難して回復できるような、安全な環境あるいは「汚染された世界の中のオアシス」を作り出した[64]。

　臨床生態学の知的ないし実質的な先駆者が何かということや、戦後期にこの学術領域が花開くうえでの職業的、社会的、政治的、あるいは文化的な背景は複雑だった。ある面で、ランドルフが、ウォーダー・クライド・アリー Warder Clyde Allee（1885-1955）やアルフレッド・エドワーズ・エマーソン Alfred Edwards Emerson（1896-1976）のような動物生態学者たちが、遺伝よりも環境の役割を重視し、競争よりも協調や調和、全体論（ホーリズム）といったロマンティックな着想を活用した生態学（エコロジー）の一学派を作り上げた、シカゴという、まさにその土地で診療していたというのは偶然の一致ではないかもしれない[65]。しかし、学術領域としての生態学の出現が、環境医学の出現という地域的な背景をもたらしたかもしれないが、ランドルフ自身は広い範囲の生態学的伝統の中にその着想を位置づけることは無く、むしろその学術領域の起源が臨床医学にあると強調することを好んだ。

　まず第一に、ランドルフによって育まれ、マッカーネスその他によって伝えられた生態学的ビジョンは、明らかに 20 世紀初頭の食物アレルギーとい

う領域の開拓者たちにその多くを負っていた。シャルル・リシェやクレメンス・フォン・ピルケがアナフィラキシーやアレルギーという着想を発表した直後にも、例えばアイルランド生まれの内科医であるフランシス・ヘアー Francis Hare（1857-1928）のような[66]、多くの臨床家や科学者が、ある種の食物に対する特異体質反応を免疫学の視点から解釈し、食物アレルギーが喘息、湿疹、片頭痛、気分障害や消化不良のような、種々雑多な臨床疾患に隠されたメカニズムであるかもしれないと考え始めていた[67]。より具体的には、ランドルフは指導的な立場にある何人かの米国人アレルギー科医の考えや発見を取り入れていた。つまり、それはシャルル・リシェやフランスのその共同研究者たちの「食物アナフィラキシー l'anaphylaxie alimentaire」についての業績に触発されて、1920年代から30年代に食物アレルギーの治療として除去食を取り入れたアルバート・H・ローウィ Albert H.Rowe（1889-1970）であり[68]、自分自身の卵に対する反応の観察から「仮面アレルギー masked allergy」という概念を理論化したハーバート・J・リンケル Herbert J. Rinkel（1896-1963）であり[69]、そして1943年には既に「家族性非レアギン性食物アレルギー familial nonreaginic food allergy」という着想について検討しており、問題のある食物を同定するためのパルス試験を考案していたアーサー・F・コーカ Arthur F. Coca（1875-1959）であった[70]。

　臨床家としての少壮の時期には、ランドルフはローウィ、リンケルやコーカとの密接なつながりを築いており、マッカーネスは1963年の米国訪問でアルバート・ローウィと面談している[71]。ランドルフやマッカーネスが自分自身の業績を臨床家やより広範な一般公衆の中の聴衆へと広め始めた時には、彼らはこうした先行者たちにその（業績の）多くを負っていることを明白に認めていたし、そのうちの2人（ローウィとリンケル）は、1963年にフランスのヴィシー Vichy で開催された第一回の国際食物・消化管アレルギー会議 the First International Congress of Food and Digestive Allergy でも表彰された[72]。しかし、臨床生態学者たちが新たな診断と治療のプロトコールを採用することを通じて、アレルギー学の主流ともっと距離をとるようになるのと同時に、彼らは生理学や病理学の他の領域での進歩も取り入れるように

なった。特に、ランドルフとマッカーネスはその「適応 adaptation」という
概念を、その研究者人生のほとんどをカナダで過ごしたオーストリア人内科
医であるハンス・セリエ Hans Selye（1907-82）の業績から得ていたが、マッ
カーネスはセリエの業績をルイ・パスツール Louis Pasteur〔19 世紀微生物学の
巨人〕やフレデリック・バンティング Frederick Banting〔インスリンの共同発見
者の 1 人〕、あるいはアレクサンダー・フレミング Alexander Fleming〔ペニシ
リンの発見者〕と並ぶ「医学研究における不朽の名声を持つ人」の 1 人である
とみなしていた[73]。1930 年代から 40 年代にかけて、セリエはストレス（「人
生によって引き起こされた消耗」として定義された）に対する生理的反応を
研究し始め、多くの臨床疾患（その中にはアレルギー、関節リウマチ、高血
圧が含まれる）は、単に外からこうむった損害が表れたのではなく、「身体
の適応反応、すなわちストレスに対するその防御メカニズムの表れ」として
理解すべきだと述べている[74]。

　ストレスに対する神経、免疫、そして内分泌系の複合反応を記述するため
に「汎適応症候群 general adaptation syndrome」という造語を用いて、セリエ
はこうしたストレス症候群の主要な段階について概説している。すなわち、
ストレスないしショックに対して戦うために（特に副腎皮質ステロイドの産
生を通じて）身体が即時に反応していると考えられる警告期 alarm phase、
「ストレッサー stressors」に対する持続的な暴露に直面して、生理的な防御
機構がホメオスタシスを保とうと試みている抵抗期ないし適応期 the stage of
resistance or adaptation、そしてストレスを抑えるための身体の補助的な諸経
路によっても平衡状態をもはや維持することができない段階である疲弊期
the stage of exhaustion である[75]。重大なことだが、外的ストレスに対する特有
の経時的変化というこの着想こそが、ランドルフやマッカーネスのような臨
床生態学者たちによって、環境性の因子に対するアレルギー反応を説明する
ために応用されたのだった。警告期には、ある種の食物や化学物質への最初
の曝露によって、花粉症、喘息やアナフィラキシーショックのような即時型
の過敏反応を引き起こした。これに続く曝露は、たとえ低濃度であっても、
アレルゲンと症状の因果関係の本質を覆い隠すような適応機構を活性化し、

逆説的だが、こうした問題を起こす物質に対して生理的および心理的な依存をもたらした。極端な症例では、持続する暴露によって最終的には適応プロセスの広範囲に及ぶ崩壊が生み出され、多種化学物質過敏症や時には死亡のような、激しい疾患の発症が導かれた[76]。

戦後期にセリエ、ランドルフやマッカーネスによって述べられた、環境ストレスに対する適応ないし抵抗という着想は、同時にルネ・デュボスが健康を外の世界に適応する能力として定式化したことと軌を一にしていた。臨床生態学の政治的そして生物学的な原理は、それが1960年代に出現した時のように、現代の環境運動にも共感を呼び起こした。もちろん、環境に対する過敏症は当時すでに新しいものではなく、少なくとも18世紀中葉から、多くの国では何らかの形で明らかになっていた[77]。19世紀後半以来、太平洋の両岸ではさまざまな嫌煙協会 smoke abatement society が、環境汚染によって引き起こされる健康被害を軽減し、諸燃料の不完全で無駄の多い燃焼を減少させるために、自然界や人工的な（都市）環境の保護を強化するよう働きかけてきた。20世紀には、現代的な環境保護運動が出現するかなり前から、英国、米国その他の多くの国では環境問題への政治的な関心も目立つようになった。例えば、環境問題への関心は都市計画の出現（英国では1938年のグリーンベルト法 the Green Belt Act、および1932年、1944年と1947年の都市計画法 the Town and Country Planning Acts によって規定された）、19世紀末ごろの米国とオーストラリアで、それに続く1950年代の英国で国立公園が誕生したこと、そして英国で1949年の田園地方法 the Countryside act に定められた国定の景観地域が指定されたことなどから明らかだった[78]。

しかし多くの環境史家によれば、環境保護運動はそれが全世界的なスケールで「公衆衛生と環境保護に関する懸念」として現れた1960年代に至るまで、どんな力も持っていなかった[79]。それは誰よりも『沈黙の春 Silent Spring』の中での農薬に対する「正面攻撃」で大衆とメディアからかなりの関心を集めたレイチェル・カーソンによって引き起こされたわけだが[80]、現代の環境保護主義は、1970年代までには急速に国際的な運動へと成長し、宗教指導者とともに科学者や政治家たちによっても受け入れられ、インドや

中国のような発展途上国でも先進諸国と同様に多くの支持を集めた[81]。1970
年に『タイム』誌は「環境」をその年のテーマであると宣言し、環境圧力団
体であるグリーンピースや地球の友 Friends of Earth が 1971 年に創設され、
そして『ライフ』誌によって 1970 年代に「環境の 10 年間」という名前が付
けられた[82]。1975 年に初めて創設された緑の党 the Green Party が、1980 年代
にはヨーロッパの選挙でかなりの票を集めるようになった[83]。英国では 1970
年に環境省が設立されたことが、その政界で徐々に環境問題が意識されるよ
うになる公式な始まりとして画期を成しており、このプロセスは重大な論争
をもたらしつつも、1980 年代から 90 年代にかけて加速した。

　戦後期にグローバルな環境問題への感受性が発展してきたことの一部は、
経済成長と環境保護の間に存在した対立、より限定するならばサステイナビ
リティ（持続可能性）の限界についての国際的な論争によってももたらされ
た[84]。これに加えて現代の環境保護主義は、個人、国家ないし世界的な水準
で環境の変化が健康に与える影響力がますます認識されるようになったこ
と[85]、戦後の西欧諸国で大量消費運動や急激な技術革新が出現したこと、公
民権運動や核兵器開発競争に反対する運動によって生み出されその中で表現
されもした、既成の権威に対する政治的な変化や異議申し立てによっても形
作られた[86]。重要なことだが、草の根の環境保全活動の展開は、テレビや他
の形のマス・コミュニケーションを通じて可能になり、それらは次いで臨床
生態学が成長するうえでの豊かな土壌を与えた。多くの場合、有毒な化学物
質によって環境が汚染されていると信じる、環境保護論者による現代の産業
や商業社会に対する批判に共感しつつ、臨床生態学者たちは現代西欧文明の
イデオロギーや仮定に対して異議を申し立てるようになった。ランドルフに
とって、より健康的な形のエネルギーや基礎的な資源を特定する必要性と、
それによってアレルギーの発症を抑制することは、「環境保護運動に対抗す
るものではなく、それとともにあるもの」だった[87]。文明は「我々と環境の
間の自然なバランス」を崩してしまったと示唆して、ランドルフは彼の学術
領域が、現代性が持つ複数の危険因子に対抗するための闘争で、決定的に重
要な役割を果たすと主張した。つまり「臨床生態学が我々に示すのは、発展

した文明という状況下で、人がその環境とのバランスをどのように取り戻すか、ということ」なのだった[88]。したがってランドルフその他の者たちにとって、臨床生態学は「毒された世界」で生き延びるための確固とした戦略を提供していた[89]。

　現代生活の様々な様相の中で、生態学からの批判を逃れたものはほとんどなかった。製薬、化粧品、食品、そして石油化学といった諸産業は、ランドルフやマッカーネスによって、アレルギーや依存症の増加傾向をもたらしていると厳しく批判されたが、こうした内容は大衆向けの報道でも繰り返された。すなわち「呆れるほどの規模で食品に対する化学物質の混和が行われており、そしてもちろん、タートラジンやグルタミン酸ナトリウム、硝酸塩やブチル化ヒドロキシトルエン butylated hydroxy toluene（BHT）、ブチル化ヒドロキシアニソール、そして安息香酸ナトリウムといった化学物質が広範に使用されているという事実が、大衆のなかで一般に知られていないことが続けば、さまざまな商業や産業にとっての利益となるのだ[90]」。これに加えて、臨床生態学者たちは、オーストリア出身の社会学者でかつてはローマカトリックの司祭でもあったイヴァン・イリイチ Ivan Illich（1926-2002）によって表明された、無政府主義的と思われる信念に同調することによって、正当的な医学の臨床家たちと直接的な対立状態になった。彼（イリイチ）は現代医学が「（身体の）不利益をもたらすような物質」に依存することによって、健康に対する重大な脅威となってしまったと述べている[91]。ランドルフが敏感に察知していたように、医学専門職も産業発展に経済的な関心を有する人々も、こうした徹底して反近代的な心情を受け入れることはなかった。特に、臨床生態学のこうした理論や実践は見当違いで危険なものとして手厳しく拒絶され、一般的な物質（例えば水道水）に対する過敏症の患者は、しばしば「偽アレルギー pseudo-allergy」ないしは「偽性食物アレルギー false food allergy」に罹患している、として嘲笑され棄却されたが[92]、そこにはこうした症状は多くの症例では単に心身症的なものだという言外の意味を伴っていた。英国王立内科医師会が1992年に公表した報告書では、アレルギー疾患に対する環境因子の役割が受け入れられていたが、一方でそこでは、臨

床生態学者その他の代替医学の臨床家たちが、アレルギーのあいまいな定義
を採用し、（誘発−中和試験 provocation- neutralization test や毛髪分析、キネ
シオロジーのような）根拠のない診断検査を用い、客観的な科学的エビデン
スによって確証されていない治療法を作り出し、患者へ厳しい制限食を勧め
るような状況に異議を唱えていた[93]。他の場所でも同様の反対が表明されて
おり、特にそれは汎アレルギー症候群に関する議論で明らかだった。ミシェ
ル・マーフィー Michelle Murphy が雄弁に述べているように、正統派医学の
米国人臨床家たちは「こうした新たに出現した疾患に対して、懐疑論以上の
反応を示し」、多種化学物質過敏症は「正当性を欠いた診断」であると宣告
したのだった[94]。

　20世紀末の数年間には、臨床生態学者たちとその批判者たちの間での融
和を築こうと試みた一部の科学者や臨床家がいた。喘息の複雑な病因論や発
症機序についての初期の論述に加えて、ハンス・セリエ Hans Selye、エル
ウィン・プーレイ Erwin Pulay らの科学的研究の影響を受けて、彼らはアレ
ルギーの全体論的（ホリスティック）で生態学的な解釈と、疾患への現代の
生物医学的な理解とを調和させようとして、環境変化に対する神経学的、免
疫学的あるいはホルモンの適応プロセスの間での生理学的な相互作用を探求
した[95]。こうした、学術的および政治的に明らかな緊張状態を緩和しようと
いう努力にも関わらず、環境中の日常的な食品や化学物質に対する多種化学
物質過敏症についての議論はますます二極化していった。一方では、臨床生
態学の生物学的および政治的な教義に忠実な人々は、現代の産業ないし室内
環境の危険性を暴露しようという努力を続けた。代替医学の臨床家から症例
の病歴という形で公表された症例由来のエビデンスは、リチャード・マッ
カーネス Richard Mackerness の言うところの「化学物質の犠牲者」である患
者たちに生じた悲劇が、センセーショナルにメディアによって描写されたこ
とや、彼らが「化学物質中心の社会」になってしまったとみなしたものへの
半ば狂信的な非難によって宣伝された[96]。こうした視点からは、食物アレル
ギーや環境性疾患の徴候を有する人たちは、彼らにとっては「後期資本主義
社会における日常生活の場」がもはや居住に適さなくなってしまっている[97]

訳だが、現代社会の物質性や物質中心主義に対して「抗議する身体」という実例を示しているだけでなく、迫りくる生態学的な大災害の先触れを務めてもいるのだった。1997年にスティーブ・クロール＝スミス Steve Kroll-Smith と H・ヒュー・フロイド H.Hugh Floyd が述べたところによれば「多種化学物質過敏症は20世紀後半の数十年に現れた、一連の環境問題の兆候や科学技術による災害の、その最新の展開なのだった[98]」。

　逆に、ほとんどの正統的な医学の臨床家たちは、臨床生態学の理論的な基礎が欠如していることを非難し、多くの食物および化学物質過敏症が生物学的に実在するかについて異議を唱え、環境性疾患の進化論的、あるいは政治的な重要性に対して疑問を投げかけ続けた。2003年に英国王立内科医師会は「食物アレルギーは多大な論争の原因になっている[99]」と報告した。この報告書では、IgE介在性であることが証明できて、時には命にかかわるような、多様な食品（例えばピーナッツ、甲殻類、卵や牛乳）に対するアレルギー性ないしアナフィラキシー性の反応が存在し、かつ臨床的に重要であるということを認めていたが、一方で代替医学の臨床家たちによる、広範な全身性の身体症状にアレルギーが責任を有するという、より大げさな訴えを認めることには消極的だった。こうした症例についてはアレルギーより食物不耐症 food intolerance という用語を用いることを選択し、この報告書では、治療への科学的な論拠を確立することに内在する困難が強調された。すなわち「食物不耐症はより難解かつ定義が不十分な領域で、実地臨床の基礎となるようなエビデンスがはるかに乏しい」のだった[100]。

　他の論者はこのように如才ない発言をせずに「一般人口で自身をアレルギーであると認識している頻度が高いことと、客観的な方法で確認できるアレルギーの有病率が非常に低いこととの間には、重大な不一致」があると強調しただけでなく、環境性疾患の多くの患者は、主として免疫学的というよりもむしろ精神医学的な疾患を呈している、と示唆する者もいた[101]。

　臨床での懐疑論は一般向け報道でのアレルギーの表現にも影響していて、おそらく部分的にはそうした報道によって煽られてもいた。今世紀の初め頃の時期（2000年ごろ）には、英国の新聞での特集記事は、食物アレルギー

を事実というよりもファッション、幻想、あるいは流行としてとらえ、同時
代人たちの強迫観念をいつも嘲っていた。アレルギーに対する懸念を食事や
身体イメージとともにより広い文化的な関心事として位置付けることで、
ジャーナリストたちは臨床生態学者たちの訴えとは反対に、多くのアレル
ギーは実際には「すべて心の中の現象」であると述べている[102]。さらに批判
的に、彼らはアレルギーが「医学における時代精神 Zeitgeist」になってきた
ありさまを強調し、巧妙に現代の汚染に対する不安をとらえただけでなく、
食物アレルギーの場合は、現代の食生活が健康や社会的なステータスに与え
る影響や含意について中上流階級が抱いている強迫観念を反映した、単なる
「偽の流行」から成っているとした。つまり「最新流行のサークル内では、
あなたが食べているものよりも、皿から押しのけるものが何かの方が、あな
たの健康についてより多くのことを表している」のだった[103]。

　化学物質過敏症や食物アレルギーの生物学的な真正性に関して、また臨床
生態学の科学としての正当性に関する論争の根底には、何がその診断や治療
を近代的な形で評価するうえでもっとも適切な手段なのか、についてのコン
センサスが得られていないことがあった。正統的な臨床医や政府の保健機関
は一般的に、大規模なランダム化比較試験だけが客観的に臨床的な有効性を
決定する唯一の手段であると主張していたが、一方で代替医学の治療家たち
は決まって統計学的手法の使用に抵抗し、その代わりに個々人の体験こそが
核心的であり、一人ひとりのナラティブ（語り、物語）が最も重要であると
強調することを好んだ。「ここで重要視されるのはあなた *you* という言葉
だ。これは個人に合わせたアプローチである。そこではあなたとあなた自身
の特定の環境との相互作用に関わるが、そうした環境はほかの誰とも異なっ
ているのだ。」と 1980 年にランドルフ Randolph とモス Moss は述べてい
る[104]。これに加えて臨床生態学者たちが指摘したように、化学物質過敏症に
関する論争は、生態学的な信念が持つ商業や政治への含意に対する、産業上
の関心によっても激しさを増した。薬物や広く食べられているような食物の
消費を回避するか制限せよというランドルフと仲間たちの助言は、「不安の
強い消費者」の「豊かな鉱脈を掘り起こして」大いに利益を得ていた製薬な

いし食品産業には歓迎されなかった[105]。重大なこととして、こうした多種の化学物質や食品に対する過敏症が物理的ないし存在論的に実在するかということや、臨床生態学の正当性についての現代における論争の中心には、アレルギーの学術的定義、進化論的な意味、そして隠喩としての含意についてのさまざまな聞き覚えのある論争が潜んでいたのだった。

意味とメタファー（隠喩）

　20世紀を通じて、臨床医と科学者たちによってアレルギーの定義は全体として狭められてきた。1930年代までには、大西洋の両岸でアレルギー学者たちは、クレメンス・フォン・ピルケの生物学的反応性の変化という当初の広い意味を持った着想から離れてしまい、主としてヒトの過敏症に注目してきた。これに続く数十年で、正統的な臨床医学におけるアレルギーの意味はさらに制限された。在来型医学の医師たちは、IgE非介在性の過敏反応というものが臨床的に妥当な概念であるということとともに、環境因子への有害反応には非免疫学的なメカニズムがその役割を果たしているとも認めていたのだが、それでも彼らは主として「古典的アトピー疾患 classical atopic diseases」と呼ばれているものへと注目しがちだった。それは例えば花粉症、喘息、じんま疹、アトピー性湿疹、ハチ類へのアレルギー、そして一部の食物および薬物アレルギーであり、IgEの過剰産生、マスト細胞の活性化、そしてヒスタミンのようなメディエーターの放出によってその症状が引き起こされるものである[106]。例えば、米国で1997年に出版されたある免疫学の教科書では、マーク・ピークマン Mark Peakman とディエゴ・ベルガニ Diego Vergani が、記載の明確さのために「『アレルギー性 allergic』という用語の使用を、マスト細胞に結合したIgEが、アレルゲンという名で知られているその標的抗原と相互作用することによって引き起こされる反応に限定する」つもりであると述べている[107]。同様に、アレルギーと喘息をテーマにした1999年の *Nature* 誌の別冊の中で、ウィリアム・クックソン William Cookson は、実用主義的（プラグマティック）な意味では、アレルギーとアトピーという用語は同義語であると述べている[108]。

　多くのアレルギー科医を含む、正統的な医師たちを狼狽させることになっ
たが、臨床生態学者たちはより不明瞭だが柔軟性に富み、明らかにクレメン
ス・フォン・ピルケによって定式化された包括的な発想の痕跡を持つ、アレ
ルギーの定義を採用する傾向があった。1980 年に出版された臨床生態学領
域の解説の中で、ランドルフ Randolph とモス Moss はアレルギーを「時間
の経過とともに起きる、環境物質に対するすべての個別の反応」と定義して
いる[109]。同様にマッカーネス Mackerness は慣習によって束縛されるのを拒ん
で「経験的かつ臨床的で、フォン・ピルケがもともと述べた広範な生物学的
観点からのアレルギーという方向に沿った」初期の食物アレルギー研究を明
確に称賛した[110]。臨床生態学者たちにとっては、アレルギーは急激に発症し
免疫系によって介在される反応だけでなく、そうした脆弱性の影響が数日、
数週間ないし数か月の期間をかけて初めて明らかになるような雑多な疾患群
をも包含していたのである。こうした、より広範で融通の利くアレルギーと
いう用語の定義が、特に北米では、多くの代替医療の（そして実際には一部
の正統的医学の）臨床家による著作の中で支持されていた[111]。

　アレルギーの定義が正統的な医学と代替医学の間で不一致であることは、
アレルギー反応の進化論ないしは目的論的な意味での重要性に関する論争に
深く入り込んでいたし、またそうした論争によって（不一致が）さらにひど
くなった。正統的な西洋医学の観点からは、アレルギーとは伝統的に免疫が
間違った方向に進んだ状態を表しており、免疫学的な防御メカニズムが正常
に機能しなくなった状態の実例となっていた。したがって、ジュール・ボル
デ Jules Bordet や他の 20 世紀初頭の臨床家や科学者たちは、アナフィラキ
シーおよびアレルギーは免疫現象と密接な関係を持っていることを認めてい
たが、それでもアナフィラキシーは「生体防御の経過における偶発事故」で
あると信じていた[112]。こうしたアレルギーやアナフィラキシーの解釈はその
後の論者によっても繰り返された。例えば 1959 年には、免疫反応について
の進化の見取り図を書こうという当時の関心だけでなく、（おそらく 1933 年
の、自身のドイツから英国への脱出行によって形作られた）政治的寛容と全
世界的な調和というより大きな文化的ビジョンも表明している文章の一節

で、内科医のカール・プラウスニッツ Carl Prausnitz はアレルギーの意味について哲学的省察を行っている。

　アレルギーは疑いようもなく免疫の1つの相なので、有限の自分中心の視点から、アレルギーとは道を踏み外した免疫現象なのだろうか、と問えるかもしれない。……ほとんどの個体は胎児期に、胎盤循環を通過してくることで、多様な外的タンパクとその分解産物への免疫学的寛容を獲得するが、一部の個体は恐らく遺伝的素因によってそれがうまくいかず、与えられた（抗原）曝露状況で抗体を産生する準備ができている、と推論できるだろうか？　我々は人類が、人としての一般的な寛容さと同時に、免疫学的な寛容を得る何らかの手段を再び確立できるようになった未来を夢見ることができるものだろうか[113]？

　アレルギーは正常から逸脱した免疫反応に等しいというこの着想はその他の論述でも認められた。もっとも注目すべきなのは、それがアレルギー反応を弱めるための新たな治療戦略の探究を促し、ある状況下では、免疫系が本来意図している病原体の侵入に対する生体の防衛反応から、一見無害な（体の）内外の物質に対する破壊的な反応を作り出す方向へと逸脱してしまうと考える、衛生仮説の仮定や解釈を承認したということである。重要なこととして、IgE 介在性のメカニズムがおそらく寄生虫（蠕虫）に対する生体防御をもたらすという発見でさえ、IgE の関与する過敏反応が、本質的には何も目的論的な意義をもたらさない免疫系の逸脱状態なのではないか、という疑いを晴らすことはできなかった[114]。

　アレルギーや自己免疫疾患を、免疫学的な例外状態あるいは逆説とみなすこうした伝統的な視点は、主として免疫機構の防御上の役割についての狭い先入観や、免疫系は何より自己と非自己を区別するためにデザインされているという、一貫した確信によってもたらされていた。しかし、1990 年代に一部の論者が指摘したように、免疫系を理解するうえでのそれに代わる方向性が存在し、個人と進化論におけるアレルギーの有用性について再評価を促

した。例えば 1991 年には、カリフォルニア大学の生化学および分子生物学部門のマージー・プロフェット Margie Profet が、アレルギー反応は多くの場合、毒素や発がん性物質に対して生体を防御するように働くと示唆した。「アレルギー反応を全体として構成している発達したメカニズムは、適応した設計を示している」と指摘して、彼女はアレルギーが、他の粘膜ないし液性防御機構が奏功しないと証明された場合における、毒素に対する最終防衛線を構成していると推論した。すなわち、仮に不快で我々を参らせるようなものであっても、くしゃみ、咳そして嘔吐は、それがなければ浸透して生体を傷つけるような毒性物質を、体外に排出させる役割を果たしているのだった。臨床生態学者たちの方向性にそって、プロフェットは、アレルギーの増加傾向は産業社会においては避けられない毒素が増加したことに対する生理的な反応を単に反映しているだけだと主張した。プロフェットはアレルギーがしばしば不快な症状や時には死をもたらすと認めていたが、それでも彼女は個人と進化論の双方の観点から、「（進化によって）獲得されたアレルギーによってもたらされる」利益は、しばしばリスクを上回ると推論している。このような観点からは、IgE は悪玉というよりも「免疫生物学におけるヒーロー」として再考されることになった[115]。

　1990 年代半ばにはベセズダの国立アレルギー感染症研究所 National Institute of Allergy and Infectious Diseases にいたポリー・マッツィンガー Polly Matzinger が同様に、免疫、自己免疫そしてアレルギーの伝統的な解釈に異議を申し立てた。免疫系がもっぱら自己と非自己を見分けることで機能しているという仮定によってもたらされる問題点に照準を当てて、マッツィンガーはその代わりに、組織障害をもたらすような過敏反応を含むすべての免疫反応が、傷害された細胞から放出される警告シグナルによって起こされると推論した。自己免疫やアレルギーの場合、免疫系は必ずしも機能の異常を起こしている訳ではなく、逆に変異や環境由来の病原体、そして毒素によって引き起こされた危険シグナル danger signal に対して反応しているのだった。フォン・ピルケが疾病を発症するうえで身体側の反応性がきわめて重要な役割を果たしていると強調したことに加えて、同様にリシェ Richet の体

液性パーソナリティという着想にも影響を受けているが、マッツィンガーの「危険モデル danger model」では、免疫の反応性が生物学的な自己同一性や完全性を維持するうえで果たす役割が強調されていた[116]。

こうした免疫機能についての新理論は、アレルギーの伝統的な解釈に対して決定的に重要な対案をもたらした。いずれの理論でも、アレルギーの徴候はもはや、その免疫系を薬剤や脱感作療法によって修飾ないし操作するべき、異常を呈した個体を表している訳ではなかった。逆にアレルギーは、内外の危険因子に対する抵抗力の必要不可欠な形態と、重要な個体や進化の結果である防衛反応となった。興味深いことに、時にはアレルギーが他の種類の防御能力を担っているとも考えられた。すなわち、加齢プロセスに対する免疫反応（クレメンス・フォン・ピルケの「生命段階におけるアレルギー Allergie des Lebensalters（2章参照）」を想起させるような形での）が示唆されたことに加えて[117]、臨床家たちはアレルギーが悪性新生物に対する防御をも提供しているかもしれないと推論した。がんとアトピーの間に逆相関があるという点に注目して、いくつかの研究では、がん患者にアトピーを誘導することがある種の治療法になると提唱している[118]。

より興味深いことに、アレルギーは特有の社会的および文化的分布を伴う疾患、ないし疾患群であり続けた。論者たちは20世紀を通じて、その初期の数十年にモレル・マッケンジー Morell Mackenzie、E・M・フォースター E. M. Forster その他の人々によって表明され広く普及した見解、すなわち、アレルギーはある種の、生来の知的ないし創造的な優越性を与えているということを決まって繰り返した。例えば1930年代には、ロンドンのガイ病院の研究者たちが、喘息の患児たちが「『より優れた知能』を持つことが多い」という社会通念への明らかな支持を認めたようだ[119]。同様の推測は、第一流の文学界ないし音楽界の人物の間で、喘息や花粉症が流行しているかという後の議論で浮上した。1980年代には、アルノルト・シェーンベルク Arnold Schoenberg〔12音技法を考案した20世紀最大の作曲家の1人〕、アルバン・ベルク Alban Berg〔作曲家。シェーンベルクの弟子〕、セネカ Seneca〔ローマ帝国の文人、哲学者。暴君ネロの家庭教師としても有名〕、チャールズ・ダーウィン Charles

Darwin、マルセル・プルースト Marcel Proust その他の人々を取り上げた「喘息と人間としての卓越性」という一連の論文に対する序論で、『喘息学雑誌 Journal of Asthma』の編集者たちが主張したのは「より良い知性、創造性、並外れたパーソナリティ、かつ、または社会の中での卓越性が喘息と関連し続けており、しばしばそれが偶然発生している訳ではないのではないかという疑問を抱くのに十分であった」ということだった[120]。こうした推論は明らかに、喘息その他のアレルギー疾患が社会の中での卓越性よりも、むしろ貧困や物質的な欠乏と関連しているという疫学的なエビデンスに対して逆行していたが、それでもアレルギーが文化的な卓越性のシンボルとなっているという意見は生き続けた。一部の論者が食物不耐症を求めるような風潮について 20 世紀末に指摘したように、アレルギーを保有していることは感受性と洗練を表していた。すなわち「『私は好きなんだけど、この食べ物は私が好きではないのよ』という弱々しい声とともにお皿を払いのけることによって、患者はロマンティックにも、この違いがわからない食事の同席者たちに対して上位に置かれることになる」のだった[121]。

　こうした論評は、アレルギーという着想が文化的に、同時に学術的にもそうであるのだが、ますます雑多な意味を表すようになったことを示している。したがって逆説的だが、アレルギー科医たちが意識してアレルギーの定義を IgE 介在性の過敏反応へと限定しつつある一方では、一般的な使用ではこの用語の（使用）範囲が広範な身体的および心理的な病的状態へと拡大されていった。1960 年にミルトン・ミルマン Milton Milliman が、アレルギーは「最近になって日常用語の中に入ってきた言葉であり、一般大衆は雑誌、新聞や映画によってアレルギーというものを意識するようになった」と指摘している。このプロセスによって、アレルギーの意味はより柔軟で可塑性を持つものになってしまった。ミルマンが述べるには「日常会話でのアレルギーという用語の大衆的な意味は、人を物理的ないし精神的に刺激するような、すべての物ないし人を指すようになった」のだった[122]。

　もっとも、専門用語としての語法は変化しなかった。20 世紀の後半にかけて、臨床家たちはジョン・フリーマンやアーノルド・ライス・リッチがア

レルギーという用語の誤用とみなしたものへと抵抗するための初期の試みを
繰り返した。1961年には、ケネス・ハッチンがアレルギーという用語は「過
剰に使用され、かつ誤用されている。なぜならば10回中9回は間違った形
でそれが用いられているからだ」と不満を漏らした[123]。その10年後には、
『臨床アレルギー Clinical Allergy』誌の創刊号でジャック・ピープスが同様
に、アレルギーやアトピーといった用語が「混乱し、あまりにも偏見を抱い
たものになってしまったため、一部の専門家はこうした用語をむしろ放棄す
るのを望むかもしれない」と、この状況を嘆いている[124]。そして、1974年
にはハンス・セリエが、適応とストレスについてのそのわかりやすい入門書
の中で、多くの現代科学用語（ストレスを含む）がこうした形で使用され、
改変されてしまっていると指摘した。つまり、「『ダーウィン的進化論
Darwinian evolution』『アレルギー』そして『精神分析 pshychoanalysis』と
いった言葉は、いずれも応接間やカクテルパーティでの会話の中で人気の絶
頂にある。しかし、それらの言葉についてのその見解が、そうした概念を確
立した科学者たちによる、学術的な研究業績に立脚していることは滅多にな
い」のだった[125]。

　一般に、アレルギー科医たちにはこの用語を大衆がもっぱら用いるのを妨
げることは出来なかった。20世紀の最後の10年間には、アレルギーが身体
の特異反応、個人的な嫌悪、心理学的な反感、夫婦間の不和、商業上の対立
や国家間の緊張といった奇妙な組合せを表すためにますます用いられるよう
になった。アレルギーの語義としての境界線が引き伸ばされることによっ
て、様々な隠喩としての、あるいはコミカルな意味を持つことが可能になっ
たが、それはアレルギー疾患の疫学的な増加傾向への深刻な発言と並行して
出現したし、おそらく部分的にはその影響を覆い隠していたり、そうした言
及をあざ笑ってもいた。セオドア・ダーリンプル Theodore Dalrynple が冷笑
的に述べたように、「どのようにしてアレルギーのような実在する真の問題
が、ある種のドッペルゲンガー（生霊）のように、人々の心の中にしか存在
しない影のような形態を通じて常にもたらされるのか、実に奇妙なこと」
だった[126]。20世紀後半に、人々は自分が月曜日、仕事、人ごみ、朝、義理

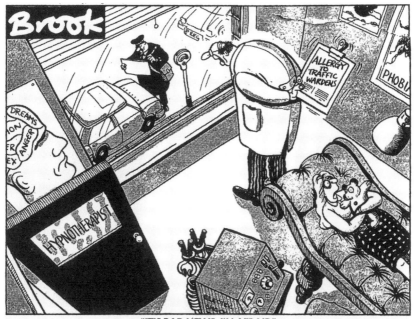

"IT'S BAD NEWS, I'M AFRAID"

図17　1996 年 8 月のサン紙。〔注：欄外のコメントは「こりゃ悪い知らせだ。まずいなあ」
　　　ぐらい。部屋の入口には「催眠術療法士」とあり、先生の手には「交通取締官への
　　　アレルギー」と書かれた紙がある〕

の母や日中のテレビ番組に対してアレルギーであると誇らしげに述べている
が、これは漫画家たちによって時にはからかわれ、しかしそれにも関わらず
暗黙のうちに認められているような、ある種の文化的現象なのだった[127]。ア
レルギーという観念を風刺へと利用するのは多くの場合、屈託のないもの
だったが、時にはこの用語がより陰鬱な意味で用いられることもあった。欧
州経済と金融の統合に関する 1997 年の論争の中で、先の欧州委員長だった
ジャック・ドロール Jacques Delors は、ドイツの政治家たちが「南欧諸国に
対するアレルギーを有している」といって不満を表明している[128]。翌年に
は、2 つの第一級の多国籍製薬会社である、グラクソ Glaxo とスミスクラ
イン・ビーチャム SmithKline Beecham の合併を取り巻く交渉の中で明らか
になった軋轢が「アレルギー反応」として報道されたが、そこにはグラクソ

こそが世界一の抗アレルギー薬生産メーカーである、という明らかな皮肉が込められていた[129]。

21世紀の初め（2000年ごろ）には、20世紀の間に英語の中に取り入れられた新用語を振り返る回想集の中で、出版社のハーパー・コリンズ社 Harper Collins は、アレルギーという言葉が、かつてクレメンス・フォン・ピルケによって作り出された当時は、まず単純に多様な外的刺激に対する身体の反応を意味していたにも関わらず、20世紀の流れの中でそれは嫌悪の1つの形として「比喩的な通用物（通貨）として働くようになった[130]」と示唆した。こうした通用物という発想は適切なものだった。21世紀の初頭までにアレルギーは、環境破壊、生態学的な不均衡や全世界的な調和の喪失についての、物質的あるいはイデオロギー上の決定因子や帰結への社会不安を表現するための豊かな文化的資源となるに至った。アレルギーはまた、現代の様々な形での個々人の生理学的、心理学的、あるいは政治的な反感を暴露し表明するための便利な伝達手段としても現れてきた。アレルギーが持つこうした比喩的な意味での潜在能力は、それが文化的、あるいは生態学的な意味でより広く適応されたことだけでなく、学術用語としての本来の意味にもそのルーツがあったという点が重要である。クレメンス・フォン・ピルケにとってアレルギーとは単なる外来の因子だけではなく、むしろ生体内の反応が疾病の表現を作り出している正にその様相をとらえた言葉だった。もともとの意味として自己破壊的な病理学的プロセスを示すことから、アレルギーは西欧文明が自らに与えたダメージの適切な隠喩（メタファー）としてだけでなく、現代社会が広めている商業主義的な価値観や生物学的な危機に抵抗する急進的な企てのシンボルとしても用いられた。おそらく他のどんな疾病よりも、アレルギーはポストモダン期の世界で生きる人々が直面している生物学的、政治的、そして精神的（スピリチュアル）な課題に具体的な形を与えたのだった。

第 7 章

未　　来

> いつになったら、身体の秘密を記した書物の 1 巻から、アレルギー反応の
> 進行が決定づけられているその仕組みを明らかにすることができるようにな
> るだろうか？
>
> ミシェル・フーコー、1963 年[1]

　21 世紀の前夜を迎えて、近代後期のイデオロギーや構造に全体として疑
問符が付けられ、徐々にそれが解体されるようになったのと同時期に、英国
の受賞歴に輝く小説家であるジェフ・ヌーン Jeff Noon は巧みな方法で、現
代の西洋化され、工業化されまた商業化されたライフスタイルに、おそらく
本来備わっているのであろう多様な危険を 1 つのメタファー（隠喩）として
とらえた。夢の世界から侵入した残忍な花粉媒介性植物に抵抗して苦闘する
未来都市の社会をその舞台として、ヌーンのサイバーパンク小説である『花
粉 pollen』〔早川書房からの訳書邦題は『花粉戦争』〕は、明らかに少年期の花粉
症への罹患経験と、広く知られるようになったエイズの大流行に着想を得て
1995 年に刊行されたが、科学技術の無制限なイノベーション、遺伝子改変、
環境破壊、薬物中毒、性的な放埓、あるいは生物種の間にある境界が徐々に
浸食されることによって引き起こされる被害を鮮やかに描き出した。ヌーン
による、ポストモダン期の世界を待ち受ける恐怖についての黙示録的なビ
ジョンの中では、花粉症が文明病の原型となっていて、それが現代のライフ
スタイルに引き起こされるにも関わらず、その一方では健康を求める奇妙な
強迫観念や、正統的医療や代替医療にとっての実入りの良い市場、そしてマ

スメディアによる煽情的な物語を作り出していた[2]。

　将来的なリスクを予想していたのはヌーンだけではない。20世紀後半には多くの論者が、1982年の英国の有名なアレルギー学者であるモーリス・H・レゾフ Maurice H. Lessof が発言した、人類は今や「アレルギー傾向のある世界」に生きているという懸念を繰り返した[3]。疫学研究ではアレルギー有病率の地理的ないし社会的な格差が残っていると示されていたが、それでも季節性の花粉飛散量が急増しているという報告が続いたことや、アレルギーの有病率が急激に増加したことによって、西欧の臨床家、科学者やジャーナリストは、現代のこうしたトレンドが緩和されなければ、2015年までに全ヨーロッパ人の50％が何らかのアレルギーに罹患することになるという切迫した警告を発するに至った。こうした予測からUCB（カリフォルニア大学バークレー校）アレルギー研究所は、アレルギーを「21世紀における流行病 the epidemic of the 21st century」と呼んだ[4]。このようなアレルギーの激増は健康、幸福や長寿に潜在的な影響を与えるのが明らかだった。つまり、アレルギー反応は著しく生活の質を損ない、時には命に関わるかもしれなかった。

　人類にアレルギーが増加していることに対する懸念は、並行して動物でのアレルギー疾患が増加しているというエビデンスによって再燃したかもしれないというのは重要である。20世紀の最後の10年間に、ウマの疾患、例えば慢性閉塞性肺疾患、じんま疹、首の横ふりや皮膚掻痒（ウマでの湿疹にあたる）には幅広い普遍的な吸入抗原、昆虫や食物へのアレルギー反応が関与することがわかった。ヒトの診断や治療モデルに基づいて、ウマのアレルギー外来では血清IgEを測定するだけでなく、アレルゲンの皮内反応によって皮膚の過敏性を同定しており、ウマを減感作するアレルギーの緩和療法も治療法として導入された[5]。時間、空間とともに生物種をも超えてアレルギーが広がっていること、そして獣医アレルギー学の領域でも商業的な機会が増加しているということは、ほぼ間違いなく切迫したグローバルな破滅的状況への懸念を強める役割を果たした。

　こうした将来の危機に対する悲観的な予測はいくつかの形で解釈できる。

ある面ではアレルギーが現代社会で増加することにより、ほとんど全ての世界人口が実際に、窒息させられるだろうという懸念は、現代産業社会が生み出した環境の危機に対する現実的な試算の産物であると考えることができる。一方では、アレルギーの全世界的な大流行に関する懸念は単に社会や医学の進歩に対するなじみ深い、食傷気味かもしれない批判を再確認する現象とも解釈できる。そこでは文化的あるいは政治的な不確実性が、明らかに統計指標や疫学的なパターンから恐怖の対象を作り出していた。もちろん、こうしたアレルギーの動向についての対照的な言説が互いに相容れないものであると考えてはならない。様々な化学物質や食品に対する過敏症は、環境汚染による命に関わる免疫反応であるのと同時に、個人の心理的な混乱や、より広い範囲での社会的、政治的ないし職業的な反抗の潜在的な表れなのかもしれない。

　アレルギーが現代社会を支配していることに苦闘するアレルギー科医、患者、政治家や国際的な保健医療機関は、相反する戦略を採用しつつある。医学が進歩するであろうという見込みを信じる人々は、正統的な生物学的医学や生物統計学の狭い領域に逃げ込む傾向がある。医学知識や診断と管理に関する専門職制度が持つ役割を強調しつつ、科学者や臨床医はアレルギー疾患のもっと包括的な社会的、地理的分布についての疫学研究を成し遂げようと試み、アレルギー反応を特徴づけて動かしていると思われる身体の秘められた領域や生化学的なプロセスをもっと深く掘り下げつつある。20世紀末（2000年ごろ）には、モーリス・レゾフ Maurice Lessof の言う、科学的手法によってアレルギーの領域における「事実とフィクションを分離」することに成功するかもしれないという信念[6]への傾倒が続いていることは、現代の治療法の成果として喘息の急性エピソードが減少し始めたかもしれないという暫定的な知見[7]とともに、アレルギー反応に関わる遺伝子、抗体、細胞や細胞内メディエーターのより優れた研究と、有害な免疫反応を緩和し制御することを目的とした革新的な治療アプローチの確立を進展させる役割を果たした[8]。

　もちろんこのような、アレルギーが生物学的に制圧されるだろうという

ユートピア的な夢想は目新しいものではない。1939 年には既にウォーレン・ヴォーン Warren Vaughan が、科学者たちによって「本当にアレルギーの謎が解かれることになる」かもしれないと主張している[9]。その 3 年後には、米国の両アレルギー学会が 1943 年に合併される前に双方の会長を務め、米国アレルギー協会を設立するうえでの立案者でもあったミルトン・B・コーエン Milton B.Cohen が、妻とともに「我々はまさにアレルギー状態を撲滅すべきであるし、我々の取組みは生化学的ないしは生物物理学的なものでなければならない」と述べ、会員のアレルギー科医たちに「アレルギー予防というフロンティア」へと強い意志をもって立ち戻るように促した[10]。しかし実際に生物医学的な知識が進歩したにも関わらずアレルギーが増え続けているという衝撃的なエビデンスの影響を受けて、一部のアレルギー科医、臨床生態学者、そしてとりわけ環境保護運動家はこうしたアレルギー疾患のグローバルな蔓延に対して、別の解決策を目指すようになった。現代医学には他の多くの産業分野と同様に、新たな環境性疾患が誕生したことに対して主要な責任があると主張しつつ、汚染されていない自然（ナチュラル）な（しかし一方で神話的でもある）過去というロマンティックな着想に立脚して、さまざまな代替医学の診療家たちは、常に西欧社会の価値や行動に対して異議を申し立て続けた。代替医学の診療家たちは彼らの言うところの正当的医学や現代的ライフスタイルの「精神的（霊的）な意味での破綻 spiritual bankruptcy」を暴露することで、環境破壊や環境性疾病との戦いでは生態学的なバランスや個体の内なる調和が重要であるということを再び主張しようとしている[11]。

　生命科学によって疾病から解放された未来という楽観的な夢想も、生態学が描くような、地球環境で今まさに起こりつつある大惨事という絶望的なドラマ化も、どちらも現代世界におけるアレルギーの多義的な位置づけや意味を正しく反映しているとは言えない。最近数十年でアレルギーがますます重大な問題になったのは、社会経済的な因子と文化的なそれとの複雑な相互作用の産物だった。アレルギーは他の多くの慢性疾患と同様に我々自身が作り出した疫病である。ある面で、19 世紀初頭にトーマス・ベドーズが結核の

病因論について抱いていた信念の現代における同様のこうした定式化は、ア
レルギー疾患が単に、現代文明の物質化と密接に関わり、かつ科学的な分
析、疫学研究や生化学的な操作によって攻撃を受けやすい実存的な現実とい
う性質を持つことを意味している。別の次元では、こうした現代社会がア
レルギー疾患を作り出したという刺激的な着想は、アレルギーが文化的な不安
のシンボルとして、現代産業文明に対する環境保護活動家による過激な批判
や、個々人の癒しへの精神的な渇望による想像力によってしっかりと形作ら
れた病理学的概念として、蔓延しつつあるということも示唆している。
　ルネ・デュボス René Dubos が 1950 年代から 60 年代に頻繁に述べていた
ように「未来を過去数十年といった短期間の見通しから予測するのは賢明な
行いではない[12]」。それでもデュボスは狭い範囲の生物学的医学へ没頭する
ことも、より広い範囲の社会や精神を改革する計画も、どちらも健康な状態
に至る現実的な道筋ではないと確信していた。デュボスは「疾病の進化が、
未だに社会や医学の制御下になく、もしかすると永久にそうした制御下に入
らないかもしれない、多くの決定因子によって影響を受けているということ
については圧倒的な歴史的エビデンスがある」と 1961 年に述べている[13]。
デュボスにとって、健康と疾病のパターンは「人間存在の創造性に富むもの
として現れるその本質」と名付けたものにより深く関わっていたのだっ
た[14]。

　　我々は自分たちが、健康が医学におけるユートピアにとっての生得権な
　いし、医師の指示に受動的に従ったり、街角の店で購入した薬を飲むこと
　でたどり着けるようなある種の状態であるという幻想を作り出さないよう
　に用心しなければならない。過去と同様に未来における現実の世界では、
　健康は日々の生活の中での創造性に富む方策、すなわち常に変化している
　環境で出現し続ける、予期されない課題に人間がどのように対応するかに
　依存しているだろう[15]。

それではアレルギーには実際の未来世界でどのような居場所が残されてい

るのだろうか。1942年にミルトン Milton およびジューン・コーエン June Cohen は、医学の進歩は科学者の精神があらかじめ感作されることにしばしば依存している、という奇抜な説を提唱した。彼らが主張するところによれば、19世紀中葉の術後敗血症という問題に対する解決策は、隠喩（メタファー）としての意味ではジョーゼフ・リスター Joseph Lister（1827-1912）がルイ・パスツール Louis Pasteur（1822-96）の業績によって感作されたことによって生まれたのだった。コーエン夫妻によれば、アレルギーの未来も同様の形で決定されるかもしれなかった。

いつの日か、アレルギーの諸問題にその心が感作された、あるアレルギー科医が登場するだろう。その生涯の間にあるアイディアが物理学者か化学者の研究室で生まれるだろう。このアイディアは生きた細胞のメカニズムをどうにかするに違いない。そのアイディアは1つのアレルゲンとして働くだろう。それはそのアレルギー科医の心の中で反応性の変化を生み出す。結果として、我々のアレルギーに対する理解は革命的な変革を遂げるかもしれない。アレルギー状態の出現はもはや単なる、時折起きる奇妙な現象では無くなるだろう。一連のアレルギー疾患は単に、医学史の興味深いエピソードに過ぎなくなるかもしれない[16]。

この理路整然としているが未だに実現していない未来の進歩についてのビジョンの中では、アレルギーがそれ自体の未来に対して鍵となる要素を持っている訳だが、このビジョンは現代医学が人々を救済する能力を信頼している点だけでなく、それがクレメンス・フォン・ピルケ Clemens von Pirquet によるもともとの包括的な、ただし大部分捨て去られてしまった、反応性の変化についての理論と非常に近い響きを帯びている点でも印象深い。しかし、アレルギーの歴史の他の多くの側面でそうであるのと同じように、ミルトンおよびジューン・コーエンがアレルギー疾患の未来像を予測するために用いたアレルギー性の感作というメタファー（隠喩）は、すぐにそれに代わるような存在論的、知的、そして政治的な別のコースもまた想像させる。現代の

人々は広範囲の生物学的ないし文化的なアレルギー徴候を発症しながら、現
代の環境で絶え間なく様々なアレルゲンや刺激物質に暴露することで、実際
には感作ではなく脱感作されるかもしれない。つまり生物学的あるいは心理
的な耐容状態（トレランス）〔免疫学的に抗原・アレルゲンに対する反応が減弱した
状態〕が広まるにつれてアレルギーもまた後退し、その後に残る真空状態は
新たな疾患、新鮮な文化的強迫観念あるいは新たな隠喩（メタファー）に
よって占められていくのかもしれない。

訳者あとがき

　本書は Mark Jackson 著 "Allergy: The History of a Modern Malady" の邦訳である。

　著者はエクセター大学の医史学教室教授である。アレルギーの歴史についての、通読できるサイズで社会文化史上の側面にも良く目配りされた単著として類書がなく、得難い著作であると考え訳出した。

　原著の英国での出版時は *Lancet* のような学術誌に限らず、*Guardian* のような一般高級紙にも好意的な書評が出ており、医療関係者以外の方にも興味深く読んでいただけるのではないかと思う。

　原著の出版は 2006 年である。訳出を企図してから訳者の米国留学など、さまざまな事情で出版が遅延したが、無事出版にこぎつけて安堵している。内容面では現在も十分通用するものと考えるが、その後に出版され、近年の状況をフォローするのに有益ないくつかの著作を紹介しておく。

1.　Sheikh A, Platts-Mills T, Worth A, Holgate S. Landmark papers in allergy: seminal papers in allergy with expert commentaries: Oxford University Press; 2013. 319 p.
アレルギー学の歴史的重要論文について、英国の Gideon Lack 博士のような斯界の第一人者を含む専門家が 1 本ずつ論評した著作。一つ一つの発見や進歩について詳しく知りたい方に。

2.　Bergmann K-C, Ring J. History of allergy: Karger; 2014. 425 p.
Karger 社の *Clinical Immunology and Allergy* というシリーズの一冊（第 100 号）。テーマ別で多数の執筆者による詳細な教科書。本書より臨床寄り。日本からも斎藤博久先生などが分担執筆している。

3. Smith M. Another person's poison: a history of food allergy: Columbia University Press; 2015. xii, 290 p.

Jackson 教授のお弟子さんが書いた食物アレルギーの歴史についての著作。本書で触れられることの比較的少なかった、食物アレルギーの歴史について詳しく知りたい方に。

本書の訳出にあたっては、ご多忙中に監訳の労をとっていただいた大塚宜一先生を始め、多くの方々のお世話になった。特に、下訳のチェックをしてもらった順天堂大学医学部小児科学の免疫アレルギーグループの先生たちに深く感謝している。ありがとうございました。

　　　2020 年春

コロナ禍の対策に追われるお茶の水にて

訳者　稲毛英介

用 語 解 説

アトピー *atopy*
即時型のⅠ型過敏反応を発症しやすい家族性の傾向。

アナフィラキシー *anaphylaxis*
シャルル・リシェとポール・ポルティエによって 1902 年に考案された用語
で、文字通りの意味は「防御の欠如」である。その後、一般的には「アナフィ
ラキシーショック」のように、即時型で時として致死的なアレルギー反応を記
載するために用いられている。〔注：現在の日本アレルギー学会の定義ではアナ
フィラキシーは多臓器に及ぶ全身性のアレルギー反応であるという点が重視さ
れているが、本書の記載を含め歴史的には必ずしもこの意味に限定せず、局所
性の反応に対しても用いられていた。〕

アレルギー *allergy*
1906 年にクレメンス・フォン・ピルケによって、あらゆる形態の生物学的反
応性の変化を意味するために考案された用語であるが、その後に特定の型の過
敏反応を表すようにその意味が限定されることになった。

アレルギー性肺胞炎 *allergic alveolitis*
動物皮屑や植物に由来する因子（アレルゲン）によって引き起こされ、肺内
の炎症に帰結するような過敏反応の一型。〔注：alveolitis を直訳すると胞隔炎。
通常の肺炎と異なり間質性肺炎の像をとる。〕

アレルゲン *allergen*
アレルギー反応を引き起こしうる何らかの物質のこと。

イディオタイプ *idiotype*
ある抗体における、特定の抗原が結合する部位を指している。

疫学 *epidemiology*
人間集団の中での疾患について研究する学問領域。

過敏反応 *hypersensitivity*
エミール・フォン・ベーリングによって 1894 年に提唱された用語で、その結
果として組織障害ないし死亡を伴うような、外的物質に対する強化された反応
を指している。後に免疫のメカニズムによって 4 つの型に分類された。

気管支拡張薬 *bronchodilator*
気管支平滑筋の筋緊張を緩和し呼吸を手助けするような型の薬剤。

282

空中生物学 *aerobiology*

　　大気中に存在する生物やその他の生物学的に重要な物質と、その動物、植物、そして人体への影響を研究する学問分野。

血管神経性浮腫 *angioneurotic oedema*

　　皮膚や粘膜表面の腫脹を引き起こす疾患で、遺伝性の酵素欠損によっても、アレルギー反応によっても発症する。

抗原 *antibody*

　　免疫反応を引き起こすことができるすべての物質。

好酸球増多症 *eosinophilia*

　　ある種の白血球（好酸球 eosinophil）が血中で増加する現象。

抗体 *antigen*

　　ある種のタンパク（免疫グロブリン）であり、抗原に特異的に結合する。

自己免疫 *autoimmunity*

　　免疫反応が自己抗原を作り出す（自己の構成要素を抗原として認識する）状況であり、時には疾患を引き起こす。

ジンマシン *urticaria*

　　別名の nettle-rash（発疹、じんましん）としても知られるある種の皮膚疾患。

心毒性 *cardiotoxic*

　　心臓に対する障害性。

喘息発作重積状態 *status asthmaticus*

　　重症で遷延した喘息発作。

脱感作療法 *desensitization*

　　アレルゲンの量を漸増しながら注射することで、免疫学的寛容をもたらすプロセスのこと。アレルゲン免疫療法 allergen immunotherapy ないし治療的接種療法 therapeutic inoculation ともいう。〔注：近年では注射ではなく経口ないし舌下投与による脱感作療法も存在する。desensitization の直訳は脱感作療法であるが、英語の hyposensitization にあたる減感作療法とほぼ同一の意味で日本語では用いられているため、本文では双方の訳語を適宜用いた。〕

特異体質 *idiosyncrasy*

　　19 世紀に、ほこり、枯草、羽毛、動物や様々な食物に対する、通常は見られないような過敏性を記載するために頻用された用語。

膿毒過剰症 *hyperpyraemia*

　　最初はフランシス・ヘーア Francis Hare が 1905 年に提唱したアレルギーにつ

いての学説で、それによれば、血中へある種の刺激物質が蓄積することが血管
の拡張を引き起こすとされていた。

肺気腫 *emphysema*

　　肺の肺胞（胞隔）が障害される疾患。

発症機序 *pathogenesis*

　　疾病の原因となるような病理的プロセス。

ヒスタミン *histamine*

　　炎症性メディエーターの1つであり、マスト細胞の中に貯蔵され、抗原が細
胞表面の IgE 抗体に結合すると放出される。

病因（論） *aetiology*

　　病気の原因ないし、疾患の原因となる要素についての研究。

副腎皮質ステロイド *corticosteroids*

　　生体内にもともと存在するステロイド類に関連する薬物群で、抗炎症活性を
もっている。

補体 *complement*

　　病原体と結合し生体防御を促進するような一連の血中タンパク。

免疫化学 *immunochemistry*

　　抗原抗体反応を含む、免疫学的なプロセスの化学的性質についての研究領域。

免疫グロブリン E（IgE） *Immunoglobulin E（IgE）*

　　1型過敏反応を引き起こす免疫グロブリンないし抗体のこと。

免疫病理学 *immunopathology*

　　組織障害を引き起こすような免疫反応の研究領域。

ロイコトリエン *leukotriene*

　　ある種の白血球（マクロファージ）から産生される炎症性メディエーター。
〔注：一群の脂質化合物（アラキドン酸代謝産物）で、喘息の病態生理に強く関
与している。〕

引 用 文 献

Preface

1 Local Government Association, *Independent Commission on the Organisation of the School Year: The Rhythms of Schooling* (London, 2003).
2 'Hay fever as an educational handicap', *Medical Officer*, 118 (1967), p. 290; T. E. Roberts, 'Hay fever in adolescents', *Medical Officer*, 118 (1967), pp. 291–4; Brenda Sanderson, 'Hay fever and exams', *The Times* (14 July 1973), 13g; S. C. Littlewood, 'Hay fever during exams', *The Times* (21 July 1973), 13e; David Nicholson-Lord, 'Hay-fever bureau to back earlier exams', *The Times* (3 August 1983), 3a; Thomson Prentice, 'Hay fever blamed for poor exam results', *The Times* (2 May 1985), 3h.

Chapter 1: Histories

1 Thomas Beddoes, *Hygëia; or, Essays Moral and Medical on the Causes Affecting the Personal State of our Middling and Affluent Classes* (London, 1802), vol. II, p. 98.
2 Clemens von Pirquet, 'Allergie', *Münchener Medizinische Wochenschrift*, 30 (1906), pp. 1457–8.
3 Charles Richet, *L'Anaphylaxie* (Paris, 1912), p. 80: 'Pirquet et Schick ont appelé *allergie* ce phénomène de réaction de l'organisme a une substance étrangère: mais il ne me paraît pas nécessaire d-introduire ce mot conjointement avec le mot d'anaphylaxie.'
4 Béla Schick, 'Pediatrics in Vienna at the beginning of the century', *Journal of Pediatrics*, 50 (1957), pp. 114–24; Hans Selye, *The Stress of Life* (New York, 1956), p. 193.
5 Von Pirquet, 'Allergie'.
6 World Health Organization, 'The Prevention of Allergic Diseases', *Clinical Allergy*, 16 (1986), Supplement.
7 Royal College of Physicians, *Allergy: The Unmet Need* (London, 2003).
8 'The modern plague: special allergy issue', *Sunday Times Magazine* (19 October 1997).
9 Katherine Ott, *Fevered Lives: Tuberculosis in American Culture since 1870* (Cambridge, MA, 1996), p. 1.
10 F. F. Cartwright, *The English Pioneers of Anaesthesia* (Bristol, 1952).
11 Beddoes, *Hygëia*, p. 102.
12 Ibid., p. 98.
13 Roy Porter, 'Civilisation and disease: medical ideology in the Enlightenment', in

Culture, Politics and Society in Britain, 1660–1800, ed. Jeremy Black and Jeremy Gregory (Manchester, 1991), pp. 154–83.

14 Charles E. Rosenberg, 'Pathologies of progress: the idea of civilization as risk', *Bulletin of the History of Medicine*, 72 (1998), pp. 714–30.

15 Porter, 'Civilisation and disease'.

16 Roy Porter and G. S. Rousseau, *Gout: The Patrician Malady* (New Haven, CT, 1998).

17 Ott, *Fevered Lives*, p. 1.

18 Rosenberg, 'Pathologies of progress', p. 716.

19 Charles E. Rosenberg, 'Introduction', in George Beard, *American Nervousness: Its Causes and Consequences* (1881) (New York, 1972).

20 Porter, 'Civilisation and disease', p. 160.

21 Rosenberg, 'Pathologies of progress'.

22 Ibid. See also Roy Porter, 'Diseases of civilization', in *Companion Encyclopedia of the History of Medicine*, ed. W. F. Bynum and Roy Porter (London, 1993), vol. I, pp. 584–600.

23 René Dubos, *The Dreams of Reason: Science and Utopias* (New York, 1961), p. 84.

24 Norbert Elias, *The Civilizing Process: Sociogenetic and Psychogenetic Investigations* (1939) (Oxford, 2000), p. xiv.

25 Albert Camus, *The Plague* (London, 1981), p. 207. On Hirszfeld and Fleck, see Peter Keating, 'Holistic bacteriology: Ludwik Hirszfeld's doctrine of serogenesis between the two world wars', in *Greater than the Parts: Holism in Biomedicine, 1920–1950*, ed. Christopher Lawrence and George Weisz (New York, 1998), pp. 283–302; Ilana Löwy, 'The immunological construction of self', in *Organism and the Origins of Self*, ed. Alfred I. Tauber (Dordrecht, 1991), pp. 43–75; Ilana Löwy, *Medical Acts and Medical Facts* (Cracow, 2000).

26 Rosenberg, 'Pathologies of progress', p. 723.

27 See, for example: Randolph M. Nesse and George C. Williams, *Evolution and Healing: The New Science of Darwinian Medicine* (Phoenix, AZ, 1996); Peter Radetsky, *Allergic to the Twentieth Century* (Boston, MA, 1997).

28 Radetsky, *Allergic to the Twentieth Century*, p. 18.

29 See Brian Inglis, *The Diseases of Civilisation* (London, 1981), pp. 227–8.

30 Porter and Rousseau, *Gout*, pp. 2–3.

31 James T. Patterson, *The Dread Disease: Cancer and Modern American Culture* (Cambridge, MA, 1987); Joan Austoker, *A History of the Imperial Cancer Research Fund, 1902–1986* (Oxford, 1986); Evelleen Richards, *Vitamin C and Cancer: Medicine or Politics?* (Basingstoke, 1991); David Cantor, 'Contracting cancer: the politics of commissioned histories', *Social History of Medicine*, 5 (1992), pp. 131–42; Patrice Pinell, *Naissance d'un fléau: histoire de la lutte contre le cancer en France, 1890–1940* (Paris, 1992); S. Robert Lichter and Stanley Rothman, *Environmental Cancer: A Political Disease?* (New Haven, CT, 1999).

32 Geoffrey Tweedale, *Magic Mineral to Killer Dust: Turner & Newall and the Asbestos Hazard* (Oxford, 2000); David Rosner and Gerald Markowitz, *Deadly Dust: Silicosis and the Politics of Occupational Disease in Twentieth-Century America* (Princeton, NJ, 1991); Alan Derickson, *Black Lung: Anatomy of a Public Health Disaster* (Ithaca, NY,

1998); Christopher C. Sellers, *Hazards of the Job: From Industrial Disease to Environmental Health Science* (Chapel Hill, NC, 1997); Christian Warren, *Brush with Death: A Social History of Lead Poisoning* (Baltimore, MD, 2000).

33 Ernest M. Gruenberg, 'The failures of success', *Millbank Memorial Fund Quarterly/Health and Society*, 55 (1977), pp. 3–24. For historical attention to chronic diseases in these terms, see James C. Riley, *Rising Life Expectancy: A Global History* (Cambridge, 2001); Gerald C. Grob, *The Deadly Truth: A History of Disease in America* (Cambridge, MA, 2002).

34 Alfred I. Tauber and Leon Chernyak, *Metchnikoff and the Origins of Immunology: From Metaphor to Theory* (Oxford, 1991); Alfred I. Tauber, *The Immune Self: Theory or Metaphor?* (Cambridge, 1994); A. M. Moulin and A. Cambrosio, eds, *Singular Selves: Historical Issues and Contemporary Debates in Immunology* (Amsterdam, 2000); Leslie Brent, *A History of Transplantation Immunology* (San Diego, CA, 1997); Arthur M. Silverstein, *A History of Immunology* (San Diego, CA, 1989); Pauline M. H. Mazumdar, ed., *Immunology, 1930–1980: Essays on the History of Immunology* (Toronto, 1989); Pauline M. H. Mazumdar, *Species and Specificity: An Interpretation of the History of Immunology* (Cambridge, 1995); Anne Marie Moulin, 'The immune system: a key concept for the history of immunology', *History and Philosophy of the Life Sciences*, 11 (1989) pp. 221–36; Anne Marie Moulin, *Le dernier langage de la médecine* (Paris, 1991); Ilana Löwy, 'The strength of loose concepts – boundary concepts, federative experimental strategies and disciplinary growth: the case of immunology', *History of Science*, 30 (1992), pp. 371–96; Alberto Cambrosio and Peter Keating, *Exquisite Specificity: The Monoclonal Antibody Revolution* (New York, 1995); Arthur M. Silverstein, *Paul Ehrlich's Receptor Immunology: The Magnificent Obsession* (San Diego, CA, 2002); Cay-Rüdiger Prüll, 'Part of a scientific master plan? Paul Ehrlich and the origins of his receptor concept', *Medical History*, 47 (2003), pp. 332–56; Thomas Söderqvist, *Science as Autobiography: The Troubled Life of Niels Jerne* (New Haven, CT, 2003); Scott Podolsky and Alfred I. Tauber, *The Generation of Diversity: Clonal Selection Theory and the Rise of Molecular Immunology* (Cambridge, MA, 1998).

35 The term was first used by Arrhenius in a series of lectures delivered at Berkeley in 1904 and was later incorporated in the title of his *Immunochemistry: The Application of the Principles of Physical Chemistry to the Study of the Biological Antibodies* (New York, 1907).

36 Löwy, 'The strength of loose concepts', p. 372.

37 Warwick Anderson, Myles Jackson and Barbara Gutmann Rosenkrantz, 'Toward an unnatural history of immunology', *Journal of the History of Biology*, 27 (1994), pp. 575–94. See also Moulin, 'The immune system', p. 236.

38 D. J. Bibel, *Milestones in Immunology: A Historical Exploration* (Madison, WI, 1988); Sheldon G. Cohen and Max Samter, eds, *Excerpts from Classics in Allergy* (Carlsbad, CA, 1982); Richard B. Gallagher et al., eds, *Immunology: The Making of a Modern Science* (London, 1995); J. Mazana and M. R. Ariño, 'Charles Robert Richet and some milestones in the history of allergies', *Journal of Investigative Allergology and Clinical Immunology*, 1 (1991), pp. 93–100; P. E. Richardson, J. E. Landry and S. G. Cohen, 'Immunologists honored by commemorative and special issues of postage

stamps', *Allergy Proceedings*, 14 (1993), pp. 429–38; L. Unger and M. C. Harris, 'Stepping stones in allergy', *Annals of Allergy*, 32 (1974), pp. 214–30, 266–78, 348–60; 33 (1975), pp. 50–64, 113–27, 182–8, 228–47, 299–311, 353–63; 34 (1975), pp. 60–69, 125–9, 185–200, 253–7, 336–7.

39　Hans Schadewaldt, *Geschichte der Allergie*, 4 vols (Munich, 1979–83).

40　Anderson, Jackson and Rosenkrantz, 'Toward an unnatural history'.

41　Quoted in Löwy, 'The immunological construction of self', p. 47.

42　Ott, *Fevered Lives*, p. 2.

43　Kathryn J. Waite, 'Blackley and the development of hay fever as a disease of civilization in the nineteenth century', *Medical History*, 39 (1995), pp. 186–96; M. B. Emanuel, 'Hay fever, a post industrial revolution epidemic: a history of its growth during the 19th century', *Clinical Allergy*, 18 (1988), pp. 295–304.

44　John Gabbay, 'Asthma attacked? Tactics for the reconstruction of a disease concept', in *The Problem of Medical Knowledge*, ed. Peter Wright and Andrew Treacher (Edinburgh, 1982), pp. 23–48; Carla C. Keirns, 'Better than nature: the changing treatment of asthma and hay fever in the United States, 1910–1945', *Studies in History and Philosophy of Biological and Biomedical Sciences*, 34 (2003), pp. 511–31.

45　Ilana Löwy, 'On guinea pigs, dogs and men: anaphylaxis and the study of biological individuality, 1902–1939', *Studies in History and Philosophy of Biological and Biomedical Sciences*, 34 (2003), pp. 399–424; E. M. Tansey, 'Henry Dale, histamine and anaphylaxis: reflections on the role of chance in the history of allergy', ibid., pp. 455–72; Ohad Parnes, '"Trouble from within": allergy, autoimmunity and pathology in the first half of the twentieth century', ibid., pp. 425–54; Kenton Kroker, 'Immunity and its other: the anaphylactic selves of Charles Richet', *Studies in History and Philosophy of Biological and Biomedical Sciences*, 30 (1999), pp. 273–96.

46　Gregg Mitman, 'Natural history and the clinic: the regional ecology of allergy in America', *Studies in History and Philosophy of Biological and Biomedical Sciences*, 34 (2003), pp. 491–510. See also: Gregg Mitman, 'Hay fever holiday: health, leisure and place in gilded-age America', *Bulletin of the History of Medicine*, 77 (2003), pp. 600–35; Gregg Mitman, 'What's in a weed? A cultural geography of *Ambrosia artemesiaefolia*', in *The Moral Authority of Nature*, ed. Lorraine Daston and Fernando Vidal (Chicago, 2003), pp. 438–65; Gregg Mitman, 'Geographies of hope: mining the frontiers of health in Denver and beyond, 1870–1965', *Osiris*, 19 (2004), pp. 93–111.

47　Anderson, Jackson and Rosenkrantz, 'Toward an unnatural history', p. 587.

48　CIBA-Broschüre, 'Steckt eine Allergie dahinter?' (1948), reproduced in Ulrich Meyer, *Steckt eine Allergie dahinter? Die Industrialisierung von Arzneimittel-Entwicklung, -Herstellung und -Vermarktung am Beispiel der Antiallergika* (Stuttgart, 2002).

49　Ulrich Beck, *Risk Society: Towards a New Modernity* (London, 1992), p. 19.

50　J. Harvey Black, 'The state of allergy', reprinted in *Journal of Allergy and Clinical Immunology*, 64 (1979), pp. 469–71.

51　Warren T. Vaughan, *Primer of Allergy* (St Louis, MO, 1939), pp. 29–40.

52　Warren T. Vaughan, *Strange Malady: The Story of Allergy* (New York, 1941), p. 7.

53　Roland Davies, 'Hayfever: is it on the increase?', *Medical Dialogue Weekly*, 236 (June 1989).

54   Gregg Mitman, Michelle Murphy and Christopher Sellers, 'Introduction: a cloud
        over history', in Mitman, Murphy and Sellers, eds, *Landscapes of Exposure: Knowl-
        edge and Illness in Modern Environments, Osiris: Special Issue*, 19 (2004), pp. 1–17 (p. 13).
55   Ott, *Fevered Lives*, p. 4.

Chapter 2: Strange Reactions

1   Clemens von Pirquet, 'Allergie', *Münchener Medizinische Wochenschrift*, 30 (1906),
      pp. 1457–8. An English translation of the article (by Carl Prausnitz) is reproduced
      in P.G.H. Gell and R.R.A. Coombs, *Clinical Aspects of Immunology* (Oxford, 1963),
      pp. 805–7.
2   Sheldon G. Cohen and Peter J. Bianchine, 'Hymenoptera, hypersensitivity and
      history', *Annals of Allergy, Asthma and Immunology*, 74 (1995), pp. 198–217.
3   Sheldon G. Cohen and Max Samter, eds, *Excerpts from Classics in Allergy* (Carlsbad,
      CA, 1992), pp. 8–9.
4   Ibid., pp. 10–11.
5   Jonathan Hutchinson, *The Pedigree of Disease: Being Six Lectures on Temperament, Idio-
      syncrasy and Diathesis* (London, 1884), p. 24.
6   Cohen and Bianchine, 'Hymenoptera, hypersensitivity and history'.
7   On drug idiosyncrasies, see Sir Humphry Rolleston, *Idiosyncrasies* (London, 1927),
      pp. 70–90.
8   John Floyer, *A Treatise of the Asthma* (London, 1698).
9   Morell Mackenzie, *Hay Fever and Paroxysmal Sneezing* (London, 1887), p. 10.
10   George M. Beard, *American Nervousness: Its Causes and Consequences* (New York,
      1881), p. 7.
11   W. D. Foster, *A History of Medical Bacteriology and Immunology* (London, 1970),
      pp. 92–126; Alfred I. Tauber and Leon Chernyak, *Metchnikoff and the Origins of
      Immunology: From Metaphor to Theory* (New York, 1991); Ilana Löwy, '"The terrain
      is all": Metchnikoff's heritage at the Pasteur Institute, from Besredka's "antivirus"
      to Bardach's "orthobiotic serum"', in *Greater than the Parts: Holism in Biomedicine,
      1920–1950*, ed. Christopher Lawrence and George Weisz (New York, 1998),
      pp. 257–82. For a more general discussion of the germ theory of disease, see
      Michael Worboys, *Spreading Germs: Disease Theories and Medical Practice in Britain,
      1865–1900* (Cambridge, 2000); Nancy Tomes, *The Gospel of Germs: Men, Women,
      and the Microbe in American Life* (Cambridge, MA, 1998); K. Codell Carter, *The Rise
      of Causal Concepts of Disease* (Aldershot, 2003).
12   Foster, *A History of Medical Bacteriology*, pp. 101–5; Paul Weindling, 'From medical
      research to clinical practice: serum therapy for diphtheria in the 1890s', in *Medical
      Innovations in Historical Perspective*, ed. John Pickstone (London, 1992), pp. 72–83;
      F. J. Grundbacher, 'Behring's discovery of diphtheria and tetanus antitoxins',
      Immunology Today, 13 (1992), pp. 188–90.
13   Grundbacher, 'Behring's discovery'.
14   W. P. Dunbar, 'Etiology and specific therapy of hay fever', *Annals of Otology*,

Rhinology and Laryngology, 12 (1903), pp. 487–506.

15　Dr Risien Russell, 'The treatment of epilepsy', British Medical Journal (14 February 1903), p. 371.

16　For suggestions that the first officially documented death (of the son of the German doctor Paul Langerhans) occurred in 1896, see Anne Marie Moulin, Le dernier langage de la médecine (Paris, 1991), p. 143; Kenton Kroker, 'Immunity and its other: the anaphlyactic selves of Charles Richet', Studies in History and Philosophy of Biological and Biomedical Sciences, 30 (1999), pp. 273–96.

17　'The antitoxin treatment of diphtheria', British Medical Journal (4 May 1895), p. 987.

18　François Magendie, Vorlesungen über das Blut (Leipzig, 1839).

19　Arthur M. Silverstein, A History of Immunology (San Diego, CA, 1989), p. 216.

20　Charles Richet, L'Anaphylaxie (Paris, 1912); Charles Richet, 'Anaphylaxis: Nobel Lecture, 11 December 1913', reprinted in Scandinavian Journal of Immunology, 31 (1990), pp. 375–88. See also: Ilana Löwy, 'On guinea pigs, dogs and men: anaphylaxis and the study of biological individuality, 1902–1939', Studies in History and Philosophy of Biological and Biomedical Sciences, 34 (2003), pp. 399–424; Kroker, 'Immunity and its other'; J. Mazana and M. R. Ariño, 'Charles Robert Richet and some milestones in the history of allergies', Journal of Investigative Allergology and Clinical Immunology, 1 (1991), pp. 93–100; Charles D. May, 'The ancestry of allergy: being an account of the original experimental induction of hypersensitivity recognizing the contribution of Paul Portier', Journal of Allergy and Clinical Immunology, 75 (1985), pp. 485–95.

21　M. Arthus, 'Injections répétées de sérum de cheval chez le lapin', C. R. Société de Biologie, 55 (1903), pp. 817–20; M. Arthus, De l'anaphylaxie à l'immunité (Paris, 1921).

22　M. J. Rosenau and J. F. Anderson, 'A study of the cause of sudden death following the injection of horse serum', Hygienic Laboratory Bulletin, No. 29, Public Health and Marine Hospital Services (1906), p. 95.

23　J. Bordet, 'The Harben Lectures, 1913: Anaphylaxis – its importance and mechanism', Journal of State Medicine, 21 (1913), pp. 449–64.

24　Biographical details are taken from Richard Wagner, Clemens von Pirquet: His Life and Work (Baltimore, MD, 1968).

25　Ibid.

26　Von Pirquet's words in a letter to Gruber, written in 1903, quoted in Wagner, Clemens von Pirquet, p. 30.

27　M. Gruber and C. von Pirquet, 'Toxin and antitoxin', Münchener Medizinische Wochenschrift, 50 (1903), p. 1193. For discussion of the dispute between Ehrlich and Gruber and von Pirquet, see Cay-Rüdiger Prüll, 'Part of a scientific master plan? Paul Ehrlich and the origins of his receptor concept', Medical History, 47 (2003), pp. 332–56; Alberto Cambrosio, Daniel Jacobi and Peter Keating, 'Ehrlich's "beautiful pictures" and the controversial beginnings of immunological imagery', Isis, 84 (1993), pp. 662–99; Pauline M. H. Mazumdar, 'The antigen-antibody reaction and the physics and chemistry of life', Bulletin of the History of Medicine, 48 (1974), pp. 1–21; Pauline M. H. Mazumdar, 'The purpose of immunity: Landsteiner's interpretation of the human isoantibodies', Journal of the History of Biology, 8 (1975), pp. 115–33.

28 Clemens von Pirquet, 'On the theory of infectious diseases', unpublished paper deposited with the Imperial Academy of Sciences in Vienna in April 1903, cited in Wagner, *Clemens von Pirquet*, pp. 52–4.
29 Hutchinson, *The Pedigree of Disease*, p. 67. The book, published in 1884, was based on lectures delivered in 1881.
30 Ohad Parnes, '"Trouble from within": allergy, autoimmunity and pathology in the first half of the twentieth century', *Studies in History and Philosophy of Biological and Biomedical Sciences*, 34 (2003), pp. 425–54.
31 Ibid., pp. 430–33.
32 Ilana Löwy, 'The immunological construction of self', in *Organism and the Origins of Self*, ed. Alfred I. Tauber (Dordrecht, 1991), pp. 43–75; Ilana Löwy, *Medical Acts and Medical Facts* (Cracow, 2000).
33 C. von Pirquet and B. Schick, 'Zur theorie der inkubationszeit', *Wiener Klinische Wochenschrift*, 16 (1903), p. 1244.
34 C. von Pirquet and B. Schick, *Die Serumkrankheit* (Vienna, 1905).
35 C. von Pirquet and B. Schick, *Serum Sickness*, trans. B. Schick (1905) (Baltimore, MD, 1951), p. 119.
36 Von Pirquet, 'Allergie'.
37 Ibid.
38 Ibid.
39 Ibid.
40 Wagner, *Clemens von Pirquet*, pp. 73–120.
41 C. von Pirquet, *Allergy* (Chicago, 1911).
42 Ibid. See also Hutchinson, *The Pedigree of Disease*.
43 Von Pirquet, *Allergy*, pp. 13–19.
44 Ibid., p. 55.
45 Richet, *L'Anaphylaxie*, p. 80.
46 *Lancet*, I (1911), pp. 746–7.
47 Arthur F. Coca and Robert Cooke, 'On the classification of the phenomena of hypersensitiveness', *Journal of Immunology*, 8 (1923), pp. 163–82.
48 Charles Frederick Bolduan, *Immune Sera* (New York, 1908), p. 143. On Bolduan, see Herman O. Mosenthal, 'Charles F. Bolduan: his role in the attack on diabetes as a public health problem', *Diabetes*, 3 (1954), pp. 495–7.
49 Coca and Cooke, 'On the classification of the phenomena of hypersensitiveness'.
50 Von Pirquet, *Allergy*, p. 3.
51 Ibid., p. 4.
52 Richet, *L'Anaphylaxie*; A. Besredka, *Anaphylaxis and Anti-Anaphylaxis*, trans. S. Roodhouse Gloyne (London, 1919); Auguste Lumière, *Le problème de l'anaphylaxie* (Paris, 1924); R. Cranston Low, *Anaphylaxis and Sensitisation* (Edinburgh, 1924).
53 Bordet, 'The Harben Lectures'.
54 'Review of Charles Richet, *Anaphylaxis*, trans. J. Murray Bligh', *Lancet*, II (1913), p. 800.
55 Besredka, *Anaphylaxis and Anti-Anaphylaxis*, pp. 1–2.
56 Ludvig Hektoen, 'Allergy or anaphylaxis in experiment and disease', *Journal of the American Medical Association*, 58 (1912), pp. 1081–8.

57 B. P. Sormani, 'Prophylactic vaccination against hay fever', *Lancet*, I (1916), pp. 348–50.

58 A. G. Auld, 'Observations on peptone immunisation in asthma and other aller-gies', *Lancet*, I (1923), pp. 790–94; A. G. Auld, 'New peptone treatment in asthma and other allergies', *Lancet*, II (1932), pp. 67–8; Alexander Gunn Auld, *The Nature and Treatment of Asthma, Hay Fever and Migraine* (London, 1936), p. vii.

59 W. Storm van Leeuwen, *Allergic Diseases* (London, 1926); William W. Duke, *Allergy, Asthma, Hay Fever, Urticaria and Allied Manifestations of Reaction* (London, 1927).

60 See C. von Pirquet, 'Tuberkulindiagnose durch cutane Impfung', *Berliner Klinische Wochenschrift*, 44 (20 May 1907), pp. 644–5; C. von Pirquet, 'Die Allergieprobe zur Diagnose der Tuberkulose im Kindersalter', *Wiener Medizinische Wochenschrift*, 57 (1907), p. 1369; Clemens F. von Pirquet, 'Quantitative experiments with the cutaneous tuberculin reaction', *Journal of Pharmacology and Experimental Therapeutics*, 1 (1909), pp. 151–74. For a discussion of von Pirquet's work in this area, see Wagner, *Clemens von Pirquet*, pp. 66–72. For an example of the application of the test in England, see J. W. Bride, 'The tuberculin skin reaction (von Pirquet's)', *British Medical Journal* (14 May 1909), p. 1161.

61 Clemens Pirquet, 'Zur Geschichte der Allergie', *Wiener Medizinische Wochenschrift*, 23 (1927), pp. 745–48. The passage is translated in Wagner, *Clemens von Pirquet*, p. 69.

62 Arnold R. Rich, *The Pathogenesis of Tuberculosis*, 2nd edn (Oxford, 1951), pp. 509–70.

63 Wagner, *Clemens von Pirquet*, p. 205.

64 Arthur M. Silverstein, 'The historical origins of modern immunology', in *Immunology: The Making of a Modern Science*, ed. Richard B. Gallagher et al. (London, 1995), pp. 5–20.

65 Niels K. Jerne, 'The common sense of immunology', *Cold Spring Harbor Symposium on Quantitative Biology*, 41 (1977), pp. 1–4.

66 Von Pirquet, 'Allergie', pp. 1457–8; A. Wolff-Eisner, *Das Heufieber* (Munich, 1906); S. J. Meltzer, 'Bronchial asthma as a phenomenon of anaphylaxis', *Journal of the American Medical Association*, 55 (1910), pp. 1021–4; H. G. Adamson, 'Goulstonian lectures on modern views upon the significance of skin eruptions', *Lancet*, I (1912), pp. 969–75; Rolleston, *Idiosyncrasies*, pp. 83–90; G. Billard, 'Anaphylaxia in hay fever, nettle-rash and asthma', *Lancet*, II (1910), pp. 1208–9; Hektoen, 'Allergy or anaphylaxis'; Albert H. Rowe, *Food Allergy: Its Manifestations, Diagnosis and Treat-ment* (Philadelphia, 1932); Anon., 'Anaphylaxis and idiosyncrasy', *Lancet*, I (1914), p. 1696; A. T. Waterhouse, 'Bee-stings and anaphylaxis', *Lancet*, II (1914), p. 946; Von Pirquet, *Allergy*; Anon., 'The anti-anaphylactic treatment of infections', *British Medical Journal* (21 September 1918), p. 323; H. Batty Shaw, 'Hypersensitiveness', *Lancet*, I (1912), pp. 713–19.

67 R. G. Eccles, 'A Darwinian interpretation of anaphylaxis', *Medical Record*, 80 (1911), pp. 309–18; Rolleston, *Idiosyncrasies*, p. 84.

68 'Asthma and affections of the skin', *Lancet*, I (1928), p. 246.

69 Rolleston, *Idiosyncrasies*, pp. 104, 58–61; Billard, 'Anaphylaxia', p. 1208.

70 Anne Marie Moulin, 'The defended body', in *Medicine in the 20th Century*, ed. Roger Cooter and John Pickstone (Amsterdam, 2000), pp. 385–98.

71 John Freeman, 'An address on toxic idiopathies', *Lancet*, II (1920), pp. 229–35.

72 See the report of a paper read by John Freeman to the Nottingham Medico-
    Chirurgical Society on the 'Pathological mechanism of the asthma syndrome',
    Lancet, I (1928), pp. 288–90.

73 See the report of a paper read by C. P. Lapage to the Manchester Medical Society
    on 'Asthma in children', *Lancet*, II (1922), pp. 1332–3.

74 John Freeman, *Hay-Fever: A Key to the Allergic Disorders* (London, 1950).

75 Sir William Osler, *The Principles and Practice of Medicine*, 8th edn (New York, 1914),
    p. 627.

76 Rolleston, *Idiosyncrasies*, pp. 92–102. See also the report of a paper presented by
    Rolleston to a British Medical Association conference in 1921 in *Lancet*, II (1921),
    pp. 280–81. On the Vaccine Committee, see Linda Bryder, 'Public health research
    and the MRC', in *Historical Perspectives on the Role of the* MRC, ed. Joan Austoker and
    Linda Bryder (Oxford, 1989), pp. 59–81.

77 Rolleston, *Idiosyncrasies*, p. 58; Lapage, 'Asthma in children'.

78 *Lancet*, II (1909), p. 472; *Lancet*, II (1927), pp. 1085–6.

79 Rolleston, *Idiosyncrasies*, pp. 94–5; Arthur F. Hurst, 'An address on asthma', *Lancet*,
    I (1921), pp. 1113–17.

80 Hurst, 'An address on asthma', pp. 1115–16.

81 L. Noon, 'Prophylactic inoculation against hay fever', *Lancet*, I (1911), pp. 1572–3.
    See chapter Three for further discussion of the work of Noon and Freeman.

82 Bordet, 'The Harben Lectures'.

83 'What is allergy?', *Lancet*, II (1926), p. 1021.

84 Alexander Francis, *The Francis Treatment of Asthma* (London, 1932), p. 17.

85 'The Walker tests for asthma', *Lancet*, II (1922), pp. 526–7; Rolleston, *Idiosyncrasies*,
    p. 96. On Walker, see Francis M. Rackemann, 'Isaac Chandler Walker 1883–1950',
    Transactions of the Association of American Physicians, 64 (1951), pp. 23–4.

86 C. Prausnitz and H. Küstner, 'Studien über überempfindlichkeit', *Centralbl. für
    Bakteriologie*, 86 (1921), pp. 160–69.

87 Von Pirquet, 'Quantitative experiments with the cutaneous tuberculin reaction',
    pp. 155–6; Richet, 'Anaphylaxis: Nobel Lecture', pp. 384–5.

88 Rolleston, *Idiosyncrasies*, pp. 75–6.

89 S. Wyard, 'The phenomena of anaphylaxis', *Lancet*, I (1917), pp. 105–9.

90 Cambrosio, Jacobi and Keating, 'Ehrlich's "beautiful pictures"'; Mazumdar,
    'The antigen-antibody reaction'; Mazumdar, 'The purpose of immunity'.

91 Leon Unger and M. Coleman Harris, 'Immunology, infectious diseases and
    allergy: the recent years', *Annals of Allergy*, 33 (1974), pp. 50–64.

92 Richet, *L'Anaphylaxie*, p. 236; Richet, 'Anaphylaxis: Nobel Lecture', p. 383. For an
    overview of the various theories, see Hektoen, 'Allergy or anaphylaxis'; Wyard,
    'The phenomena of anaphylaxis'; Anon., 'Anaphylaxis', *British Medical Journal*
    (21 May 1920), pp. 1254–5.

93 Bordet, 'The Harben Lectures'.

94 Von Pirquet, *Allergy*, p. 17.

95 *Lancet*, II (1919), pp. 202–3.

96 E. M. Tansey, 'Henry Dale, histamine and anaphylaxis: reflections on the role of

chance in the history of allergy', *Studies in History and Philosophy of Biological and Biomedical Sciences*, 34 (2003), pp. 455–72.

97 H. H. Dale and P. P. Laidlaw, 'Further observations on the action of ß-imina-zolylethylamine', *Journal of Physiology*, 43 (1911), pp. 182–95.

98 H. H. Dale, 'The anaphylactic reaction of plain muscle in the guinea-pig', *Journal of Pharmacology and Experimental Therapeutics*, 4 (1913), pp. 167–223.

99 H. H. Dale, 'Croonian Lectures on some chemical factors in the control of the circulation: Lecture III', *Lancet*, I (1929), pp. 1285–90.

100 Ibid., p. 1286.

101 Kroker, 'Immunity and its other'.

102 Freeman, *Hay-Fever*, p. 25. On differences between species, see Rolleston, *Idiosyncrasies*, pp. 45.

103 H. H. Dale, 'The biological significance of anaphylaxis', *Proceedings of the Royal Society*, 91 (1920), pp. 126–46; Dale, 'Croonian Lectures'.

104 Parnes, '"Trouble from within"'; Silverstein, *A History of Immunology*, pp. 160–89.

105 Carl Prausnitz, 'In quest of allergy', the Jenner Memorial Lecture delivered on 4 June 1959, the manuscript of which is in the Contemporary Medical Archives Centre, Wellcome Library for the History and Understanding of Medicine, GC/33/3.

106 Eccles, 'A Darwinian interpretation'.

107 Hektoen, 'Allergy or anaphylaxis', p. 1088.

108 Bordet, 'The Harben lectures', p. 464.

109 Richet, 'Anaphylaxis: Nobel Lecture'.

110 Ibid. See also Charles Richet, 'An address on ancient humorism and modern humorism', *British Medical Journal* (1 October 1910), pp. 921–6.

111 See chapter Three below.

112 Kroker, 'Immunity and its other'; Löwy, 'On guinea pigs, dogs and men'; Laura Otis, *Membranes: Metaphors of Invasion in Nineteenth-Century Literature, Science and Politics* (Baltimore, MD, 1999).

113 Löwy, 'On guinea pigs, dogs and men'.

114 Ibid., p. 418.

115 Wagner, *Clemens von Pirquet*.

116 Ibid., pp. 163–83.

117 Ibid., p. 197.

118 Ibid., pp. 102–7.

119 Von Pirquet, 'Zur Geschichte der Allergie', p. 748 (my translation).

120 C. Pirquet, 'Allergie des Lebensalters', *Wiener Klinische Wochenschrift*, 42 (1929), pp. 65–7. See also Wagner, *Clemens von Pirquet*, pp. 187–93.

121 Rolleston, *Idiosyncrasies*, pp. 13–14.

122 'Announcement', *Journal of Allergy*, 1 (1929), p. 1.

123 Arnold Rice Rich, 'Experimental pathological studies on the nature and role of bacterial allergy', *Lancet*, I (1933), pp. 521–5.

124 *Lancet*, I (1930), p. 1084.

Chapter 3: Allergy in the Clinic

1   John Freeman, 'An address on toxic idiopathies', *Lancet*, II (1920), pp. 229–35.
2   John Bostock, 'Case of a periodical affection of the eyes and chest', *Medico-Chirurgical Transactions*, 10 (1819), pp. 161–2.
3   On the early history of hay fever, see Samuel H. Hurwitz, 'Hay fever: a sketch of its early history', *Journal of Allergy*, 1 (1930), pp. 245–59; Arthur F. Coca, Matthew Walzer and August A. Thommen, *Asthma and Hay Fever in Theory and Practice* (Springfield, IL, 1931), pp. 487–515; Ronald Finn, 'John Bostock, hay fever and the mechanism of allergy', *Lancet*, II (1992), pp. 1453–5; M. B. Emanuel, 'Hay fever, a post-industrial revolution epidemic: a history of its growth during the nineteenth century', *Clinical Allergy*, 18 (1988), pp. 295–304; Kathryn J. Waite, 'Blackley and the development of hay fever as a disease of civilization in the nineteenth century', *Medical History*, 39 (1995), pp. 186–96; Gholam Ali Bungy et al., 'Razi's report about seasonal allergic rhinitis (hay fever) from the 10th century AD', *International Archives of Allergy and Immunology*, 110 (1996), pp. 219–24.
4   John Bostock, 'On the catarrhus aestivus or summer catarrh', *Medico-Chirurgical Transactions*, 14 (1828), pp. 437–46.
5   John Elliotson, 'Hay fever', *Lancet*, II (1830–31), pp. 370–33.
6   Walter Hayle Walshe, *A Practical Treatise on the Diseases of the Lungs* (London, 1871), p. 227.
7   Charles H. Blackley, *Experimental Researches on the Causes and Nature of Catarrhus Aestivus (Hay-Fever or Hay-Asthma)* (London, 1873), p. 5.
8   Gregg Mitman, 'Hay fever holiday: health, leisure and place in gilded age America', *Bulletin of the History of Medicine*, 77 (2003), pp. 600–35; Gregg Mitman, 'What's in a weed? A cultural geography of *Ambrosia artemesiaefolia*', in *The Moral Authority of Nature*, ed. Lorraine Daston and Fernando Vidal (Chicago, 2003), pp. 438–65.
9   W. C. Hollopeter, *Hay-Fever: Its Prevention and Cure* (New York and London, 1916), pp. 161–7. See also Mitman, 'What's in a weed?'.
10 'A remedy for hay fever', *Lancet*, I (1874), p. 740.
11 Philipp Phoebus, 'Hay asthma', *Lancet*, II (1859), p. 655; Philipp Phoebus, *Der Typische Frühsommerkatarrh* (Geissen, 1862).
12 Morrill Wyman, *Autumnal Catarrh (Hay Fever)* (New York, 1872). On Wyman, see Mitman, 'Hay fever holiday'; Waite, 'Blackley and the development of hay fever'.
13 George M. Beard, *Hay-fever; or, Summer Catarrh: Its Nature and Treatment* (New York, 1876); George M. Beard, *A Practical Treatise on Nervous Exhaustion (Neurasthenia)* (New York, 1880); George M. Beard, *American Nervousness: Its Causes and Consequences* (New York, 1881).
14 Beard, *American Nervousness*, p. 138.
15 Walshe, *A Practical Treatise*, p. 227.
16 Blackley, *Experimental Researches*, p. 153. A second edition of the book, with an expanded section on treatment, was published several years later: Charles Harrison Blackley, *Hay Fever: Its Causes, Treatment and Effective Prevention. Experimental Researches* (London, 1880).

17 Morell Mackenzie, *Hay Fever and Paroxysmal Sneezing* (London, 1887). For contemporary reactions to Blackley, see Waite, 'Blackley and the development of hay fever', pp. 191–3.

18 Mackenzie, *Hay Fever*, p. 60.

19 'A remedy for hay fever'.

20 Beard, *Hay-fever*; W. Young, 'Hay fever', *Lancet*, II (1874), p. 145.

21 W. P. Dunbar, 'Etiology and specific therapy of hay fever', *Annals of Otology, Rhinology and Laryngology*, 12 (1903), pp. 487–506; W. P. Dunbar, 'The present state of our knowledge of hay fever', *Journal of Hygiene*, 13 (1905), pp. 105–48.

22 Blackley, *Experimental Researches*, pp. 154–62.

23 Blackley, *Experimental Researches*, pp. 198–9; Blackley, *Hay Fever*, pp. 246–53; Walshe, *A Practical Treatise*, pp. 228–9; Mackenzie, *Hay Fever*, pp. 60–64; Andrew Clark, 'The Cavendish Lecture on a speedy and sometimes successful method of treating hay-fever', *British Medical Journal*, I (1887), pp. 1255–7.

24 Blackley, *Experimental Researches*, pp. 199–201; Walshe, *A Practical Treatise*, p. 228; Mackenzie, *Hay Fever*, pp. 65–7.

25 Mitman, 'Hay fever holiday'.

26 Blackley, *Experimental Researches*, p. 201; Mackenzie, *Hay Fever*, p. 65.

27 Blackley, *Experimental Researches*, pp. 7, 155.

28 Beard, *American Nervousness*, pp. 188–9.

29 Clark, 'The Cavendish Lecture', p. 1255.

30 Blackley, *Experimental Researches*, p. 155.

31 Dunbar, 'Etiology and specific therapy'.

32 Blackley, *Experimental Researches*, p. 162.

33 Mitman, 'Hay fever holiday'.

34 Morell Mackenzie, *The Fatal Illness of Frederick the Noble* (London, 1888); H. R. Haweis, *Sir Morell Mackenzie, Physician and Operator* (London, 1893).

35 Mackenzie, *Hay Fever*, p. 9.

36 Ibid., p. 10.

37 In the early twentieth century, Osler insisted that hay fever was hereditary and more common in women than men. See Sir William Osler, *The Principles and Practice of Medicine*, 8th edn (New York, 1914), p. 612.

38 Mackenzie, *Hay Fever*, p. 10.

39 Ibid., pp. 10–11.

40 E. M. Forster, *Howards End* (1910) (London, 1965), p. 11.

41 Ibid., p. 122. See John Carey, *The Intellectuals and the Masses: Pride and Prejudice among the Literary Intelligentsia, 1880–1939* (London, 1992), pp. 18–19; Peter Widdowson, *E. M. Forster's Howards End: Fiction as History* (London, 1977).

42 Mackenzie, *Hay Fever*, p. 11. For a discussion of the role of scientific knowledge in the naturalization of political boundaries in this way, see Laura Otis, *Membranes: Metaphors of Invasion in Nineteenth-Century Literature, Science and Politics* (Baltimore, MD, 1999).

43 Raphael C. Panzani, 'Seneca and his asthma: the illnesses, life and death of a Roman stoic philosopher', *Journal of Asthma*, 25 (1988), pp. 163–74. On the early

history of asthma, see Edmund L. Keeney, 'The history of asthma from Hippocrates to Meltzer', *Journal of Allergy*, 35 (1964), pp. 215–26; John Gabbay, 'Asthma attacked? Tactics for the reconstruction of a diseases concept', in *The Problem of Medical Knowledge*, ed. Peter Wright and Andrew Treacher (Edinburgh, 1982), pp. 23–48; E. Stolkind, 'The history of bronchial asthma and allergy', *Proceedings of the Royal Society of Medicine*, 26 (1932–3), pp. 1120–26; Alex Sakula, 'A history of asthma', *Journal of the Royal College of Physicians*, 22 (1988), pp. 36–44; Sheldon C. Siegel, 'The history of asthma deaths from antiquity', *Journal of Allergy and Clinical Immunology*, 80 (1987), pp. 458–62; Ian Gregg, 'Some historical aspects of asthma', *Southampton Medical Journal* (1991), pp. 11–21.

44 Thomas Willis, *The Practice of Physick* (London, 1684), pp. 92–6; John Floyer, *A Treatise of the Asthma* (London, 1698).

45 On the introduction and reception of these diagnostic techniques, see Jacalyn Duffin, *History of Medicine: A Scandalously Short Introduction* (Toronto, 1999), pp. 191–211; Jacalyn Duffin, *To See with a Better Eye: A Life of R.T.H. Laennec* (Princeton, NJ, 1998); Noel Snell, 'Inhalation devices: a brief history', *Respiratory Disease in Practice* (Summer 1995), pp. 13–15.

46 Walshe, *A Practical Treatise*, pp. 543–56.

47 Henry Hyde Salter, *On Asthma: Its Pathology and Treatment* (London, 1860); Henry Hyde Salter, 'On the effects of local spasmodic influences on asthma', *Edinburgh Medical Journal*, 3 (1857–8), pp. 1092–3; Henry Hyde Salter, 'On some points in the treatment and clinical history of asthma', *Edinburgh Medical Journal*, 5 (1859–60), pp. 1109–15; Henry Hyde Salter, 'On the treatment of asthma by belladonna', *Lancet*, I (1869), pp. 152–3.

48 Walshe, *A Practical Treatise*, p. 543.

49 F. B. Michel et al., 'History of concepts of asthma in France', ACI *International*, 8 (1996), pp. 67–9.

50 John Gabbay, 'Asthma: a case study of the relationship between changing theoretical concepts of a disease and its treatment', unpublished dissertation, Cambridge, 1977, pp. 50–51. See also: John Millar, *Observations on the Asthma, and on the Hooping Cough* (London, 1769); Sheldon G. Cohen, 'Asthma among the famous', *Allergy and Asthma Proceedings*, 17 (1996), pp. 161–71.

51 Walshe, *A Practical Treatise*, pp. 554–5. On climate therapy, see Carla Keirns, 'Better than nature: the changing treatment of asthma and hay fever in the United States, 1910–1945', *Studies in History and Philosophy of Biological and Biomedical Sciences*, 34 (2003), pp. 511–31.

52 Salter, *On Asthma*, p. 194.

53 Ibid., pp. 161–204.

54 John Thorowgood, *Notes on Asthma: Its Nature, Forms and Treatment* (London, 1870); John Thorowgood, *Asthma and Chronic Bronchitis* (London, 1894).

55 Mina Curtiss, ed., *Letters of Marcel Proust* (London, 1950), pp. 271, 281.

56 Bernard Straus, *Maladies of Marcel Proust: Doctors and Disease in his Life and Work* (New York, 1980); Constantine J. Falliers, 'The literary genius and the many maladies of Marcel Proust', *Journal of Asthma*, 23 (1986), pp. 157–64.

57 Emanuel, 'Hay fever', p. 302.
58 Gerald N. Grob, *The Deadly Truth: A History of Disease in America* (Cambridge, MA, 2002), pp. 217–42.
59 Mitman, 'What's in a weed?', p. 438.
60 Leonard Colebrook, *Almroth Wright: Provocative Doctor and Thinker* (London, 1954); Zachary Cope, *Almroth Wright: Founder of Modern Vaccine-Therapy* (London, 1966); Michael Dunnill, *The Plato of Praed Street: The Life and Times of Almroth Wright* (London, 2000); Michael Worboys, 'Vaccine therapy and laboratory medicine in Edwardian England', in *Medical Innovations in Historical Perspective*, ed. John Pickstone (London, 1992), pp. 84–103; E. A. Heaman, *St Mary's: The History of a London Teaching Hospital* (Montreal, 2003).
61 Wai Chen, 'The laboratory as business: Sir Almroth Wright's vaccine programme and the construction of penicillin', in *The Laboratory Revolution in Medicine*, ed. Andrew Cunningham and Perry Williams (Cambridge, 1992), pp. 245–92.
62 Colebrook, *Almroth Wright*, pp. 135–6.
63 Ilana Löwy, 'Immunology and literature in the early twentieth century: Arrowsmith and The Doctor's Dilemma', *Medical History*, 32 (1988), pp. 314–32.
64 'Obituary: John Freeman', *Journal of Pathology and Bacteriology*, 85 (1963), pp. 243–7; 'Obituary: John Freeman', *International Archives of Allergy and Applied Immunology*, 20 (1962), pp. 314–15.
65 'Obituary: Leonard Noon', *St. Mary's Hospital Gazette*, 19 (March 1913), p. 44; John Freeman, 'Leonard Noon', *International Archives of Allergy and Applied Immunology*, 4 (1953), pp. 282–4. On Noon's work at the Lister, see his notebook in the Fleming Papers in the British Library, Add. 56223.
66 Freeman, 'Leonard Noon', p. 284.
67 Dunbar, 'Etiology and specific therapy'.
68 Leonard Noon, 'Prophylactic inoculation against hay fever', *Lancet*, I (1911), pp. 1572–3.
69 Ibid., p. 1573.
70 John Freeman, 'Further observations on the treatment of hay fever by the hypodermic inoculations of pollen vaccine', *Lancet*, II (1911), pp. 814–17.
71 Ibid., p. 815.
72 John Freeman, 'Vaccination against hay fever', *Lancet*, I (1914), pp. 1178–80.
73 Christopher Lawrence and George Weisz, 'Medical holism: the context', in *Greater than the Parts: Holism in Biomedicine, 1920–1950*, ed. Christopher Lawrence and George Weisz (Oxford, 1998), pp. 1–22.
74 H. Holbrook Curtis, 'The immunizing cure of hay-fever', *Medical News*, 77 (1900), pp. 16–18.
75 Alfred T. Schofield, 'A case of egg poisoning', *Lancet*, I (1908), p. 716.
76 John Freeman, 'An address on toxic idiopathies', *Lancet*, II (1920), pp. 229–35.
77 Freeman, 'Further observations', p. 814.
78 Sir Almroth Wright, 'Brief survey of the history and development of the Inoculation Department, St Mary's Hospital, W2' (no date), p. 7, located in St Mary's Hospital Archives, WF/MX3/6.

79   A. G. Haynes Lovell, 'The vaccine treatment of hay fever', *Lancet*, II (1912), p. 1716;
     B. P. Sormani, 'Prophylactic vaccination against hay fever', *Lancet*, I (1916),
     pp. 348–50; John Freeman, 'Prophylactic vaccination against hay fever', *Lancet*,
     I (1916), p. 552; Arthur F. Hurst, 'An address on asthma', *Lancet*, I (1921), pp. 1113–17;
     Arthur Latham, 'An address on some aspects of bronchial asthma', *Lancet*, I (1922),
     pp. 261–3; 'Hay fever reaction outfits', *Lancet*, I (1912), p. 1448.
80   Gregg Mitman, 'Natural history and the clinic: the regional ecology of allergy
     in America', *Studies in History and Philosophy of Biological and Biomedical Sciences*,
     34 (2003), pp. 491–510 (p. 494). American studies were often reported in the
     British medical press. See 'Recent work on hay fever', *Lancet*, I (1916), pp. 872–3;
     'The treatment of hay fever', *Lancet*, II (1922), pp. 678–9.
81   Mitman, 'Natural history and the clinic', p. 494. See also: K. K. Koessler, 'The
     specific treatment of hay fever by active immunization', *Illinois Medical Journal*
     (1914), pp. 120–27; Hollopeter, *Hay-Fever*, pp. 254–5.
82   Robert A. Cooke, 'The treatment of hay fever by active immunization', *Laryngo-
     scope*, 25 (1915), pp. 108–12.
83   Max Samter, 'Allergy and clinical immunology: fifty years from now', *Journal of
     Allergy and Clinical Immunology*, 64 (1979), pp. 321–30.
84   Freeman, 'An address on toxic idiopathies', p. 235.
85   Sheldon G. Cohen, 'The American Academy of Allergy: an historical review',
     Journal of Allergy and Clinical Immunology, 64 (1979), pp. 332–466 (pp. 334, 377).
     On early paediatric allergy clinics, see Edward Scott O'Keefe, 'The history of
     paediatric allergy', in *The Allergic Child*, ed. Frederic Speer (New York, 1963),
     pp. 3–13.
86   Cohen, 'The American Academy of Allergy', pp. 333–41.
87   Ibid., pp. 342–52.
88   Ibid., pp. 353–62.
89   Ibid., pp. 375–90.
90   Francis M. Rackemann, *Clinical Allergy, particularly Asthma and Hay Fever: Mechanism
     and Treatment* (New York, 1931); Coca, Walzer and Thommen, *Asthma and Hay Fever
     in Theory and Practice*; Warren T. Vaughan, *Allergy and Applied Immunology* (St Louis,
     MO, 1934); Albert H. Rowe, *Food Allergy: Its Manifestations, Diagnosis and Treatment*
     (Philadelphia, 1931).
91   Arthur F. Coca and Robert A. Cooke, 'On the classification of the phenomena of
     hypersensitiveness', *Journal of Immunology*, 8 (1923), pp. 163–82.
92   Jack B. Anon, 'Otolaryngic allergy: the last half century', *Otolaryngic Allergy*, 25
     (1992), pp. 1–12.
93   Cohen, 'The American Academy of Allergy', pp. 365–8.
94   Warren T. Vaughan, 'Minor allergy: its distribution, clinical aspects and
     significance', *Journal of Allergy*, 5 (1934), pp. 184–96. For objections to the notion of
     minor allergy, see the discussion of Vaughan's paper in ibid., pp. 211–12.
95   Mitman, 'Natural history and the clinic', p. 506.
96   Ibid., p. 503. For later concerns about the accuracy of pollen counts, see 'Pollen
     counts and the hay fever problem', *Science* (16 January 1953), pp. 64–5.

97 Mitman, 'Natural history and the clinic', p. 506.
98 'Statistics of hay fever', *Lancet*, II (1902), pp. 49–50.
99 W. Storm van Leeuwen, *Allergic Diseases: Diagnosis and Treatment of Bronchial Asthma, Hay-fever and other Allergic Diseases* (London, 1926); Hugo Kämmerer, *Allergische Diathese und Allergische Erkrankungen* (Munich, 1926); W. Storm van Leeuwen and H. Varekamp, 'On the tuberculin treatment of bronchial asthma and hay fever', *Lancet*, II (1921), pp. 1366–9; Byron H. Waksman, ed., *1939–1989: Fifty Years Progress in Allergy: A Tribute to Paul Kallós* (Basle, 1990).
100 Ronald Hare, *The Birth of Penicillin and the Disarming of Microbes* (London, 1970), pp. 83–4. For further details of this story, see the letter from A. W. Frankland, in the British Library, Add. 71717, fol. 17.
101 'Asthma research', *The Times* (26 October 1927), 10d; 'An Asthma Research Council', *The Times* (27 October 1927), 9d. Early records are kept at the National Asthma Campaign in London and include: Minute Books, 1927–36, 1941–75, 1975–80; Medical Advisory Committee Minutes, 1950–65; and minutes from the Finance and Social Functions Committee from the 1970s. Miscellaneous papers from the Asthma Research Council, including reports and correspondence 1927–53, are in the Public Record Office (PRO) FD1/2279. Published reports of progress for 1932, 1936 and 1938 are in the Wellcome Library for the History and Understanding of Medicine.
102 'Asthma research', *The Times* (19 December 1928), 14e; 'For sufferers from asthma', *The Times* (22 November 1930), 8d.
103 'Research into asthma', *Lancet*, I (1929), p. 36.
104 *The Times* (13 June 1936), 14f; (18 June 1936), 13b, 17d. Clive Shields, *Hay Fever with Special Reference to Treatment by Intranasal Ionization* (Oxford, 1937).
105 'Obituary: John Freeman', *Journal of Pathology and Bacteriology*, p. 245.
106 Details of Frankland's appointment are in *Minutes of the Meetings of the Council of the Inoculation Department, 1947–1955*, St Mary's Hospital Archives, WF/AD3/1, meeting on 29 April 1947.
107 *Annual Report of the Wright-Fleming Institute of Microbiology for 1955*, St Mary's Hospital Archives, WF/AD6/1, p. 1.
108 Freeman, *Hay-Fever*, pp. 267–83; A. W. Frankland, 'Aerobiology and allergy: an autobiography', *Aerobiologia*, 12 (1996), pp. 55–61.
109 John Freeman, 'The significance of idiopathic skin reactions', *Lancet*, II (1930), pp. 1197–9; Freeman, *Hay-Fever*, p. 26.
110 Parke, Davis & Company, *Vaccine and Serum Therapy* (London, 1935), p. 121.
111 John Freeman, '"Rush" inoculation, with special reference to hay-fever treatment', *Lancet*, I (1930), pp. 744–7.
112 Worboys, 'Vaccine therapy', p. 103.
113 Parke, Davis & Company, *Vaccine Therapy* (London, 1931); Parke, Davis & Company, *Vaccine and Serum Therapy* (London, 1935).
114 Details are in the *Annual Report of the Wright-Fleming Institute of Microbiology for the Year 1960*, St Mary's Hospital Archives, WF/AD6/2.
115 H. G. Lazell, *From Pills to Penicillin: The Beecham Story* (London, 1975), p. 166; C. L.

Bencard Ltd, *The Bencard Manual of Allergy* (London, 1956). Examples of the Bencard kits are in Blythe House Store at the National Museum of Science and Industry, 1981–488.

116 David Harley, 'Hay fever, I: A study of reagin-allergen mixtures', *British Journal of Experimental Pathology*, 14 (1933), pp. 171–9; David Harley, *Studies in Hay Fever and Asthma* (London, 1942); David Harley, 'Hay fever: its immunological mechanism, diagnosis and treatment', *British Medical Journal* (13 April 1935), pp. 754–6; David Harley, 'Asthma: immunological mechanism, diagnosis and treatment', *Lancet*, II (1936), pp. 367–70; John Freeman and W. H. Hughes, 'Biological polyvalency of antigens with special reference to hay-fever', *Lancet*, I (1938), pp. 941–3.

117 A. W. Frankland and R. Augustin, 'Prophylaxis of summer hay-fever and asthma', *Lancet*, I (1954), pp. 1055–7. Details of Rosa Augustin's work are in *Annual Reports of the Wright-Fleming Institute of Microbiology, 1950–1966*, St Mary's Hospital Archives, WF/AD6/1 and WF/AD6/2.

118 A. W. Frankland and R. H. Gorrill, 'Summer hay-fever and asthma treated with antihistaminic drugs', *British Medical Journal* (4 April 1953), pp. 761–4; A. W. Frankland, 'Locust sensitivity', *Annals of Allergy*, 11 (1953), pp. 445–53; A. W. Frankland, 'High and low dose pollen extract treatment in summer hay fever and asthma', *Acta Allergologica*, 9 (1955), pp. 183–7.

119 Erich Wittkower, 'Studies in hay-fever patients (the allergic personality)', *Journal of Mental Science*, 84 (1938), pp. 352–69.

120 Chase Patterson Kimball, 'Conceptual developments in psychosomatic medicine, 1939–69', *Annals of Internal Medicine*, 73 (1970), pp. 307–16; Dorothy Levenson, *Mind, Body, and Medicine: A History of the American Psychosomatic Society* (American Psychosomatic Society, 1994). For a discussion of Wittkower's work on eczema, see J. Barrie Murray, *Some Common Psychosomatic Manifestations* (London, 1951), pp. 88–9.

121 Erwin Pulay, *Allergic Man: Susceptibility and Hypersensitivity* (London, 1945), pp. 13, 97, 90, 10. See also: Erwin Pulay, *Ekzem and Urtikaria: Klinik, Pathogenese und Therapie* (Berlin, 1925); E. Pulay, A. P. Cawadias and P. Lansel, *Constitutional Medicine and Endocrinology*, 4 vols (London, 1944–7).

122 Hans Selye, *The Stress of Life* (New York, 1956), p. viii; Hans Selye, *The Story of the Adaptation Syndrome* (Montreal, 1952); Hans Selye, 'Allergy and the general adaptation syndrome', *International Archives of Allergy*, 3 (1952), pp. 267–78.

123 Pulay, *Allergic Man*, pp. 104–13.

124 John Bowlby, *Child Care and the Growth of Love* (London, 1953).

125 Flanders Dunbar, *Mind and Body: Psychosomatic Medicine* (London, 1947), pp. 174–96; Brian Inglis, *The Diseases of Civilisation* (London, 1981), pp. 218–26.

126 C. P. Taylor, *Allergy* (London, 1966); Anne Sexton, 'Man and Wife', in *Live or Die* (London, 1966), pp. 27–8. I am grateful to Jo Gill from Bath Spa University for alerting me to the work of Anne Sexton.

127 See Reg Smythe's Andy Capp cartoon in the *Daily Mirror* (11 March 1958).

128 John Morrison Smith, 'The recent history of the treatment of asthma: a personal view', *Thorax*, 38 (1983), pp. 244–53; A. Philip Magonet, *Hypnosis in Asthma* (London, 1955).

129 *Annual Report of the Medical Research Council, 1932–1933* (Cmd. 4503) (London, 1933–4), p. 104. See also the MRC records in PRO, FD1/2281.

130 Stephen Black, 'Inhibition of immediate-type hypersensitivity response by direct suggestion under hypnosis', *British Medical Journal* (6 April 1963), pp. 925–9; Stephen Black, 'Shift in dose-response curve of Prausnitz-Küstner reaction by direct suggestion under hypnosis', *British Medical Journal* (13 April 1963), pp. 990–92; Stephen Black, J. H. Humphrey and Janet S. F. Niven, 'Inhibition of Mantoux reaction by direct suggestion under hypnosis', *British Medical Journal* (22 June 1963), pp. 1649–52.

131 'Hypnosis may aid treatment of asthma', *The Times* (14 October 1968), 15a.

132 Linda Bryder, '"Wonderlands of buttercup, clover and daisies": tuberculosis and the open-air school movement in Britain, 1907–39', in *In the Name of the Child: Health and Welfare, 1880–1940*, ed. Roger Cooter (London, 1992), pp. 72–95; Frances Wilmot and Pauline Saul, *A Breath of Fresh Air: Birmingham's Open-Air Schools, 1911–1970* (Chichester, 1998).

133 Smith, 'The recent history', p. 247; 'Children saved by affection', *The Times* (1 November 1962), 13f.

134 M. M. Peshkin and H. S. Tuft, 'Rehabilitation of the intractable asthmatic child by the institutional approach', *Quarterly Review of Pediatrics*, 11 (1956), pp. 7–9. For an English account, see Aaron Lask, *Asthma: Attitude and Milieu* (London, 1966).

135 Philip Pinkerton and Corinna M. Weaver, 'Childhood asthma', in Oscar W. Hill, ed., *Modern Trends in Psychosomatic Medicine 2* (London, 1970), p. 87.

136 Freeman, 'Vaccination against hay fever'.

137 Freeman, *Hay-Fever*, pp. 69–71; *Annual Report of the Wright-Fleming Institute of Microbiology for the Year 1957*, St. Mary's Hospital Archives, WF/AD6/2, p. 22.

138 John Freeman, 'Dangers and disappointments in hay-fever desensitization', *International Archives of Allergy*, 6 (1955), pp. 197–202.

139 Freeman, *Hay-Fever*, p. viii.

140 Details are in *Minutes of the Meetings of the Council of the Inoculation Department, 1947–1955*, St Mary's Hospital Archives, WF/AD3/1, meeting on 25 November 1948.

141 Freeman, *Hay-Fever*, p. xi.

142 For details of MRC funded projects, see the MRC archives in PRO, FD1/4741, FD1/2528-9, FD1/3624, FD1/2281-2, FD1/2279-85, FD1/4527-8, FD1/7150-66. See also *Annual Report of the Medical Research Council, 1954–1955* (Cmd. 9798) (London, 1955–6), pp. 18–20. For the MRC's emphasis on scientific data, see Katy Walker, '"A unique organisation with a unique purpose"? A reassessment of the pioneer Health Centre Peckham, 1926–50, a failed experiment in preventative medicine', MA dissertation, Exeter, 2003, pp. 16, 91–3. On Wright's relationship with the MRC, see A. Landsborough Thomson, *Half a Century of Medical Research* (London, 1973), vol. I, pp. 115–16.

143 B. P. Sormani, 'Prophylactic vaccination against hay fever', *Lancet*, I (1916), pp. 348–50; John Freeman, 'Prophylactic vaccination against hay fever', *Lancet*, I (1916), p. 532.

144 John Freeman, 'Treatment of hay-fever', *Lancet*, I (1927), pp. 940–41.

145 Cooke, 'The treatment of hay fever', p. 110.
146 Freeman, 'The significance of idiopathic skin reactions', p. 1198. Similar problems regarding commercial allergen preparations plagued American allergists – see Mitman, 'Natural history and the clinic'.
147 Committee on Safety of Medicines, 'Update: desensitising vaccines', *British Medical Journal* (1986), p. 948.
148 John Freeman, 'The significance of idiopathic skin reactions', *Lancet*, I (1930), pp. 1141–2; Thomas Nelson and Arthur D. Porter, 'Protein in asthma', *Lancet*, II (1931), pp. 1342–4.
149 Freeman, '"Rush" inoculation', p. 744.
150 Ibid., p. 746.
151 Robert A. Cooke et al., 'Serological evidence of immunity with coexisting sensitization in a type of human allergy (hay fever)', *Journal of Experimental Medicine*, 62 (1935), pp. 733–51.
152 John D. L. Fitzgerald and William B. Sherman, 'The specificity of blocking antibody induced by grass pollen extracts', *Journal of Allergy*, 20 (1949), pp. 286–91; Kenneth L. Burdon, 'On possible mechanisms of hyposensitization: some pertinent laboratory findings', *Annals of Allergy*, 25 (1967), pp. 483–95.
153 Cooke, 'The treatment of hay fever', p. 112.
154 David Harley, 'Reactions of the human skin to foreign sera', *Lancet*, I (1933), pp. 690–92; 'Prophylaxis and anaphylaxis', *Lancet*, II (1934), pp. 817–18; 'Association of Clinical Pathologists', *Lancet*, I (1942), p. 354; 'Patient's death at Guy's Hospital', *Lancet*, II (1954), pp. 188–9. See also the letter, dated 1 July 1954, and a card about the incident in St Mary's Hospital Archives, WF/AD21/1.
155 Freeman, 'Vaccination against hay fever'; David Harley, 'Asthma: immunological mechanisms, diagnosis and treatment', *Lancet*, II (1936), pp. 367–70.
156 See the illustration in Milton Millman, *Pardon My Sneeze . . . The Story of Allergy* (San Diego, CA, 1960), facing p. 3.
157 Charles W. Forward, *The Golden Calf: An Exposure of Vaccine-Therapy* (London, 1933), p. 8. See also Charles W. Forward, *The Food of the Future: A Summary of Arguments in Favour of a Non-Flesh Diet* (London, 1904).
158 A. J. Cronin, *The Citadel* (London, 1938), p. 285.
159 John A. Ryle, 'Observations on the abdominal and circulatory phenomena of allergy', *Lancet*, I (1935), pp. 1257–61.
160 Freeman, *Hay-Fever*, p. ix.
161 Arnold R. Rich, *The Pathogenesis of Tuberculosis*, 2nd edn (Oxford, 1951), pp. 511–12, 334–5. See also the comments on terminology in J. Pepys, 'Editorial: "clinical immunology" and the "practise of allergy"', *Clinical Allergy*, 1 (1971), pp. 1–7.
162 *Annual Reports of the Wright-Fleming Institute of Microbiology, 1950–1966*, in St Mary's Hospital Archives, WF/AD6/1 and WF/AD 6/2.
163 See the annual report for 1952 in *Annual Reports of the Wright-Fleming Institute of Microbiology, 1950–1955*, in St Mary's Hospital Archives, WF/AD 6/1, p. 12.
164 Further details are in the *Annual Reports of the Wright-Fleming Institute of Microbiology, 1950–1966*, WF/AD 6/1 and WF/AD 6/2. In 1953 the Department produced a fifteen-

minute educational film entitled *Hay Fever*, a copy of which is in the Wellcome Trust Medical Film and Video Library.

165　Ian Murray, 'Annual torture of hay fever sufferers', *The Times* (5 May 1976), 13a.

166　*Annual Report of the Wright-Fleming Institute of Microbiology for the Year 1962–63*, St Mary's Hospital Archives, WF/AD 6/2, p. 13.

167　J. Emberlin, M. Savage and S. Jones, 'Annual variations in grass pollen seasons in London, 1961–1990: trends and forecast models', *Clinical and Experimental Allergy*, 23 (1993), pp. 911–18; Frankland, 'Aerobiology'.

168　A. W. Frankland, 'A brief history of the Society', BSACI *News* (1997), pp. 9–11.

169　See the papers from the British Society for Immunology, Contemporary Medical Archives Centre, SA/BSI/A1/1 and SA/BSI/F1/1.

170　J. H. Humphrey and R. G. White, *Immunology for Students of Medicine* (Oxford, 1963); Brigitte A. Askonas, 'John Herbert Humphrey', *Biographical Memoirs of Fellows of the Royal Society* (1988), pp. 275–300.

171　*Advances in Immunology* first appeared in 1961 and early issues regularly contained reviews on allergy and autoimmunity.

172　Ilana Löwy, 'Biomedical research and the constraints of medical practice: James Bumgardner Murphy and the early discovery of the role of lymphocytes in immune reactions', *Bulletin of the History of Medicine*, 63 (1989), pp. 356–91.

173　Cohen, 'The American Academy of Allergy', pp. 408–12. Details of the European Academy are available on its website, www.eaaci.org.

174　See, for example, the discussion of the importance of further studies of hypersensitivity in World Health Organization, *Research in Immunology: Technical Report Series No. 286* (Geneva, 1964). See also chapter Four below.

175　See the various contributions to discussions at the WHO meeting convened in 1978, in the WHO Library, IMM/ALL/78.1.

176　Milton B. Cohen and June B. Cohen, *Your Allergy and What To Do About It* (London, 1942), p. 5.

177　Noël Coward, *Plays: One* (London, 1985).

178　Warren T. Vaughan, *Primer of Allergy* (St Louis, MO, 1939), p. 7; Warren T. Vaughan, *Strange Malady: The Story of Allergy* (New York, 1941).

179　R. A. Cooke and A. Vander Veer, 'Human sensitization', *Journal of Immunology*, 1 (1916), pp. 201–305.

180　Vaughan, 'Minor allergy'; B. Jimenez, 'A survey of sensitization in students of the University of Michigan', *Journal of the Michigan State Medical Society*, 33 (1934), pp. 310–12; W. C. Service, 'The incidence of major allergic diseases in Colorado Springs', *Journal of the American Medical Association*, 112 (1939), pp. 2034–7; Bret Ratner and David E. Silberman, 'Allergy: its distribution and the hereditary concept', *Annals of Allergy*, 9 (1952), pp. 1–20.

181　Vaughan, *Strange Malady*, pp. 7–8.

182　Vaughan, 'Minor allergy'. p. 194.

183　Cohen and Cohen, *Your Allergy*, p. 6.

184　Ratner and Silberman, 'Allergy', p. 17.

185　Vaughan, 'Minor allergy'. p. 194.

Chapter 4: The Global Economy of Allergy

1   World Health Organization (WHO), 'Global medium-term programme for noncommunicable disease prevention and control: Chapter V: Immunology', p. 3. This document is in the WHO Library, Geneva, IMM/80.1.

2   'Five die in Cuba asthma wave', *The Times* (27 September 1963), 12c; 'Tension-blamed for Negroes' asthma', *The Times* (26 July 1965), 8c. The role of cockroaches is discussed in Gregg Mitman, 'Cockroaches, housing and race: a history of asthma and urban ecology in America' (unpublished paper presented at a conference held at the University of Exeter, March 2005).

3   'Asthmatic child's education needs', *The Times* (26 March 1965), 6d.

4   John Morrison Smith, 'Death from asthma', *Lancet*, I (1966), p. 1042.

5   F. E. Speizer, R. Doll and P. Heaf, 'Observations on recent increase in mortality from asthma', *British Medical Journal* (10 February 1968), pp. 335–9.

6   W. H. W. Inman and A. M. Adelstein, 'Rise and fall of asthma mortality in England and Wales in relation to use of pressurised aerosols', *Lancet*, II (1969), pp. 279–85.

7   'Implications of increase in asthma deaths', *The Times* (13 August 1968), 7e; 'Alarm at asthma deaths', *The Times* (28 October 1968), 2a; 'Drug warning to asthma patients: care needed with aerosols', *The Times* (23 June 1967), 3e.

8   M. J. Greenberg, 'Isoprenaline in myocardial failure', *Lancet*, II (1965), pp. 442–3; M. J. Greenberg and A. Pines, 'Pressurized aerosols in asthma', *British Medical Journal* (4 March 1967), p. 563; Bryan Gandevia, 'Pressurized aerosols in asthma', *British Medical Journal* (13 May 1967), p. 441.

9   Speizer, Doll and Heaf, 'Observations on recent increase', p. 337.

10   CIBA Guest Symposium, 'Terminology, definitions and classification of chronic pulmonary emphysema and related conditions', *Thorax*, 14 (1959), pp. 286–99; J. G. Scadding, 'Meaning of diagnostic terms in broncho-pulmonary disease', *British Medical Journal* (7 December 1963), pp. 1425–30.

11   D. J. Pereira Gray, 'Gale Memorial Lecture 1979: Just a GP', *Journal of the Royal College of General Practitioners*, 30 (1980), pp. 231–9.

12   Roger Robinson, 'A paper that changed my practice: wheezy children', *British Medical Journal*, 302 (22 June 1991), p. 1516.

13   Speizer, Doll and Heaf, 'Observations on recent increase', p. 337.

14   Ibid. See also F. E. Speizer et al., 'Investigation into use of drugs preceding death from asthma', *British Medical Journal* (10 February 1968), pp. 339–43.

15   Inman and Adelstein, 'Rise and fall of asthma mortality'; Asthma Research Council Annual Report, *The Urgency of Asthma Research* (London, 1971); 'Reduction in asthma toll', *The Times* (21 March 1972), 4c.

16   Speizer, Doll and Heaf, 'Observations on recent increase'; Ian Gregg and John Batten, 'Sudden death in a young asthmatic', *British Medical Journal* (5 April 1969), pp. 29–30; Philip Pinkerton and Corinna M. Weaver, 'Childhood asthma', in *Modern Trends in Psychosomatic Medicine 2*, ed. Oscar W. Hill (London, 1970), pp. 97–8.

17   Paul D. Stolley, 'Asthma mortality: why the United States was spared an epidemic

of deaths due to asthma', *American Review of Respiratory Disease*, 105 (1972), pp. 883–90.

18 Richard Beasley, Neil Pearce and Julian Crane, 'International trends in asthma mortality', in *The Rising Trends in Asthma*, ed. Derek J. Chadwick and Gail Cardew (Chichester, 1997), pp. 140–50; G. Keating et al., 'Trends in sales of drugs for asthma in New Zealand, Australia and the United Kingdom, 1975–81', *British Medical Journal*, 289 (1984), pp. 348–51.

19 John Morrison Smith, 'The recent history of the treatment of asthma: a personal view', *Thorax*, 38 (1983), pp. 244–53; Sheldon C. Siegel, 'History of asthma deaths from antiquity', *Journal of Allergy and Clinical Immunology*, 80 (1987), pp. 458–62.

20 Department of Health, *Asthma: An Epidemiological Overview* (London, 1995). See also the information provided by the Lung & Asthma Information Agency (LAIA), Factsheets 92/1, 92/4, 93/6, 95/1, 96/2, 97/3, 99/1, 2002/1, available at http://www.sghms.ac.uk/depts/laia/laia.htm.

21 D. M. Fleming and D. L. Crombie, 'Prevalence of asthma and hay fever in England and Wales', *British Medical Journal*, 294 (1987), pp. 279–83; Mark N. Upton et al., 'Intergenerational 20 year trends in the prevalence of asthma and hay fever in adults: the Midspan family study surveys of parents and offspring', *British Medical Journal*, 321 (2000), pp. 88–92.

22 K. K. Eaton, 'The incidence of allergy – has it changed?', *Clinical Allergy*, 12 (1982), pp. 107–10.

23 Upton et al., 'Intergenerational 20 year trends'; Fleming and Crombie, 'Prevalence of asthma'.

24 Brent Taylor et al., 'Changes in the reported prevalence of childhood eczema since the 1939–45 war', *Lancet*, II (1984), pp. 1255–7.

25 James Meikle, 'Child eczema "has tripled since 1970s"', *Guardian* (23 December 2003).

26 LAIA, Factsheet 98/3, 'Hay fever'. See also: WHO, 'The prevention of allergic diseases', *Clinical Allergy*, 16 Supplement (1986), p. 13; UCB Institute of Allergy, *European Allergy White Paper: Allergic Diseases as a Public Health Problem* (Brussels, 1997).

27 Ann J. Woolcock and Jennifer K. Peat, 'Evidence for the increase in asthma worldwide', in *The Rising Trends in Asthma*, pp. 122–34; Ian Gregg, 'Epidemiological aspects', in *Asthma*, ed. T.J.H. Clark and S. Godfrey, 2nd edn (London, 1983), pp. 242–83; WHO, 'The prevention of allergic diseases'.

28 Roy Patterson and Anthony J. Ricketti, 'Allergy', *World Health* (November 1983), pp. 14–17; Chris Mihill, 'Asthma sufferers face "exploitation"', *Guardian* (10 December 1996).

29 Roland Davies, 'Hayfever: is it on the increase?', *Medical Dialogue Weekly*, 236 (June 1989); Gregg, 'Epidemiological aspects', p. 261; WHO, 'Report of a meeting on allergic diseases', *Clinical Allergy*, 10 (1980), pp. 1–20.

30 See de Weck's full report in the WHO archives, WHO 15/181/89.

31 WHO, 'Report of a meeting', pp. 2, 8.

32 WHO, 'Meeting on allergic diseases', WHO Library, IMM/ALL/78.1–78.6.

33 WHO, 'Report of a meeting', p. 15.

34 Ian Gregg, 'Epidemiological research in asthma: the need for a broad perspec-

tive', *Clinical Allergy*, 16 (1986), pp. 17–23; Gregg, 'Epidemiological aspects', p. 263.

35 Woolcock and Peat, 'Evidence for the increase', p. 124.

36 WHO, 'The prevention of allergic diseases', p. 7.

37 ISAAC Steering Committee, 'Worldwide variation in prevalence of symptoms of asthma, allergic rhinoconjunctivitis and atopic eczema: ISAAC', *Lancet*, 351 (1998), pp. 1225–32.

38 See, for example: Peter Townsend, Nick Davidson and Margaret Whitehead, eds, *Inequalities in Health: The Black Report and The Health Divide* (London, 1990); LAIA, Factsheet 98/3, 'Hay fever', and Factsheet 2000/3, 'Asthma and social class'; R. J. Hancox et al., 'Relationship between socioeconomic status and asthma: a longitudinal cohort study', *Thorax*, 59 (2004), pp. 376–80.

39 Irvin Broder et al., 'Epidemiology of asthma and allergic rhinitis in a total community, Tecumseh, Michigan', *Journal of Allergy and Clinical Immunology*, 53 (1974), pp. 127–38; Tari Haahtela et al., 'Skin prick test reactivity to common allergens in Finnish adolescents', *Allergy*, 35 (1980); Eaton, 'The incidence of allergy'; B. Wüthrich et al., 'Epidemiology of allergic rhinitis (pollinosis), in Switzerland', in *Excerpta Medica*, ed. B. Wüthrich and L. Jäger (Amsterdam, 1986), pp. 10–17.

40 'Asthma', *The Times* (15 January 1929), 13c.

41 Denis Herbstein, 'Hay fever's advantages are not to be sneezed at', *The Times* (1 July 1985), 11b.

42 Department of Health, *Asthma*, p. 3.

43 Jacqueline Hoare and Maggie Bruce, 'Prevalence of treated asthma and its management in general practice in England and Wales, 1994–1998', *Health Statistics Quarterly*, 17 (2003), pp. 15–22; Maxine Frith, 'Allergy in the UK: NHS Bill reaches an irritating £1bn', *Independent* (15 April 2004), pp. 14–15.

44 WHO, 'Report of a meeting', pp. 14–15.

45 'More asthma but progress towards control', *The Times* (4 April 1977), 2e.

46 Department of Health, *Asthma*, p. 24; Mike Thomas and David Price, 'Measuring and costing quality in asthma', *Costs and Options*, 25 (July 2002), pp. 3–8.

47 WHO, 'Report of a meeting', p. 14.

48 Claude A. Frazier, *Parents' Guide to Allergy in Children* (New York, 1973), p. ix.

49 WHO, 'Report of a meeting', p. 14.

50 WHO, 'The prevention of allergic diseases', p. 16.

51 UCB Institute of Allergy, *European Allergy White Paper*, p. 105.

52 WHO, 'The prevention of allergic diseases', p. 16. See also the travel report in the WHO archives dated 10/11/82, WHO 15/86/10/J.2.

53 WHO, 'Report of a meeting', p. 14.

54 WHO, Travel report, 10/11/82, WHO 15/86/10/J.2.

55 WHO, 'The prevention of allergic diseases', p. 16.

56 UCB Institute of Allergy, *European Allergy White Paper*.

57 Dr Hugh Jolly, 'Seeing asthma as a nuisance rather than a debilitating disease', *The Times* (23 April 1975), 10e; G. W. Farndon, 'Asthma problem', *The Times* (14 January 1970), 11f.

58 'Asthma: need for urgent action', *The Times* (18 June 1976), 16e; Dr E. Sherwood Jones, 'Asthma deaths', *The Times* (13 July 1976), 15g; Annabel Ferriman, 'Cards drive to reduce asthma toll', *The Times* (12 August 1981), 2c; Jenny Bryan, 'Asthma: don't just rely on the hospital', *The Times* (23 February 1983), 11a.

59 National Asthma Campaign, 'Parliament puts asthma on the agenda', NAC website, http://www.asthma.org.uk/news, 8 May 2003.

60 For the latest guidelines, see Scottish Intercollegiate Guidelines Network and The British Thoracic Society, *British Guidelines on the Management of Asthma* (2003).

61 National Heart, Lung and Blood Institute, *Guidelines for the Diagnosis and Management of Asthma: Expert Panel Report* (Bethesda, 1991).

62 WHO, *The First Ten Years of the World Health Organization* (Geneva, 1958); Paul Weindling, ed., *International Health Organisations and Movements, 1918–1939* (Cambridge, 1995); Javed Siddiqi, *World Health and World Politics* (Carolina, LA, 1995).

63 'Communication of the Director-General on Immunology', 1 May 1963, WHO ACMR 5/4; Howard Goodman, 'WHO's first research unit: immunology', *World Health* (December 1983), pp. 14–15.

64 WHO, *Research in Immunology*, WHO Technical Report Series No. 286 (Geneva, 1964), p. 4.

65 Ibid., pp. 22–37; Scientific Group on Immuno-prophylaxis and Therapy, 'Notes on draft agenda', 18 January 1962, WHO Immun/14.

66 Dr A. D. Ado, 'The teaching of allergology', in WHO Imm/EC.3/WP/66.12.

67 WHO, *Teaching of Immunology in the Medical Curriculum*, WHO Technical Report Series No. 358 (Geneva, 1967), pp. 15–19.

68 Ibid., pp. 23–5. A copy of the memorandum, which was originally prepared for the Royal Commission on Medical Education in 1966, is also in the BSI archives in the Contemporary Medical Archives Centre, Wellcome Library, SA/BSI/A 1/4.

69 WHO, *Clinical Immunology*, WHO Technical Report Series No. 496 (Geneva, 1972), pp. 28–35.

70 'Five years of research on immunology', WHO *Chronicle*, 24 (1970), pp. 153–61; WHO, 'Programme Review: Immunology' (1969), WHO EB45/26.

71 For details of the contracts, see WHO 15/181/28, 15/181/66, 15/181/67, 15/181/75.

72 Details are in WHO 15/181/89, memorandum dated 23 February 1976.

73 WHO documents relating to this committee as well as copies of the newsletters are in WHO 15/82/2/J.1–4.

74 B. Cinader, 'The origins and early years of IUIS', *Immunology Today*, 13 (1992), pp. 323–6. Bernard Cinader, who died in 2001, was a leading immunologist in Canada and first president of the IUIS. The first international congresses organized by the IUIS were held in the United States in 1971 and in England in 1974. On further activities of the IUIS and WHO, see letters and other documents in WHO 15/82/2/J.1–4 and WHO 15/86/13/J.1–2.

75 Anne Marie Moulin, 'The immune system: a key concept for the history of immunology', *History and Philosophy of Life Sciences*, 11 (1989), pp. 221–36.

76 The report is in WHO 15/181/89.

77 The papers are in WHO 15/86/10/J.1.

78 See Howard Goodman's report of the discussion in WHO 15/86/10/J.1.

79 'Programme review: immunology', WHO EB45/26.

80 WHO, *Clinical Immunology*; WHO, 'Report of a meeting', pp. 2–3.

81 WHO, 'Report of a meeting'; WHO IMM/ALL/78.1; WHO, 'The prevention of allergic diseases'; Travel report, 10/11/82, WHO 15/86/10/J.2.

82 WHO, 'Global medium-term programme for noncommunicable disease prevention and control: immunology', WHO IMM/80.1.

83 WHO, 'Global medium-term programme: immunology', WHO CDS (IMM)/MTP/83.1, p. 4.

84 WHO, *Manual of the International Statistical Classification of Diseases, Injuries and Causes of Death* (Geneva, 1957), vol. I, p. xxi. See also WHO, *The First Ten Years*, pp. 278–88.

85 WHO, *Research in Immunology*, p. 29.

86 WHO, *Manual of the International Statistical Classification of Diseases* (1957).

87 See the comments in WHO HS/ICD/29.

88 See the reports of discussions and recommendations in WHO HS/IUCD/50, WHO HS/ICD/50 Add. 11, WHO HS/ICD/74.65. The WHO committees responsible were the Sub-Committee on Classification of Diseases and the Expert Committee on Health Statistics. See also WHO, *Manual of the International Statistical Classification of Diseases, Injuries and Causes of Death* (Geneva, 1967), vol. I.

89 Arthur F. Coca and Robert A. Cooke, 'On the classification of the phenomena of hypersensitiveness', *Journal of Immunology*, 8 (1923), pp. 163–82.

90 Arnold R. Rich, *The Pathogenesis of Tuberculosis* (Oxford, 1951), pp. 335–41.

91 Ibid., p. 341.

92 P.G.H. Gell and R.R.A. Coombs, eds, *Clinical Aspects of Immunology* (Oxford, 1963), p. 317.

93 Ibid., pp. 320–23.

94 According to Gell and Coombs, Type IV hypersensitivity was mediated by 'specifically modified mononuclear cells containing a substance or mechanism capable of responding specifically to allergen deposited at a local site' – ibid., p. 323.

95 M. W. Chase, 'The cellular transfer of cutaneous hypersensitivity to tuberculin', *Proceedings of the Society for Experimental Biology and Medicine*, 59 (1945), p. 134; Gell and Coombs, *Clinical Aspects*, p. 323.

96 J. Pepys, 'Editorial: "Clinical immunology" and the "practise of allergy"', *Clinical Allergy*, 1 (1971), pp. 1–7; Patterson and Ricketti, 'Allergy'; Fred Karush and Herman N. Eisen, 'A theory of delayed hypersensitivity', *Science*, 136 (1962), pp. 1032–9.

97 Gell and Coombs, *Clinical Aspects*, p. 319.

98 See Coombs' comments in E. M. Tansey et al., eds, 'Self and non-self: a history of autoimmunity', in *Wellcome Witnesses to Twentieth Century Medicine* (London, 1997), vol. I, pp. 46–7.

99 William Cookson, 'The alliance of genes and environment in asthma and allergy', *Nature*, 402 Supplement (1999), B5–11; M. Peakman and D. Vergani, *Basic and Clinical Immunology* (New York, 1997), p. 132.

100 P.G.H. Gell and R.R.A. Coombs, eds, *Clinical Aspects of Immunology*, 2nd edn (Oxford, 1968), pp. 432–42.

101 Kenneth C. Hutchin, *Allergy* (London, 1961), p. 18. See also 'Medicine: prevention of bee-sting allergy', *The Times* (12 June 1974), 18e.

102 Thomas B. Thomasi, 'The discovery of secretory IgA and the mucosal immune system', *Immunology Today*, 13 (1992), pp. 416–18.

103 'Immunoglobulin E, a new class of human immunoglobulin', *Bulletin of the World Health Organization*, 38 (1968), pp. 151–2. The Committee responsible for validating the status of IgE was the WHO Committee on the Nomenclature for Human Immunoglobulins.

104 M. H. Lessof, 'Food intolerance and the scientific trap', *Clinical and Experimental Allergy*, 23 (1993), pp. 971–2.

105 'Immediate hypersensitivity', *Lancet*, II (1973), p. 1364. See also *Lancet*, II (1981), p. 506.

106 The specific test used was the radioallergosorbent test or RAST.

107 William T. Knicker, 'Editorial: is the choice of allergy skin testing versus *in vitro* determination of specific IgE no longer a scientific issue?', *Annals of Allergy*, 62 (1989), pp. 373–4.

108 T. G. Merrett et al., 'Circulating IgE levels in the over-seventies', *Clinical Allergy*, 10 (1980), pp. 433–9; Robert A. Barbee et al., 'Distribution of IgE in a community population sample: correlations with age, sex and allergen skin test reactivity', *Journal of Allergy and Clinical Immunology*, 68 (1981), pp. 106–11; 'Report on a National Institute of Allergy and Infectious Diseases-sponsored workshop on the genetics of total immunoglobulin E levels in humans', *Journal of Allergy and Clinical Immunology*, 67 (1981), pp. 167–70; R. A. Thompson and A. G. Bird, 'How necessary are specific IgE antibody tests in allergy diagnosis?', *Lancet*, I (1983), pp. 169–73.

109 Ohad Parnes, '"Trouble from within": allergy, autoimmunity and pathology in the first half of the twentieth century', *Studies in History and Philosophy of Biological and Biomedical Sciences*, 34 (2003), pp. 425–54. The term 'trouble from within' was introduced by Warren T. Vaughan in *Strange Malady: The Story of Allergy* (New York, 1941), p. 191.

110 See the allergy testing kits advertised by Boots Company PLC in their booklet *Living with Allergy: Your Guide to Diagnosing and Managing your Allergy* (Nottingham, n.d.), or the tests for specific IgG-mediated intolerance available through the York Nutritional Laboratory and advertised in a booklet produced by Lloydspharmacy, *Food Intolerance Testing* (Coventry, n.d.).

111 Smith, 'The recent history'. See also David Jack, 'Drug treatment of bronchial asthma, 1948–1995: years of change', *International Pharmacy Journal*, 10 (1996), pp. 50–52.

112 H. Herxheimer, 'Atropine cigarettes in asthma and emphysema', *British Medical Journal* (15 August 1959), pp. 167–71.

113 See the advertisement for Germolene in *Woman's Pictorial* (18 July 1936), p. 46.

114 R.A.L. Brewis, ed., *Classic Papers in Asthma*, vol. II (1991), 'Introduction'.

115 'Lhude Sing Tishu', *The Times* (22 June 1938), 17d.

116 The Bayer Products Company, *Chronic Bronchitis, Asthma and Hay Fever* (Surbiton, 1963).

117 Brewis, *Classic Papers*, 'Introduction'.

118 British Felsol Company, *Asthma – The Medical Profession and Felsol* (n.p., n.d.).

119 Brewis, *Classic Papers*, 'Introduction'; Charles D. May, 'History of the introduction of theophylline into the treatment of asthma', *Clinical Allergy*, 4 (1974), pp. 211–17.

120 Miles Weatherall, 'Drug therapies', in *Companion Encyclopedia of the History of Medicine*, ed. W. F. Bynum and Roy Porter (London, 1993), vol. II, pp. 915–38; Jonathan Liebenau, *Medical Science and Medical Industry: The Formation of the American Pharmaceutical Industry* (Basingstoke, 1987); Judy Slinn, 'Research and development in the UK pharmaceutical industry from the nineteenth century to the 1960s', in *Drugs and Narcotics in History*, ed. Roy Porter and Mikulás Teich (Cambridge, 1995), pp. 168–86.

121 Liebenau, *Medical Science and Medical Industry*.

122 Noel Snell, 'Inhalation devices: a brief history', *Respiratory Disease in Practice* (Summer 1995), pp. 13–15.

123 On Parke, Davis & Company, see chapter Three above. On American companies, see Gregg Mitman, 'Natural history and the clinic: the regional ecology of allergy in America', *Studies in History and Philosophy of Biological and Biomedical Sciences*, 34 (2003), pp. 491–510; Louis Galambos and Jane Eliot Sewell, *Networks of Innovation: Vaccine Development at Merck, Sharp & Dohme, and Mulford* (Cambridge, 1995).

124 Alain de Weck's report is in WHO 15/181/89.

125 'Controlled trial of effects of cortisone acetate in chronic asthma', *Lancet*, II (1956), pp. 798–803; 'Controlled trial of effects of cortisone acetate in status asthmaticus', *Lancet*, II (1956), pp. 803–6. See also the MRC records from these trials in PRO FD1/7156 and 7157.

126 Ulrich Meyer, *Steckt eine Allergie dahinter?: Die Industrialisierung von Arzneimittel-Entwicklung, -Herstellung und -Vermarktung am Beispiel der Antiallergika* (Stuttgart, 2002), pp. 52–62.

127 D. Bovet and A.-M. Staub, 'Action protectrice des éthers phénoliques au cours de l'intoxication histaminique', *Comptes Rendus des Séances de la Société de Biologie*, 124 (1937) , pp. 547–8.

128 A. W. Frankland and R. H. Gorrill, 'Summer hay-fever and asthma treated with antihistaminic drugs', *British Medical Journal* (4 April 1953), pp. 761–4.

129 'Allen & Hanburys Limited: home and oversea sales expansion', *The Times* (20 December 1955), 12d. For a history of Allen & Hanburys, see Geoffrey Tweedale, *At the Sign of the Plough: 275 Years of Allen & Hanburys and the British Pharmaceutical Industry, 1715–1990* (London, 1990).

130 C. L. Bencard Ltd, *The Bencard Manual of Allergy* (London, 1956), p. 46.

131 P. H. Howarth and S. T. Holgate, 'Comparative trial of two non-sedative H_1 antihistamines, terfenadine and astemizole, for hay fever', *Thorax*, 39 (1984), pp. 668–72; 'Advance in treatment of hay fever', *The Times* (3 March 1982), 2a.

132 C. Kellaway and E. Trethewie, 'The liberation of a slow reacting smooth muscle-stimulating substance in anaphylaxis', *Quarterly Journal of Experimental Physiology*,

30 (1940), p. 121; 'Pharmacology: asthma agent made', *The Times* (26 February 1980), 14c; Pearce Wright, 'Effective relief from hay fever likely', *The Times* (23 June 1984), 10d.

133 Thomas Stuttaford, 'Asthmatics move into class of their own', *The Times* (10 February 1998), 16c; Thomas Stuttaford, 'Pill helps to prevent asthma', *The Times* (28 January 1999), 20a.

134 Pamela W. Ewan, 'Hay fever', *Journal of the Royal College of Physicians*, 23 (1989), pp. 68–76.

135 J. R. Murray, 'The history of corticosteroids', *Acta Dermato-Venereologica*, 69 (Supplement, 1989), pp. 4–6; Brewis, *Classic Papers*, 'Introduction'; Viviane Quirke, 'Making British cortisone: Glaxo and the development of corticosteroids in Britain in the 1950s–1960s', *Studies in History and Philosophy of Biological and Biomedical Sciences*, 36 (2005), pp. 645–74.

136 Hugh Jolly, 'What to do about eczema', *The Times* (18 June 1975), 7e; Quirke, 'Making British cortisone'; R. P. T. Davenport-Hines and Judy Slinn, *Glaxo: A History to 1962* (Cambridge, 1992).

137 H. Morrow Brown, G. Storey and W.H.S. George, 'Beclomethasone dipropionate: a new steroid aerosol for the treatment of allergic asthma', *British Medical Journal* (4 March 1972), pp. 585–90.

138 Tweedale, *At the Sign of the Plough*, pp. 215–16; Jack, 'Drug treatment'.

139 Jonathan Brostoff, 'Hayfever and corticosteroids', *Lancet*, I (1975), p. 1424. For a similar discussion in America, see Leon Unger and M. Coleman Harris, 'Stepping stones in allergy', *Annals of Allergy*, 34 (1975), pp. 194–5.

140 See the comments in WHO IMM/ALL/78.1 to the effect that neither Becotide nor Intal were available in Indonesia in the late 1970s.

141 Brewis, *Classic Papers*, 'Introduction'; Jack, 'Drug treatment'.

142 D. Hartley et al., 'New class of selective stimulants of ß-adrenergic receptors', *Nature*, 219 (1968), pp. 861–2; R. T. Brittain et al., 'Alpha-[(t-butylamino)methyl]-4-hydroxy-m-xylene-alpha^1, alpha^3-diol (AH.3365): a selective ß-adrenergic stimulant', *Nature*, 219 (1968), pp. 862–3.

143 '30 years of Ventolin: text for island display, GWHW, Greenford'. I am grateful to Sarah Flynn, archivist at GlaxoWellcome until 2000, for supplying a copy of this document from the company's Heritage Archives.

144 Smith, 'The recent history', pp. 251–2.

145 See, for example: Sarah M. Dennis et al., 'Regular inhaled salbutamol and asthma control: the TRUST randomised trial', *Lancet*, 355 (2000), pp. 1675–9; Scottish Intercollegiate Guidelines Network and The British Thoracic Society, *British Guidelines*.

146 William Golding, *Lord of the Flies* (Harmondsworth, 1960), p. 9; 'Asthma "can be beaten"', *The Times* (30 October 1980), 3c; BBC, 'A Breath of Fresh Air?' (First Sight, 1998).

147 J.B.L. Howell and R.E.C. Altounyan, 'A double-blind trial of disodium cromoglycate in the treatment of allergic bronchial asthma', *Lancet*, II (1967), pp. 539–42; R.E.C. Altounyan, 'Inhibition of experimental asthma by a new compound – disodium cromoglycate "Intal"', *Acta Allergologica*, 22 (167), p. 487.

148   I am grateful to Alan Edwards, a colleague of Altounyan's, for many of the details presented here. Altounyan's exploits are also commemorated in a film, *Hair Soup* (Yorkshire TV, 1992), produced by his daughter, Barbara. See also: U. Meyer, 'From khellin to sodium cromoglycate: a tribute to the work of Dr R.E.C. Altounyan, 1922–1987', *Pharmazie*, 57 (2002), pp. 62–9; A. M. Edwards and J.B.L. Howell, 'The chromones: history, chemistry and clinical development: a tribute to the work of Dr R.E.C. Altounyan', *Clinical and Experimental Allergy*, 30 (2000), pp. 756–74.

149   J. Pepys and A. W. Frankland, eds, *Disodium Cromoglycate in Allergic Airways Disease* (London, 1970).

150   Andrew Goodrick-Clarke, 'Fisons withdrawal of anti-asthma drug cuts £10m off shares value', *The Times* (13 January 1981), 15f.

151   Ibid. On public interest in the introduction of Rynacrom, see John Roper, 'New drug on prescription for hay fever relief', *The Times* (2 June 1971), 1a.

152   Amer Fasihi, 'A look at the worldwide asthma market', *Pharmaceutical Journal*, 255 (1995), p. 692. See also Cookson, 'The alliance of genes'.

153   Martin Burrow, 'Dose of GSK looks worthwhile', *The Times* (15 February 2002), 28a.

154   Charles W. Forward, *The Golden Calf: An Exposure of Vaccine-Therapy* (London, 1933), p. 8; A. J. Cronin, *The Citadel* (London, 1938).

155   Sheldon G. Cohen, 'The American Academy of Allergy: an historical review', *Journal of Allergy and Clinical Immunology*, 64 (1979), pp. 340, 395.

156   Alan Hamilton, 'Hay fever season has a late start', *The Times* (13 June 1978), 4g.

157   John Sutherland, 'Where there's mucus . . . there's brass', *Guardian* G2 (14 June 2001), 16c; Mihill, 'Asthma sufferers face "exploitation"'.

158   John Naish, 'Allergies: don't they make you sick!', *The Times Weekend* (10 May 2003), 1a.

159   Alexander Stalmatski, *Freedom from Asthma: Buteyko's Revolutionary Treatment* (London, 1997), p. 13.

160   Research at St Mary's, for example, was supported by Parke, Davis & Company, Beechams, and Pfizer during the twentieth century. The UCB Institute of Allergy in Brussels was funded by UCB Pharma, and companies such as Schering, Fisons, CIBA and Nestlé offered financial assistance for symposia.

161   See, for example: Bencard, *The Bencard Manual of Allergy*; Parke, Davis & Company, *Vaccine & Serum Therapy* (London, 1935); and Warner-Lambert's booklet, *All About Allergies*. In addition, the Lung & Asthma Information Agency received funds from Allen & Hanburys, Zeneca, and Merke Sharpe and Dohme and research coordinated by the British Lung Foundation was supported by Allen & Hanburys.

162   'History and profile of the Hoover Company', available on the Hoover website, http://www.hoover.com/dbPages/history.asp.

163   Joseph A. Amato, *Dust: A History of the Small and Invisible* (Berkeley, CA, 2000), p. 80.

164   I am grateful to Colin Taylor of Medivac and Mike Rhodes of HEALTHe Limited for information about the history of their companies. For examples of the range of products available, see www.healthy-house.co.uk, www.medivac.co.uk, and the brochures produced by Allerayde, Allergy Control Products.

165   The phrase appears on the cover of an Allerayde brochure.

166 Nancy Tomes, *The Gospel of Germs: Men, Women, and the Microbe in American Life* (Cambridge, MA, 1998).

167 Mihill, 'Asthma sufferers face "exploitation"'. I am grateful to Colin Taylor for generously sharing his own experiences relating to legal disputes concerning VAT charges on Medivac's products. For a fictional treatment of these issues, see Mark Wallington, *Happy Birthday Shakespeare* (London, 2000).

168 'Hypersensitiveness to silk', *Lancet*, I (1923), p. 498; 'Chronic eczema produced by wheat-flour', *Lancet*, II (1923), p. 28; Dr Prosser White, 'Baker's eczema: a clinical and experimental inquiry', *Lancet*, II (1924), p. 859.

169 Paul Brodeur, 'A reporter at large: the enigmatic enzyme', *New Yorker* (16 January 1971), pp. 42–74 (p. 42).

170 Rachel Carson, *Silent Spring* (1962) (Boston, 1994), pp. 238–9.

171 M.L.H. Flindt, 'Pulmonary disease due to inhalation of derivatives of Bacillus subtilis containing proteolytic enzyme', *Lancet*, I (1969), pp. 1177–81; J. Pepys et al., 'Allergic reactions of the lungs to enzymes of Bacillus subtilis', *Lancet*, I (1969), pp. 1181–4. See also: M.L.H. Flindt, 'Respiratory hazards from papain', *Lancet*, I (1978), pp. 430–32; M.L.H. Flindt, 'Allergy to alpha-amylase and papain', *Lancet*, I (1979), p. 1408; M.L.H. Flindt, 'Variables affecting the outcome of inhalation of enzyme dusts', *Annals of Occupational Hygiene*, 26 (1982), pp. 647–55; M.L.H. Flindt, 'Health and safety aspects of working with enzymes', *Process Biochemistry*, 13 (1978); Michael Flindt, 'Biological washing powders as allergens', *British Medical Journal*, 310 (1995), p. 195.

172 Brodeur, 'A reporter at large', p. 42. See Flindt's account of the disputes in Michael L. H. Flindt, 'Biological miracles and misadventures: identification of sensitization and asthma in enzyme detergent workers', *American Journal of Industrial Medicine*, 29 (1996), pp. 99–110.

173 Brodeur, 'A reporter at large', pp. 53, 68–74.

174 WHO, 'Report of a meeting'; WHO, 'The prevention of allergic diseases'.

175 'Occupational asthma', *The Times* (9 March 1982), 8f; P.A.B. Raffle et al., eds, *Hunter's Diseases of Occupations* (London, 1987), pp. 222–3.

176 '£200,000 award for crippled cook', *The Times* (10 October 2000), 6; '£157,000 for asthma nurse', *Guardian* (18 April 2000), 10e; 'Asthma case nurse awarded £157,000', *The Times* (18 April 2000), 3d.

177 Gell and Coombs, *Clinical Aspects of Immunology* (1963), pp. 514–34; 'Non-disclosure of allergy to hairdresser: Ingham v. Emes', *The Times* (23 June 1955), 14e.

178 'Non-disclosure of allergy to hairdresser'.

179 Dr T. Traherne and Frank Preston, eds, *Healthy Minds and Bodies* (London, 1956), p. 232.

180 Ibid. For recent examples, see the 'sensitive skin' range marketed by Marks & Spencer and the range of products available from Almay Hypoallergenic.

181 Women's Environmental Network, *Getting Lippy: Cosmetics, Toiletries and the Environment* (London, December 2003), p. 1.

182 P. Cadby, 'The producer's view: do we worry about adverse effects?', in *Fragrances: Beneficial and Adverse Effects*, ed. P. J. Frosch, J. D. Johansen and I. R. White (Berlin,

1998), pp. 193–6.

183   Louise Costa, 'In the news: understanding fragrance and health – 5 myths', *Human Ecologist Supplement*, 2 (1999).

184   Stephen Antczak and Gina Antczak, *Cosmetics Unmasked* (London, 2001); Theron G. Randolph and Ralph W. Moss, *An Alternative Approach to Allergies* (New York, 1980), p. 68.

185   'Dermatologic Challenged' (Whichonline, February 2004); Department of Trade and Industry, *A Guide to the Cosmetic Products (Safety) Regulations* (London, 1998).

186   Craig Clarke, 'Mother died in allergic fit "after using hair dye"', *The Times* (22 January 2001), 11a; Oliver Wright, 'Woman died after allergic reaction to hair colouring', *The Times* (9 May 2001), 5a.

187   Salmon R. Halpern et al., 'Development of childhood allergy in infants fed breast, soy, or cow milk', *Journal of Allergy and Clinical Immunology*, 51 (1973), pp. 139–51.

188   I am grateful to Dr Pierre Guesry for discussing the development of hypoallergenic formula milk during a trip to the Nestlé Research Center in Lausanne in 2002. See also Dietrich Reinhardt and Eberhard Schmidt, eds, *Food Allergy*, Nestlé Nutrition Workshop Series, vol. XVII (New York, 1988).

189   Ben F. Feingold, *Why Your Child is Hyperactive* (New York, 1974). I am grateful to Matthew Smith for alerting me to Feingold's work. I am also grateful to Ben Crowther, J. Sainsbury plc, letter dated 3 May 2000, for information relating to British interest in additives. See also: Gregg, 'Epidemiological research in asthma', p. 21; Susan Lewis, 'Cut down the colouring, cut down on asthma', *The Times* (2 August 1983), 11h; Robin Young, 'Food additive link to tantrums in 25% of toddlers', *The Times* (25 October 2002), 15a.

190   David Hide, 'Fatal anaphylaxis due to food', *British Medical Journal*, 307 (27 November 1993), p. 1427; E.S.K. Assem et al., 'Anaphylaxis induced by peanuts', *British Medical Journal*, 307 (26 May 1990), p. 1377; Kieron L. Donovan and J. Peters, 'Vegetable-burger allergy: all was nut as it appeared', *British Medical Journal*, 307 (26 May 1990), p. 1378; Tony Smith, 'Allergy to peanuts', *British Medical Journal*, 307 (26 May 1990), p. 1354; Pamela W. Ewan, 'Clinical study of peanut and nut allergy in 62 consecutive patients', *British Medical Journal*, 312 (1996), pp. 1074–8; Clare Thompson, 'One bite and he dies', *Sunday Times Magazine* (19 October 1997), pp. 24–8; Simon de Bruxelles, 'Nuts led to death of allergic scientist', *The Times* (21 November 1997), 5h; Tina Burchill, 'The rise of killer food', *The Times* T2 (22 January 2002), 10; Steve L. Taylor and Susan L. Hefle, 'Ingredient and labeling issues associated with allergenic foods', *Allergy*, 56 (2001), Supplement 67, pp. 64–9.

191   Trevor Rous and Alan Hunt, 'Governing peanuts: the regulation of the social bodies of children and the risks of food allergies', *Social Science and Medicine*, 58 (2004), pp. 825–36.

192   Committee on Toxicity of Chemicals in Food, Consumer Products and the Environment, *Peanut Allergy* (London, 1998).

193   Details are available from The Anaphylaxis Campaign, PO Box 149, Fleet, Hampshire, GU13 9XU. I am grateful to David Reading for sending me relevant literature.

194   Personal communication from Ben Crowther, who generously explained the

evolution of Sainsbury's policies on allergy and provided copies of the company's information booklets. I am also grateful to R. D. Bullock, Technical Manager at Thorntons, and Gail Williamson, Customer Service Manager at Tesco for sending me material. McDonald's restaurants provide a guide, entitled *Our Food*, which includes information on allergies. For British government advice, see Ministry of Agriculture, Fisheries and Food, *Food Allergy and Other Unpleasant Reactions to Food* (London, 1995).

195 The figures come from a survey by Mintel in February 2003, available on http://reports.mintel.com. The figures were also disseminated on the BBC website in March 2003, http://news.bbc.co.uk/1/hi/health/2842611.stm.

196 Sir Macfarlane Burnet, *The Integrity of the Body* (Cambridge, MA, 1962), p. 142. See also Gell and Coombs, eds, *Clinical Aspects of Immunology* (1963), pp. 448–96.

197 WHO, 'Report of a meeting', p. 9; WHO, 'The prevention of allergic diseases', p. 32.

198 Patterson and Ricketti, 'Allergy', p. 16. For an early English case, see R. C. Bell, 'Sudden death following injection of procaine penicillin', *Lancet*, I (1954), pp. 13–17.

Chapter 5: Civilization and Disease

1   René Dubos, *The Dreams of Reason: Science and Utopias* (New York, 1961), p. 71.

2   Ian Gregg, 'Epidemiological research in asthma: the need for a broad perspective', *Clinical Allergy*, 16 (1986), pp. 17–23. On links between globalization and health, see Kelley Lee, ed., *Health Impacts of Globalization* (Basingstoke, 2003); Christine McMurray and Roy Smith, *Diseases of Globalization: Socioeconomic Transitions and Health* (London, 2001).

3   Kenneth C. Hutchin, *Allergy* (London, 1961), pp. 11–13.

4   G. Payling Wright, *An Introduction to Pathology*, 2nd edn (London, 1954), p. 136.

5   Dubos, *The Dreams of Reason*, p. 69.

6   George Cheyne, *The English Malady: or, a Treatise of Nervous Diseases of All Kinds* (London, 1733); Thomas Trotter, *An Essay Medical, Philosophical and Chemical on Drunkenness and its Effects on the Human Body* (London, 1804); Thomas Trotter, *A View of the Nervous Temperament* (London, 1807).

7   Charles H. Blackley, *Experimental Researches on the Causes and Nature of Catarrhus Aestivus* (London, 1873), p. 162.

8   Charles E. Rosenberg, 'Pathologies of progress: the idea of civilization as risk', *Bulletin of the History of Medicine*, 72 (1998), pp. 714–30.

9   Gregg, 'Epidemiological research in asthma'; Jean-Francois Bach, 'The effect of infections on susceptibility to autoimmune and allergic diseases', *New England Journal of Medicine*, 347 (2002), pp. 911–20.

10 World Health Organization (WHO), 'The prevention of allergic diseases', *Clinical Allergy*, 16 Supplement (1986), p. 26.

11 D. M. Fleming and D. L. Crombie, 'Prevalence of asthma and hay fever in England and Wales', *British Medical Journal*, 294 (1987), pp. 279–83.

12 W. C. Spain and Robert A. Cooke, 'Studies in specific hypersensitiveness: the

familial occurrence of hay fever and bronchial asthma', *Journal of Immunology*, 9 (1924), pp. 521–69.

13 Ian Gregg, 'Epidemiological aspects', in T.J.H. Clark and S. Godfrey, eds, *Asthma*, 2nd edn (London, 1983), pp. 242–83.

14 M. J. Morris et al., 'HLA-A, B and C and HLA-DR antigens in intrinsic and allergic asthma', *Clinical Allergy*, 10 (1980), pp. 173–9; W.O.C.M. Cookson et al., 'Maternal inheritance of atopic IgE responsiveness on chromosome 11q', *Lancet*, 340 (1992), pp. 381–4; Julian M. Hopkin, 'Atopy and genetics', *Journal of the Royal College of Physicians of London*, 24 (1990), pp. 159–60; William Cookson, *The Gene Hunters: Adventures in the Genome Jungle* (London, 1994), pp. 123–42.

15 Herbert S. Kaufman and John R. Hobbs, 'Immunoglobulin deficiencies in an atopic population', *Lancet*, II (1970), pp. 1061–3; C. R. Stokes, Brent Taylor and M. W. Turner, 'Association of house-dust and grass-pollen allergies with specific IgA antibody deficiency', *Lancet*, II (1974), pp. 485–8; M. J. Morris et al., 'HLA-A, B and C and HLA-DR antigens'.

16 'Medicine: hope of early action to check hay fever', *The Times* (22 December 1972), 15e; 'Immunology: deficiency and allergy', *The Times* (5 September 1974), 16a; Mark Henderson, 'Asthma inherited', *The Times* (22 October 2001). For recent references to family history as a 'strong risk factor', see UCB Institute of Allergy, *European Allergy Update* (Brussels, 1999), p. 14.

17 Heinz J. Wittig et al., 'Risk factors for the development of allergic disease: analysis of 2,190 patient records', *Annals of Allergy*, 41 (1978), pp. 84–8.

18 William G. Rothstein, *Public Health and the Risk Factor: A History of an Uneven Medical Revolution* (Rochester, NY, 2003), p. 3.

19 Christopher Sellers, 'Discovering environmental cancer: Wilhelm Heuper, post-World War II epidemiology and the vanishing clinician's eye', *American Journal of Public Health*, 87 (1997), pp. 1824–35; Gerald N. Grob, *The Deadly Truth: A History of Disease in America* (Cambridge, MA, 2002), pp. 251–5; Trevor Rous and Alan Hunt, 'Governing peanuts: the regulation of the social bodies of children and the risks of food allergies', *Social Science and Medicine*, 58 (2004), pp. 825–36.

20 Lester Breslow, 'Risk factor intervention for health maintenance', *Science*, 200 (1978), pp. 908–12.

21 Sonja Olin Lauritzen, 'Lay voices on allergic conditions in children: parents' narratives and the negotiation of a diagnosis', *Social Science and Medicine*, 58 (2004), pp. 1299–1308.

22 Ulrich Beck, *Risk Society: Towards a New Modernity*, trans. Mark Ritter (London, 1992), p. 21. See also: Ulrich Beck, 'The naturalistic fallacy of the ecological movement', in *The Polity Reader in Social Theory*, ed. Anthony Giddens et al. (Cambridge, 1994), pp. 342–6; Ulrich Beck, 'Risk society and the provident state', in *Risk, Environment and Modernity: Towards a New Ecology*, ed. Scott Lash, Bronislaw Szersynski and Brian Wynne (London, 1996), pp. 27–43. On the role of risk in the new public health, see Alan Petersen and Deborah Lupton, *The New Public Health: Health and Self in the Age of Risk* (London, 2000).

23 Beck, *Risk Society*, p. 19.

24 Ibid.
25 Ibid., p. 17.
26 R. Szibor et al., 'Pollen analysis reveals murder season', *Nature*, 395 (1998), pp. 449–50.
27 Gregg Mitman, 'What's in a weed? A cultural geography of *Ambrosia artemesiaefolia*', in *The Moral Authority of Nature*, ed. Lorraine Daston and Fernando Vidal (Chicago, 2003), pp. 438–65.
28 Marilyn Manson, 'Diamonds and pollen' (on Disposable Teens, UK, 2000); The Divine Comedy, 'The pop singer's fear of the pollen count' (UK, 1999); Jeff Noon, *Pollen* (London, 1995).
29 Roland Davies, 'Hayfever: is it on the increase?', *Medical Dialogue Weekly*, 236 (June 1989); WHO, 'Report of a meeting on allergic diseases', *Clinical Allergy*, 10 (1980), pp. 12–13; Gregg, 'Epidemiological research in asthma', pp. 20–1.
30 See, for example, Max Samter and Oren C. Durham, eds, *Regional Allergy of the United States, Canada, Mexico and Cuba* (Springfield, IL, 1955).
31 R. R. Davies and L. P. Smith, 'Weather and the grass pollen content of the air', *Clinical Allergy*, 3 (1973), pp. 95–108; M. S. McDonald and B. J. O'Driscoll, 'Aerobiological studies based in Galway: a comparison of pollen and spore counts over two seasons of widely differing weather conditions', *Clinical Allergy*, 10 (1980), pp. 211–15.
32 Pamela W. Ewan, 'Hay fever: a report of the Royal College of Physicians', *Journal of the Royal College of Physicians of London*, 23 (1989), pp. 68–76.
33 Mitman, 'What's in a weed?'.
34 W. C. Hollopeter, *Hay-Fever: Its Prevention and Cure* (New York, 1916), pp. 161–7.
35 Eric Caulton, 'Ragweed (*Ambrosia* spp.): the super allergenic urban weed', BAF *News* (May 1999), pp. 3–4; Jonathan Brostoff and Linda Gamlin, *Hayfever* (Glasgow, 1994), pp. 130–31.
36 UCB Institute of Allergy, *European Allergy Update*, pp. 45–6.
37 D. J. Pearson, D.L.J. Freed and Geoffrey Taylor, 'Respiratory allergy and the month of birth', *Clinical Allergy*, 7 (1977), pp. 29–33; J. Morrison Smith and V. H. Springett, 'Atopic disease and month of birth', *Clinical Allergy*, 9 (1979), pp. 153–7.
38 F. Björkstén and I. Suoniemi, 'Dependence of immediate hypersensitivity on the month of birth', *Clinical Allergy*, 6 (1976), pp. 165–71; F. Björkstén, I. Suoniemi and V. Koski, 'Neonatal birch-pollen contact and subsequent allergy to birch pollen', *Clinical Allergy*, 10 (1980), pp. 585–91; Luisa Businco et al., 'Month of birth and grass pollen or mite sensitization in children with respiratory allergy: a significant relationship', *Clinical Allergy*, 18 (1988), pp. 269–74.
39 Kaufman and Hobbs, 'Immunoglobulin deficiencies'; Stokes, Taylor and Turner, 'Association of house-dust and grass-pollen allergies'; Gregg, 'Epidemiological aspects', p. 271; 'Immunology: deficiency and allergy', *The Times* (5 September 1974), 16a.
40 Ewan, 'Hay fever', p. 74; J. Emberlin, M. Savage and S. Jones, 'Annual variations in grass pollen seasons in London, 1961–1990: trends and forecast models', *Clinical and Experimental Allergy*, 23 (1993), pp. 911–18.

41   Sheldon G. Cohen and Peter J. Bianchine, 'Hymenoptera, hypersensitivity and history', *Annals of Allergy, Asthma and Immunology*, 74 (1995), pp. 198–221.

42   William Frew, 'Rapidly fatal result from the sting of a wasp', *British Medical Journal* (18 January 1896), p. 145; Dr R. Lynn Heard, 'Wasp sting', *British Medical Journal* (15 February 1896), pp. 447–8; F. H. Cooke, 'Fatal case of wasp sting', *British Medical Journal* (5 November 1898), p. 1429; T. Wilson Parry, 'A case of urticaria following immediately on wasp-sting', *Lancet*, ii (1901), pp. 1120–21; 'The poison of the bee', *Lancet*, ii (1904), p. 644; 'Wasp and bee stings', *Lancet*, ii (1904), p. 843; Dr G. Harvey Low, 'Wasp stings', *British Medical Journal* (1907), p. 1112.

43   Parry, 'A case of urticaria', p. 1121.

44   A. T. Waterhouse, 'Bee-stings and anaphylaxis', *Lancet*, ii (1914), p. 946.

45   M. Loveless and W. Fackler, 'Wasp venom allergy and immunity', *Annals of Allergy*, 14 (1956), p. 347.

46   'Insect stings', *Lancet*, ii (1959), p. 501; H. Morrow Brown, 'Injectable adrenaline for bee stings', *Lancet*, ii (1980), p. 1082.

47   Tony Smith, 'Insect allergies: the annual nightmare', *The Times* (19 June 1974), 8a; 'Medicine: the prevention of bee-sting allergy', *The Times* (12 June 1974), 18e.

48   Howard S. Rubenstein, 'Bee-sting diseases: Who is at risk? What is the treatment?', *Lancet*, i (1982), pp. 496–9; H. S. Rubenstein, 'Allergists who alarm the public: a problem in medical ethics', *Journal of the American Medical Association*, 243 (1980), pp. 793–4.

49   R. Urbanek et al., 'Bee stings', *Lancet*, i (1982), pp. 798–9. See also chapter Six.

50   A. W. Frankland, 'Locust sensitivity', *Annals of Allergy*, 11 (1953), pp. 445–53; 'Locusts cause asthma deaths', *Asthma Magazine* (January–March 2004), pp. 8–9; Olaf D. Cuthbert et al., '"Barn allergy": asthma and rhinitis due to storage mites', *Clinical Allergy*, 9 (1979), pp. 229–36; M. O. Gad El Rab and A. B. Kay, 'Widespread immunoglobulin E-mediated hypersensitivity in the Sudan to the "green nimitti" midge, *Cladotanytarsus lewisi* (diptera: Chironomidae)', *Journal of Allergy and Clinical Immunology*, 66 (1980), pp. 190–97; Ke Chen, Yuanfan Liao and Jintan Zhang, 'The major aeroallergens in Guangxi, China', *Clinical Allergy*, 18 (1988), pp. 589–96; S. M. McHugh et al., 'Evidence of hypersensitivity to chironomid midges in an English village community', *Clinical Allergy*, 18 (1988), pp. 275–85.

51   W. Storm van Leeuwen, *Allergic Diseases: Diagnosis and Treatment of Bronchial Asthma, Hay-Fever and Other Allergic Diseases* (Philadelphia, 1925). On research at St Mary's on this, see the *Annual Reports of the Wright-Fleming Insitute of Microbiology* for 1950, 1956 and 1957, in St Mary's Hospital Archives, wf/ad6/1 and 2. See also R. Voorhorst, *Basic Facts of Allergy* (Leiden, 1962), pp. 240–44.

52   P.G.H.Gell and R.R.A. Coombs, *Clinical Aspects of Immunology* (Oxford, 1963), pp. 400–03; D. J. Hendrick, Jennifer A. Faux and R. Marshall, 'Budgerigar-fancier's lung: the commonest form of allergic alveolitis in Britain', *British Medical Journal* (8 July 1978), pp. 81–4; J. L. Malo and R. Paquin, 'Incidence of immediate sensitivity to *Aspergillus fumigatus* in a North American asthmatic population', *Clinical Allergy*, 9 (1979), pp. 377–84; S. R. Benatar, G. A. Keen and W. Du Toit Naude, 'Aspergillus hypersensitivity in asthmatics in Cape Town', *Clinical Allergy*, 10

(1980), pp. 285–91; A. El-Hefny et al., 'Extrinsic allergic broncho-alveolitis in children', *Clinical Allergy*, 10 (1980), pp. 651–8; D.R.H. Vernon and Fay Allan, 'Environmental factors in allergic bronchopulmonary aspergillosis', *Clinical Allergy*, 10 (1980), pp. 217–27.

53 Thomas Stuttaford, 'Should we fear "flying rats"?', *The Times* T2 (20 November 2003), 13a.

54 Ibid.

55 Peter Brimblecombe, *The Big Smoke: A History of Air Pollution in London since Medieval Times* (London, 1987).

56 Ibid.; Stephen Mosley, *The Chimney of the World: A History of Smoke Pollution in Victorian and Edwardian Manchester* (Cambridge, 2001); Adam Markham, *A Brief History of Pollution* (London, 1994); J. Clarence Davies III, *The Politics of Pollution* (Indianapolis, IN, 1970); John McNeill, *Something New Under the Sun: An Environmental History of the Twentieth Century* (London, 2000); Harold Platt, *Shock Cities: The Environmental Transformation and Reform of Manchester and Chicago* (Chicago, 2005) .

57 Bill Luckin, 'Death and survival in the city: approaches to the history of disease', *Urban History Yearbook* (1980), pp. 53–62; Bill Luckin, 'Town, country and metropolis: the formation of an air pollution problem in London, 1800–1870', in *Energy and the City in Europe: From Preindustrial Wood-shortage to the Oil Crisis of the 1970s*, ed. Dieter Schott (Stuttgart, 1997), pp. 77–92; Bill Luckin and Graham Mooney, 'Urban history and historical epidemiology: the case of London, 1860–1920', *Urban History*, 24 (1997), pp. 37–55; Bill Luckin, 'Review essay: versions of the environmental', *Journal of Urban History*, 24 (1998), pp. 510–23. See 'Fogs', *Nature*, 21 (12 February 1880), pp. 355–6; 'Fog fatality in London', *British Medical Journal* (14 February 1880), p. 254; 'Influence of fog on the London death-rate', *Lancet*, I (1882), p. 283.

58 Mosley, *The Chimney of the World*; Mark Jackson, 'Cleansing the air and promoting health: the politics of pollution in post-war Britain', in *Medicine, the Market and the Mass Media: Producing Health in the Twentieth Century*, ed. Virginia Berridge and Kelly Loughlin (London, 2005), pp. 219–41.

59 Davies, *The Politics of Pollution*, p. 33; McNeill, *Something New Under the Sun*, pp. 68–70.

60 'Asthma Research Council', *Lancet*, I (1928), pp. 561–2.

61 Mosley, *The Chimney of the World*; Devra Davis, *When Smoke Ran Like Water: Tales of Environmental Deception and the Battle Against Pollution* (New York, 2002).

62 Brimblecombe, *The Big Smoke*, pp. 165–6; McNeill, *Something New Under the Sun*, pp. 64–75.

63 For a reconstruction of events, see *Killer Fog* (Channel 4, 1999); William Wise, *Killer Smog: The World's Worst Air Pollution Disaster* (Chicago, 1968).

64 *The Times* (12 December 1952), 9e; *The Times* (6 February 1953), 7d; *Parliamentary Debates*, 515 (1953), col. 845; *Parliamentary Debates*, 518 (1953), col. 202.

65 Roy Parker, 'The struggle for clean air', in *Change, Choice and Conflict in Social Policy*, ed. Phoebe Hall et al. (London, 1975), pp. 371–409; Eric Ashby and Mary Anderson, *The Politics of Clean Air* (Oxford, 1981).

66 *Committee on Air Pollution – Interim Report* (London, HMSO, 1953, Cmd. 9011).

67 *Committee on Air Pollution – Report* (London, HMSO, 1954, Cmd. 9322), paras. 12–18.

68   *Interim Report*, para. 41.

69   Brimblecombe, *The Big Smoke*; Parker, 'The struggle for clean air'.

70   Peter Ackroyd, *London: The Biography* (London, 2000), p. 438.

71   Ministry of Health, *Reports on public health and medical subjects No. 95: mortality and morbidity during the London fog of December 1952* (London, 1954); Royal College of Physicians, *Air Pollution and Health* (London, 1970).

72   Harvey W. Phelps, Gerald W. Sobel and Neal E. Fisher, 'Air pollution asthma among military personnel in Japan', *Journal of the American Medical Association*, 175 (1961), pp. 990–93; Harvey W. Phelps and Shigeo Koike, '"Tokyo-Yokohama asthma": the rapid development of respiratory distress presumably due to air pollution', *American Review of Respiratory Diseases*, 86 (1962), pp. 55–63.

73   Inge F. Goldstein and Eric M. Dulberg, 'Air pollution and asthma: search for a relationship', *Journal of the Air Pollution Control Association*, 31 (1981), pp. 370–6.

74   R. Jeffrey Smith, 'Utilities choke on asthma research', *Science*, 212 (1981), pp. 1251–4.

75   Robert C. Ziegenfus, 'Air quality and health', in *Public Health and the Environment: The United States Experience*, ed. Michael R. Greenberg (New York, 1987), pp. 139–72.

76   *World Conference on Smoking and Health: A Summary of Proceedings* (1967); Royal College of Physicians, *Smoking and Health Now* (London, 1971); Department of Health and Social Security, *Smoking and Health* (London, 1971).

77   H. Ross Anderson, 'Air pollution and trends in asthma', in *The Rising Trends in Asthma*, ed. Derek J. Chadwick and Gail Cardew (New York, 1997), pp. 190–203; LAIA, Factsheet 93/5.

78   N. Künzli et al., 'Public health impact of outdoor and traffic-related air pollution: a European assessment', *Lancet*, 356 (2000), pp. 795–801; Jon G. Ayres, 'Meteorology and respiratory disease', *Update* (15 March 1990), pp. 596–605; Linda Gamlin, 'The big sneeze', *New Scientist*, 126 (1990), pp. 37–41.

79   E. Von Mutius et al., 'Prevalence of asthma and allergic disorders among children in United Germany: a descriptive comparison', *British Medical Journal*, 305 (1992), pp. 1395–99; A. Wardlaw, ed., 'Air pollution and allergic disease: report of a working party of the British Society for Allergy and Clinical Immunology', *Clinical and Experimental Allergy*, 25, Supplement 3 (1995); Jill Warner, *Allergic Diseases and the Indoor Environment* (London, 2000).

80   Committee on the Medical Effects of Air Pollution, *Asthma and Outdoor Air Pollution* (London, 1995); Wardlaw, ed., 'Air pollution and allergic disease'.

81   Wardlaw, ed., 'Air pollution and allergic disease', p. 10.

82   'Exhausted' (BBC TV, 1993).

83   James Chapman, 'Dangers in the air', *Daily Mail* (6 March 2002), 31a; Steve Connor and Mark Austin, 'Rural air pollution is worse than in cities', *Sunday Times* (26 October 1997), 12a. See also the work of the 'Don't choke Britain' campaign, launched initially in 1991, http://www/lga.gov.uk/dcb/home.htm.

84   Beck, *Risk Society*, pp. 30, 26.

85   Anderson, 'Air pollution', pp. 190–91. See also chapter Six.

86   Nancy Tomes, *The Gospel of Germs: Men, Women, and the Microbe in American Life* (Cambridge, MA, 1998).

87 Alison Haggett, '"The remorseful battle against invasion from the germ world": a cultural history of home hygiene in the post-war British home, 1945–1960', MA dissertation, Exeter, 2003.

88 Ziegenfus, 'Air quality and health'; Theron G. Randolph and Ralph W. Moss, *An Alternative Approach to Allergies* (New York, 1980), p. 69.

89 World Health Organization, *Health Aspects Related to Indoor Air Quality* (Geneva, 1979).

90 Voorhorst, *Basic Facts of Allergy*, pp. 221–2; Leon Unger and M. Coleman Harris, 'Stepping stones in allergy', *Annals of Allergy*, 33 (October 1974), p. 233.

91 John Freeman, *Hay-Fever: A Key to the Allergic Disorders* (London, 1950), p. 58.

92 Voorhorst, *Basic Facts of Allergy*, p. 221.

93 Unger and Harris, 'Stepping stones in allergy' (October 1974), pp. 237–41.

94 Warner, *Allergic Diseases*, pp. 5, 15.

95 Chris Ayres, 'Designer cats will be nothing to sneeze at', *The Times* (28 June 2001), 1b.

96 R. Voorhorst et al., 'The house dust mite (Dermatophagoides pteronyssinus) and the allergens it produces: identity with the house-dust allergen', *Journal of Allergy*,39 (1967), pp. 325–39.

97 Hermann Dekker, 'Asthma und milben', *Münchener Medizinische Wochenschrift*, 75 (1928), pp. 515–16.

98 K. Maunsell, A. M. Hughes and D. C. Wraith, 'Mite asthma: cause and management', *Practitioner*, 205 (1970), pp. 779–83; G. Biliotti et al., 'Mites and house dust allergy', *Clinical Allergy*, 2 (1972), pp. 109–13; A. Margaret Hughes and Kate Maunsell, 'A study of a population of house dust mite in its natural enviroment', *Clinical Allergy*, 3 (1973), pp. 127–31; M. E. Blythe, 'Some aspects of the ecological study of the house dust mites', *British Journal of Diseases of the Chest*, 70 (1976), pp. 3–31; 'House dust a cause of hay fever', *The Times* (18 May 1971), 2a; 'Implications of increase in asthma deaths', *The Times* (13 August 1968), 7e.

99 Smith and Springett, 'Atopic disease and month of birth'; Businco et al., 'Month of birth and grass pollen or mite sensitization'.

100 David Ordman, 'The evolution in South Africa of the concept of "climate asthma" and of the associated climate patterns', *South African Medical Journal*, 44 (1970), pp. 1236–40; David Ordman, 'The incidence of "climate asthma" in South Africa: its relation to the distribution of mites', *South African Medical Journal*, 45 (1971), pp. 739–43.

101 F. Th. Spieksma, P. Zuidema and M. J. Leupen, 'High altitude and house-dust mites', *British Medical Journal* (9 January 1971), pp. 82–4.

102 Maunsell, Hughes and Wraith, 'Mite asthma'; 'Bedmaking may cause asthma', *The Times* (30 March 1968), 5e.

103 Warner, *Allergic Diseases*, p. v; J. Neville Bartlett, *Carpeting the Millions: The Growth of Britain's Carpet Industry* (Edinburgh, 1978).

104 Bartlett, *Carpeting the Millions*.

105 Warner, *Allergic Diseases*, p. vi.

106 Ziegenfus, 'Air quality and health', p. 159; Thomas A. Platts-Mills et al., 'The role

of domestic allergens', in *Rising Trends in Asthma*, pp. 173–85; Stephen Mosley, 'Fresh air and foul: the role of the open fireplace in ventilating the British home, 1837–1910', *Planning Perspectives*, 18 (2003), pp. 1–21.

107 A. P. Smith, 'Hyposensitization with Dermatophagoides pteronyssinus antigen: trial in asthma induced by house dust', *British Medical Journal* (23 October 1971), pp. 204–6; M. F. d'Souza et al., 'Hyposensitization with *Dermatophagoides pteronyssinus* in house dust allergy: a controlled study of clinical and immunological effects', *Clinical Allergy*, 3 (1973), pp. 177–93; John Gaddie, Craig Skinner and K.N.V. Palmer, 'Hyposensitisation with house dust mite vaccine in bronchial asthma', *British Medical Journal* (4 September 1976), pp. 561–2; Pamela W. Ewan et al., 'Effective hyposensitization in allergic rhinitis using a potent partially purified extract of house dust mite', *Clinical Allergy*, 18 (1988), pp. 501–8.

108 M. E. Blythe et al., 'Study of mites in three Birmingham hospitals', *British Medical Journal* (11 January 1975), pp. 62–4; V.R.M. Rao et al., 'A comparison of mite populations in mattress dust from hospital and from private houses in Cardiff, Wales', *Clinical Allergy*, 5 (1975), pp. 209–15.

109 A. J. Dorward et al., 'Effect of house dust mite avoidance measures on adult atopic asthma', *Thorax*, 43 (1988), pp. 98–102; Thomas A. E. Platts-Mills et al., 'Reduction in bronchial hyperreactivity during prolonged allergen avoidance', *Lancet* (25 September 1982), pp. 675–8; S. Kalra et al., 'Airborne house dust mite antigen after vacuum cleaning', *Lancet*, 336 (1990), p. 449.

110 'Development of a new British asthma vaccine', *The Times* (10 July 1972), 4e.

111 For the range of preparations available, see Colin Taylor, *Fight the Mite: A Practical Guide to House Dust Mite Allergy* (Wilmslow, 1992).

112 Carla Keirns, 'Better than nature: the changing treatment of asthma and hay fever in the United States, 1910–1945', *Studies in History and Philosophy of Biological and Biomedical Sciences*, 34 (2003), pp. 511–31; Van Leeuwen, *Allergic Diseases*, p. 113.

113 Doris J. Rapp and A. W. Frankland, *Allergies: Questions and Answers* (London, 1976), p. 249.

114 Keirns, 'Better than nature'; Tomes, *The Gospel of Germs*.

115 Tomes, *The Gospel of Germs*; Haggett, 'The remorseful battle'.

116 Alison Davies, 'Natural born winners', *Sunday Express Magazine* (30 July 2000), pp. 38–9; 'Building the future', *Asthma Magazine* (January–March, 2004), pp. 22–5.

117 Blythe, 'Some aspects of the ecological study'; Gregg, 'Epidemiological aspects', p. 274.

118 Tomes, *The Gospel of Germs*; Keirns, 'Better than nature'.

119 Rapp and Frankland, *Allergies*, p. 139.

120 F. Carswell et al., 'House dust mite in Bristol', *Clinical Allergy*, 12 (1982), pp. 533–45.

121 See chapter Three.

122 J. E. Gereda et al., 'Relation between house-dust endotoxin exposure, type 1 T-cell development, and allergen sensitisation in infants at high risk of asthma', *Lancet*, 355 (2000), pp. 1680–83.

123 Alexandra Frean, 'Dust can help to prevent asthma', *The Times* (12 May 2000), 12e.

124 S. B. Lehrer, R. M. Karr and J. E. Salvaggio, 'Analysis of green coffee bean and

castor bean allergens using RAST inhibition', *Clinical Allergy*, 11 (1981), pp. 357–66; D. Ordman, 'An outbreak of bronchial asthma in South Africa, affecting more than 200 persons, caused by castor bean dust from an oil-processing factory', *International Archives of Allergy*, 7 (1955), pp. 10–24.

125 See, for example, the survey of modern British lifestyles carried out by Mintel, 'Cash rich, time for . . . ? How convenience has changed the nation' (March 2004), available at http://reports.mintel.com.

126 Platts-Mills et al., 'The role of domestic allergens', p. 181; Peta Bee, 'Exotic reaction to a piece of fruit', *The Times* T2 (30 March 2004), 10a; Joanna Moorhead, 'Forbidden fruit', *Guardian* G2 (24 June 2003), 8a; Caroline Walker and Geoffrey Cannon, *The Food Scandal* (London, 1984); Richard A. Cone and Emily Martin, 'Corporeal flows: the immune system, global economies of food, and new implications for health', in *The Visible Woman: Imaging Technologies, Gender and Science*, ed. Paula A. Treichler, Lisa Cartwright and Constance Penley (New York, 1998), pp. 321–59.

127 N. Hijazi, B. Abalkhail and A. Seaton, 'Diet and childhood asthma in a society in transition: a study in urban and rural Saudi Arabia', *Thorax*, 55 (2000), pp. 775–9; Tim Radford, 'Junk food blamed for rise in asthma cases', *Guardian* (22 August 2000), 5a.

128 C. G. Grulee and H. N. Sanford, 'The influence of breast and artificial feeding on infantile eczema', *Journal of Pediatrics*, 9 (1936), pp. 223–5.

129 Wittig et al., 'Risk factors'.

130 C. Astarita et al., 'An epidemiological study of atopy in children', *Clinical Allergy*, 18 (1988), pp. 341–50.

131 Syed H. Arshad et al., 'Effect of allergen avoidance on development of allergic disorders in infancy', *Lancet*, 339 (1992), pp. 1493–7; Malcolm R. Sears et al., 'Long-term relationship between breastfeeding and development of atopy and asthma in children and young adults: a longitudinal study', *Lancet*, 360 (2002), pp. 901–07; Peter D. Sly and Patrick G. Holt, 'Breast is best for preventing asthma and allergies – or is it?', *Lancet*, 360 (2002), pp. 887–8.

132 Benjamin Burrows, Michael D. Liebowitz and Robert A. Barbee, 'Respiratory disorders and allergy skin-test reactions', *Annals of Internal Medicine*, 84 (1976), pp. 134–9.

133 Bjørn Lomborg, *The Skeptical Environmentalist: Measuring the Real State of the World* (Cambridge, 2003), p. 187.

134 Jill A. Warner et al., 'Prenatal origins of asthma and allergy', in *Rising Trends in Asthma*, pp. 220–32; Fernando D. Martinez, 'Maternal risk factors in asthma', ibid., pp. 233–43; David J. P. Barker, ed., *Fetal and Infant Origins of Adult Disease* (London, 1992).

135 Rosenberg, 'Pathologies of progress'; Roy Porter, 'Diseases of civilization', in *Companion Encyclopedia of the History of Medicine*, ed. W. F. Bynum and Roy Porter (London, 1993), vol. I, pp. 584–600.

136 David P. Strachan, 'Hay fever, hygiene and household size', *British Medical Journal*, 299 (1989), pp. 1259–60.

137 Ibid.

138 Ibid.
139 Freeman, *Hay-Fever*, p. 164.
140 'IgE, parasites and allergy', *Lancet* (24 April 1976), p. 894.
141 Freeman, *Hay-Fever*, p. 164.
142 Bach, 'The effect of infections'.
143 David P. Strachan, 'Family size, infection and atopy: the first decade of the "hygiene hypothesis"', *Thorax*, 55 Supplement (2000), s2–10.
144 Claire Infante-Rivard et al., 'Family size, day-care attendance and breastfeeding in relation to the incidence of childhood asthma', *American Journal of Epidemiology*, 153 (2001), pp. 653–8; Ian Murray, 'Nursery babies beat allergies', *The Times* (5 February 1999), 5a; Cherry Norton, 'Clean children run a higher risk of asthma', *Sunday Times* (1 March 1998), 5a; Simon Crompton, 'Too clean for our own good?', *The Times* T2 (4 April 2000), p. 13.
145 Sarah Scrivener et al., 'Independent effects of intestinal parasite infection and domestic allergen exposure on risk of wheeze in Ethiopia: a nested case-control study', *Lancet*, 358 (2001), pp. 1493–9; Maria Yazdanbakhsh, Peter G. Kremsner and Ronald van Ree, 'Allergy, parasites and the hygiene hypothesis', *Science*, 296 (2002), pp. 490–94; 'IgE, parasites and allergy'.
146 Johan S. Alm et al., 'Atopy in children of families with an anthroposophic lifestyle', *Lancet*, 353 (1999), pp. 1485–8; P. Cullinan et al., 'Early prescriptions of antibiotics and the risk of allergic disease in adults: a cohort study', *Thorax*, 59 (2004), pp. 11–15.
147 Paolo Maria Matricardi and Sergio Bonini, 'Mimicking microbial "education" of the immune system: a strategy to revert the epidemic trend of atopy and allergic asthma?', *Respiratory Research*, 1 (2000), pp. 129–32; Graham A. W. Rook and John L. Stanford, 'Give us this day our daily germs', *Immunology Today*, 19 (1998), pp. 113–16; Marko Kalliomäki et al., 'Probiotics in primary prevention of atopic disease: a randomised placebo-controlled trial', *Lancet*, 357 (2001), pp. 1076–9; Maxine Frith, 'Allergy in the UK: NHS bill reaches an irritating £1bn', *Independent* (15 April 2004), pp. 14–15.
148 'Electric allergy', *Sunday Times* (27 August 2000), 28h; Allan Hall, 'Kohl's wife kills herself because of allergy to sun', *The Times* (6 July 2001), 15a; M. R. Allansmith and R. N. Ross, 'Ocular allergy', *Clinical Allergy* 18 (1988), pp. 1–13.
149 Royal College of Physicians, *Allergy: The Unmet Need* (London, 2003), pp. xiv, 71, 93; A. W. Frankland, 'Latex allergy', *Journal of Nutritional and Environmental Medicine*, 9 (1999), pp. 313–21; A. W. Frankland, 'Latex-allergic children', *Pediatric Allergy and Immunology*, 10 (1999), pp. 152–9.
150 Moorhead, 'Forbidden fruit'; Bee, 'Exotic reaction to a piece of fruit'.
151 Asthma UK, *Living on a Knife Edge* (London, 2004), p. 8.
152 Claude Thérond, *L'Allergie: illusion ou réalité biologique?* (Paris, 1964).
153 'New treatment for allergies', *The Times* (23 May 1966), 15e; Milton Millman, *Pardon my Sneeze: The Story of Allergy* (San Diego, CA, 1960). See also chapter Three.
154 Beck, *Risk Society*, pp. 24–34.
155 Warren T. Vaughan, 'Minor allergy: its distribution, clinical aspects and signifi-

cance', *Journal of Allergy*, 5 (1934), pp. 184–96.

156 Claude A. Frazier, *Parents' Guide to Allergy in Children* (New York, 1973), p. 279; Iris R. Bell, *Clinical Ecology: A New Medical Approach to Environmental Illness* (Bolinas, CA, 1982), pp. 26–9.

157 For further discussion, see chapter Six.

158 Bronwen Murison, 'A sensitive subject', *World Medicine* (20 March 1982), pp. 50–6; 'Sterile home for allergy sufferer', *The Times* (5 February 1982), 2a; Craig Seton, 'Singer with "total allergy" returning', *The Times* (18 October 1982), 3c; 'Allergy woman expected today', *The Times* (19 October 1982), 2d; Craig Seton, 'Allergy woman flies home', *The Times* (20 October 1982), 2d; Craig Seton, 'Allergy flat unsuitable, friend says', *The Times* (21 October 1982), 2a; Craig Seton, 'Police are to investigate Sheila Rossall £65,000 allergy fund', *The Times* (22 October 1982), 3a.

159 'I am allergic to the 21st century', *Sunday Express* (8 February 2004), 54a; Peter Foster, 'Boy allergic to nearly all food', *The Times* (19 January 1998), 3b; Peter Radetsky, *Allergic to the Twentieth Century* (Boston, MA, 1997); Steve Kroll-Smith and H. Hugh Floyd, *Bodies in Protest: Environmental Illness and the Struggle over Medical Knowledge* (New York, 1997); Michelle Murphy, 'Sick buildings and sick bodies: the materialization of an occupational illness in late capitalism', PhD thesis, Harvard University, 1998; Michelle Murphy, 'The "elsewhere within here" and environmental illness; or, how to build yourself a body in a safe space', *Configurations*, 8 (2000), pp. 87–120.

160 Seton, 'Allergy woman flies home'.

161 Royal College of Physicians, *Allergy: Conventional and Alternative Concepts* (London, 1992), pp. 29–31; L. M. Howard and S. Wessely, 'Psychiatry in the allergy clinic: the nature and management of patients with non-allergic symptoms', *Clinical and Experimental Allergy*, 25 (1995), pp. 503–14.

162 'When the canaries stop singing' (Otmoor Productions, 1991); 'Allergic to the twentieth century' (Horizon, 1993); 'Why buildings make you sick' (Horizon, 1989).

163 *Safe*, directed by Todd Haynes (Tartan Video, 1996); Matthew Gandy, 'Allergy and allegory in Todd Haynes' [*Safe*]', in *Screening the City*, ed. Mark Shiel and Tony Fitzmaurice (London, 2003), pp. 239–61.

164 Radetsky, *Allergic to the Twentieth Century*, p. 18.

165 Steven N. Austad, correspondence, *New York Times* (3 October 1997).

166 Malcolm Gladwell, 'The Pima paradox', *New Yorker* (2 February 1998), pp. 44–57.

167 Lomborg, *The Skeptical Environmentalist*, pp. 3–42.

168 Dubos, *Dreams of Reason*, p. 77.

169 Beck, *Risk Society*, p. 37.

Chapter 6: Resisting Modernity

1 Anne Marie Moulin, *Le dernier langage de la médecine* (Paris, 1991), p. 11. I am grateful to Anne Marie for accepting my crude translation from her elegant French.

326

2   James L. Halliday, *Psychosocial Medicine: A Study of the Sick Society* (London, 1948).
    For similar concerns expressed elsewhere at this time, see Flanders Dunbar, *Mind
    and Body: Psychosomatic Medicine* (New York, 1947).
3   Ibid., p. 180.
4   Sheldon Krimsky, *Hormonal Chaos: The Scientific and Social Origins of the Environmental
    Endocrine Hypothesis* (Baltimore, MD, 2000); Theron G. Randolph and Ralph W. Moss,
    An Alternative Approach to Allergies (New York, 1980), pp. 60–61.
5   Prince Charles, 'We have become allergic to our western way of life', *Guardian*
    (28 February 2004), 24b.
6   Ibid.
7   Christopher Sellers, 'Body, place and the state: the makings of an "environmen-
    talist" imaginary in the post-world war II US', *Radical History Review*, 74 (1999),
    pp. 31–64.
8   Roy Porter, 'Diseases of civilization', in *Companion Encyclopedia of the History of
    Medicine*, ed. W. F. Bynum and Roy Porter (London, 1993), vol. I, pp. 584–600
    (p. 599). See also Rosalind Coward, *The Whole Truth: The Myth of Alternative Health*
    (London, 1989).
9   René Dubos, *Mirage of Health: Utopias, Progress, and Biological Change* (New York,
    1959), p. 23.
10 René Dubos, *The Dreams of Reason: Science and Utopias* (New York, 1961), p. 71.
11 Ulrich Beck, 'The naturalistic fallacy of the ecological movement', in *the Polity
    Reader in Social Theory*, ed. Anthony Giddens et al. (Cambridge, 1994), pp. 342–6.
12 Dubos, *Mirage of Health*, p. 105.
13 Asthma UK, *Living on a Knife Edge* (London, 2004), p. 5; Daloni Carlisle, 'Breath
    of life – and hope', *Guardian* G2 (13 August 1996), 9; Wendy Wallace, 'Take a deep
    breath . . .', *Guardian* G2 (7 October 1997), 16.
14 Asthma UK, *Living on a Knife Edge*, p. 21; C. P. van Schayk et al., 'Underdiagnosis
    of asthma: is the doctor or the patient to blame? The DIMCA project', *Thorax*, 55
    (2000), pp. 562–5; Robert J. Adams, Brian J. Smith and Richard E. Ruffin, 'Factors
    associated with hospital admissions and repeat emergency department visits for
    adults with asthma', *Thorax*, 55 (2000), pp. 566–73.
15 Royal College of Physicians, *Allergy: The Unmet Need* (London, 2003), p. 19.
16 Sheldon G. Cohen, 'The American Academy of Allergy: an historical review',
    Journal of Allergy and Clinical Immunology, 64 (1979), pp. 399–405; Thomas E. Van
    Metre, 'The advancement of the knowledge and practice of allergy', *Journal of
    Allergy and Clinical Immunology*, 64 (1979), pp. 235–41; Craig T. Norback, *The Allergy
    Encyclopedia* (New York, 1981).
17 Further information about Asthma UK and LAIA can be obtained from their
    websites: www.asthma.org.uk; www.sghms.ac.uk/depts/laia/laia.htm.
18 Information on Allergy UK is available at www.allergyfoundation. com.
19 Royal College of Physicians, *Allergy*, p. 19; see also the booklets and advice
    published by the National Eczema Society at www.eczema.org.
20 For popular advice books, see Allan Knight, *Asthma and Hay Fever* (London, 1981);
    Mark Levy, Sean Hilton and Greta Barnes, *Asthma at your Fingertips* (London,

1993); Jonathan Brostoff and Linda Gamlin, *Hayfever* (London, 1993); Jon Ayres, *Understanding Asthma* (1995); Jennifer Hay, *Allergies: Questions You Have . . . Answers You Need* (New York, 1997).

21 Department of Health, *Specialised Services for Allergy (all ages) – Definition No. 17* (2002), www.dh.gov.uk/PolicyandGuidance/HealthandSocialCareTopics.

22 Royal College of Physicians, *Allergy*, p. xi.

23 Ibid., pp. 28–31.

24 Anjana Ahuja, 'Gasping for action', *The Times* T2 (9 June 2003), 10a; Nigel Hawkes, 'NHS can't cope with millions of allergy patients', *The Times* (26 June 2003), 9a; Sarah Bosley, 'Allergy reaction to food and surroundings affects 1 in 3 – and the NHS just can't cope', *Guardian* (26 June 2003), 6a; Tina Burchill, 'Poor reactions to allergies', *The Times* T2 (27 April 2004), 10a.

25 R. Voorhorst, 'Allergology: past, present and future', *Annals of Allergy*, 40 (1978), pp. 206–10.

26 Stephen I. Wasserman, 'The allergist in the new millennium', *Journal of Allergy and Clinical Immunology*, 105 (2000), pp. 3–8.

27 Kjell Aas, 'Adequate clinical trials of immunotherapy', *Allergy*, 37 (1982), pp. 1–14. See also chapter Three.

28 Sherwin A. Gillman et al., 'Venom immunotherapy: comparison of "rush" vs "conventional" schedules', *Annals of Allergy*, 45 (1980), pp. 351–4; 'New treatment for allergies', *The Times* (23 May 1966), 15e.

29 J. Pepys, 'Editorial: "clinical immunology" and the "practise of allergy"', *Clinical Allergy*, 1 (1971), pp. 1–7.

30 David A. Rands, 'Anaphylactic reaction to desensitisation for allergic rhinitis and asthma', *British Medical Journal*, 281 (1980), p. 854; Anon., 'Man died after injection of drug for asthma', *The Times* (24 January 1973), 2d.

31 Pamela W. Ewan, 'Anaphylactic reaction to desensitisation', *British Medical Journal*, 281 (1980), p. 1069.

32 A. W. Frankland, 'Anaphylactic reaction to desensitisation', *British Medical Journal*, 281 (1980), p. 1429.

33 Aas, 'Adequate clinical trials'; Lawrence M. Lichtenstein, Martin D. Valentine and Philip S. Norman, 'A reevaluation of immunotherapy for asthma', *American Review of Respiratory Diseases*, 129 (1984), pp. 657–9.

34 I.W.B. Grant, 'Does immunotherapy have a role in the treatment of asthma?', *Clinical Allergy*, 16 (1986), pp. 7–10.

35 H. Mosbech and B. Weeke, 'Does immunotherapy have a role in the treatment of asthma?', *Clinical Allergy*, 16 (1986), pp. 10–16.

36 'Correspondence: the great debate: immunotherapy and asthma', *Clinical Allergy*, 16 (1986), pp. 269–77 (pp. 275–6); 'Correspondence', *Clinical Allergy*, 16 (1986), pp. 179–80.

37 'CSM update: desensitising vaccines', *British Medical Journal*, 293 (1986), p. 948.

38 A. J. Frew, 'Injection immunotherapy', *British Medical Journal*, 307 (1993), pp. 919–23.

39 Philip S. Norman and Thomas E. Van Metre, 'The safety of allergen immuno-therapy', *Journal of Allergy and Clinical Immunology*, 85 (1990), pp. 522–5.

40   H.-J. Malling, ed., 'Immunotherapy: position paper', *Allergy*, 43 Supplement 6
      (1988); Jean Bousquet and François-B. Michel, 'Specific immunotherapy', *Allergy*,
      43 Supplement (1988), pp. 16–22; A. B. Kay, 'Allergen injection immunotherapy
      (hyposensitization) on trial', *Clinical and Experimental Allergy*, 19 (1989), pp. 591–6;
      Frew, 'Injection immunotherapy'; Jean Bousquet, Adnan Hejjaoui and François-
      B. Michel, 'Specific immunotherapy in asthma', *Journal of Allergy and Clinical
      Immunology*, 86 (1990), pp. 292–305; 'Position statement: the waiting period after
      allergen skin testing and immunotherapy', *Journal of Allergy and Clinical Immunology*,
      85 (1990), pp. 526–7; H.-J. Malling and B. Weeke, eds, 'Position paper:
      immunotherapy', *Allergy*, 48 Supplement 14 (1993).
41   See correspondence on immunotherapy and hay fever in *British Medical Journal*,
      302 (1991), pp. 530–31; Frew, 'Injection immunotherapy', p. 919.
42   'Current status of allergen immunotherapy (hyposensitization): memorandum
      from a WHO/IUIS meeting', *Bulletin of the World Health Organization*, 67 (1989),
      pp. 263–72.
43   Bousquet, Hejjaoui and Michel, 'Specific immunotherapy in asthma', p. 292.
44   M. H. Lessof, 'Food intolerance and the scientific trap', *Clinical and Experimental
      Allergy*, 23 (1993), pp. 971–2.
45   Theodore Dalrymple, 'Streaming eyes? Tiredness? You're suffering an allergy to
      the madding crowd', *The Times* (26 June 2003), 20a.
46   Noemi Eiser, 'Desensitisation today: a specialist procedure with few indications',
      British Medical Journal, 300 (1990), pp. 1412–13. See also the comments in Pamela
      W. Ewan et al., 'Effective hyposensitization in allergic rhinitis using a potent
      partially purified extract of house dust mite', *Clinical Allergy*, 18 (1988), pp. 501–8.
47   A. B. Kay and M. H. Lessof, *Allergy: Conventional and Alternative Concepts* (London,
      1992), p. 27.
48   Alyson L. Huntley, Adrian White and Edzard Ernst, 'Complementary medicine
      for asthma', *Focus on Alternative and Complementary Therapies*, 5 (2000), pp. 111–16.
49   Royal College of Physicians, *Allergy*, p. xi.
50   E. Ernst, 'Herbal medicine: where is the evidence?', *British Medical Journal*, 321
      (2000), pp. 395–6.
51   Mike Saks, *Orthodox and Alternative Medicine: Politics, Professionalization and Health
      Care* (London, 2003); Roy Porter, *Quacks: Fakers and Charlatans in English Medicine*
      (Stroud, 2001); Brian Inglis, *Fringe Medicine* (London, 1964); Coward, *The Whole
      Truth*.
52   P. A. Davis et al., 'Acupuncture in the treatment of asthma: a critical review',
      Allergologia et Immunopathologia, 26 (1998), pp. 263–71; Lai Xinsheng, 'Observation
      on the curative effect of acupuncture on type I allergic diseases', *Journal of Traditional
      Chinese Medicine*, 13 (1993), pp. 243–8; Huntley, White and Ernst, 'Complementary
      medicine'; Robina Dam, 'How good are the healers?', *Sunday Times Magazine* (19
      October 1997), pp. 70–73; Mark Henderson, 'Herbs "no cure for asthma"', *The
      Times* (24 October 2000), 14f; Luisa Dillner, 'Gentle remedies', *Guardian* G2 (22
      August 2000), pp. 8–9; Jenny Hope, 'The real alternative', *Daily Mail* (18 August
      2000), 35a; Dr John Briffa, 'Alternatively speaking', *Daily Mail* (1 June 1998), 40b;

Simon Birch, 'A hard cure to pinpoint', *Guardian* G2 (11 August 1998), 15a; Anne Woodham, 'Herbal relief for hay fever', *The Times* T2 (22 January 2002), 11a; Amber Cowan, 'Not to be sneezed at', *The Times* T2 (15 January 2005), 9a; Catherine Steven, *The Natural Way: Hay Fever* (Longmead, Dorset, 1999); Joseph P. Hou and Youyu Jin, *The Healing Power of Chinese Herbs and Medicinal Recipes* (New York, 2005); Richard A. Cone and Emily Martin, 'Corporeal flows: the immune system, global economies of food and new implications for health', in *The Visible Woman: Imaging Technologies, Gender and Science*, ed. Paula A. Treichler, Lisa Cartwright and Constance Penley (New York, 1998), pp. 321–59; Harry Benjamin, *Everybody's Guide to Nature Cure* (1936) (Wellingborough, 1961), pp. 244–6, 308–9.

53 Alexander Stalmatski, *Freedom from Asthma: Buteyko's Revolutionary Treatment* (London, 1997); Ian Murray, 'What to do if you get asthma: stop breathing', *The Times Weekend* (15 August 1998), 8a.

54 Royal College of Physicians, *Allergy*, p. 35; Jane Alexander, 'Herbal hope for itchy skin', *The Times* T2 (23 January 2001), 14a.

55 Royal College of Physicians, *Allergy*; Ernst, 'Herbal medicines'; Luisa Dillner, 'Alternative allergy treatments need clinical trials', *British Medical Journal*, 304 (18 April 1992), p. 1003.

56 Stalmatski, *Freedom from Asthma*, p. 13; Theron G. Randolph and Ralph W. Moss, *An Alternative Approach to Allergies* (New York, 1980), pp. 215–22.

57 T. G. Randolph, 'Concepts of food allergy important in specific diagnosis', *Journal of Allergy*, 21 (1950), pp. 471–7; T. G. Randolph, H. J. Rinkel and M. Zeller, *Food Allergy* (Springfield, IL, 1951).

58 Randolph and Moss, *An Alternative Approach*, p. 6; T. G. Randolph, *Human Ecology and Susceptibility to the Chemical Environment* (Springfield, IL, 1962).

59 Randolph and Moss, *An Alternative Approach*, pp. 4–8. See also Theron G. Randolph, *Environmental Medicine: Beginnings and Bibliographies of Clinical Ecology* (Colorado, 1987).

60 Richard Mackarness, *Not All in the Mind* (London, 1976); Russell C. G. Binns, 'Allergic to everyday living', *The Times* (8 January 1982), 7a.

61 Randolph and Moss, *An Alternative Approach*; Iris R. Bell, *Clinical Ecology: A New Medical Approach to Environmental Illness* (Bolinas, CA, 1982).

62 Bell, *Clinical Ecology*, pp. 30–37.

63 Steve McNamara, 'Environmental illness', reprinted in Randolph, *Environmental Medicine*, pp. 283–94.

64 Randolph and Moss, *An Alternative Approach*, pp. 178–211.

65 Gregg Mitman, *The State of Nature: Ecology, Community and American Social Thought, 1900–1950* (Chicago, 1992).

66 F.W.E. Hare, *The Food Factor in Disease* (London, 1905); Randolph, *Environmental Medicine*, pp. 80–89.

67 Alfred T. Schofield, 'A case of egg poisoning', *Lancet*, I (1908), p. 716; 'Asthma and urticaria due to an ice-cream', *Lancet*, II (1909), pp. 1227–8; Arthur F. Hurst, 'An address on asthma', *Lancet*, I (1921), pp. 1113–17; Arthur Latham, 'An address on some aspects of bronchial asthma', *Lancet*, I (1922), pp. 261–3; 'White wine

anaphylaxis', *Lancet*, I (1926), p. 214; 'Digestive anaphylaxis', *Lancet*, I (1926), pp. 1050–51; 'The aetiology of eczema', *Lancet*, II (1926), p. 28; John A. Ryle, 'Observations on the abdominal and circulatory phenomena of allergy', *Lancet*, I (1935), pp. 1257–61.

68 Albert H. Rowe, *Food Allergy: Its Manifestations, Diagnosis and Treatment* (Philadelphia, 1931).

69 Randolph, *Environmental Medicine*, pp. 96–8.

70 Arthur F. Coca, *Familial Nonreaginic Food Allergy* (Springfield, IL, 1943); Arthur F. Coca, *The Pulse Test for Allergy* (London, 1959).

71 Randolph, *Environmental Medicine*, pp. 89–98; Mackarness, *Not All in the Mind*, p. 27.

72 'Food allergy', *Lancet*, II (1963), p. 207.

73 Mackarness, *Not All in the Mind*, p. 47.

74 Hans Selye, *The Stress of Life* (New York, 1956); Hans Selye, *The Story of the General Adaptation Syndrome* (Montreal, 1952); Hans Selye, 'Allergy and the general adaptation syndrome', *International Archives of Allergy*, 3 (1952), pp. 267–78.

75 Selye, *The Stress of Life*, pp. 87–9.

76 Mackarness, *Not All in the Mind*; Randolph and Moss, *An Alternative Approach*.

77 F. Walter, 'The evolution of environmental sensitivity 1750–1950', in *The Silent Countdown: Essays in European Environmental History*, ed. P. Brimblecombe and C. Pfister (Berlin, 1990), pp. 231–47.

78 John McNeill, *Something New Under the Sun: An Environmental History of the Twentieth Century* (London, 2000), pp. 309–10, 337; John Sheail, *An Environmental History of Twentieth-Century Britain* (Basingstoke, 2002); Jeremy Black, *Modern British History since 1900* (Basingstoke, 2000), pp. 61–5.

79 S. Robert Lichter and Stanley Rothman, *Environmental Cancer: A Political Disease* (New Haven, CT, 1999), p. 9.

80 Rachel Carson, *Silent Spring* (Boston, MA, 1962); Linda Lear, *Rachel Carson: Witness for Nature* (New York, 1997); 'Obituary: Miss Rachel Carson', *The Times* (16 April 1964); C. W. Hume, 'An American Prophetess', *Nature* (13 April 1963), p. 117.

81 McNeill, *Something New Under the Sun*, pp. 339–40; Lichter and Rothman, *Environmental Cancer*, pp. 1–22.

82 Lichter and Rothman, *Environmental Cancer*, p. 9.

83 Black, *Modern British History*, p. 64.

84 Tim Jackson, *Material Concerns: Pollution, Profit and Quality of Life* (London, 1996).

85 World Health Organization, *Health Hazards of the Human Environment* (Geneva, 1972).

86 Lichter and Rothman, *Environmental Cancer*, pp. 9–19.

87 Randolph and Moss, *An Alternative Approach*, p. 201.

88 Ibid., pp. 186–7.

89 See, for example: Martin J. Walker, *Dirty Medicine* (London, 1994); Doris J. Rapp, *Our Toxic World: a Wake Up Call* (Environmental Medical Research, 2004).

90 Binns, 'Allergic to everyday living'.

91 Randolph and Moss, *An Alternative Approach*, p. 221; Mackarness, *Not All in the Mind*, p. 11; Ivan Illich, *Medical Nemesis: The Expropriation of Health* (London, 1975).

92 Klara Miller, 'Psychoneurological aspects of food allergy', in *Stress, the Immune System and Psychiatry*, ed. B. Leonard and K. Miller (London, 1995), pp. 185–206.
93 Royal College of Physicians, *Allergy*, pp. 29–33.
94 Michelle Murphy, 'The "elsewhere within here" and environmental illness; or, how to build yourself a body in a safe space', *Configurations*, 8 (2000), pp. 87–120.
95 Deborah M. Barnes, 'Nervous and immune system disorders linked in a variety of diseases', *Science*, 232 (1986), pp. 160–61; Miller, 'Psychoneurological aspects'.
96 Richard Mackarness, *Chemical Victims* (London, 1980). For references to the hazards of our 'chemical-oriented society' and the promotion of dianetics, see 'What is the purification programme?', on the Scientology website at www.scientology.org. See also: Annabelle Thorpe, 'Looks lovely but it might kill me', *The Times* (29 April 2000), 16a; Goldie Gibbons, 'An egg could kill my sons', *The Times* T2 (13 August 2002), 14a; Angela Neustatter, 'Feed me and it might kill me', *The Times* (12 June 2004), 19a; 'I am allergic to the 21st century', *Daily Mail* (8 February 2004), pp. 54–5.
97 Murphy, 'The "elsewhere within here"', p. 87.
98 Steve Kroll-Smith and H. Hugh Floyd, *Bodies in Protest: Environmental Illness and the Struggles over Medical Knowledge* (New York, 1997), p. 3.
99 Royal College of Physicians, *Allergy*, p. 52.
100 Ibid., p. 56.
101 L. M. Howard and S. Wessely, 'Psychiatry in the allergy clinic: the nature and management of patients with non-allergic symptoms', *Clinical and Experimental Allergy*, 25 (1995), pp. 503–14.
102 Peta Bee, 'Are food allergies a fantasy?', *The Times* T2 (27 June 2000), 15a; Eleanor Bailey, 'Bad reactions', *The Times Style* (29 October 1995), 20; Susan Clark, 'The allergy-free diet', *The Times* T2 (15 August 2000), 15.
103 John Naish, 'Allergies: don't they make you sick', *The Times Weekend* (10 May 2003), 1a; Bee, 'Are food allergies a fantasy?'.
104 Randolph and Moss, *An Alternative Approach*, p. 15.
105 Naish, 'Allergies'; Randolph and Moss, *An Alternative Approach*, p. 221.
106 Royal College of Physicians, *Allergy*, pp. 3–6.
107 Mark Peakman and Diego Vergani, *Basic and Clinical Immunology* (New York, 1997), p. 132.
108 William Cookson, 'The alliance of genes and environment in asthma and allergy', *Nature*, 42 Supplement (1999), B5–11.
109 Randolph and Moss, *An Alternative Approach*, p. 17.
110 Mackarness, *Not All in the Mind*, p. 26.
111 Ronald Finn and H. Newman Cohen, 'Food allergy: fact or fiction?', *Lancet* (25 February 1978), pp. 426–8; Jan de Vries, *Viruses, Allergies and the Immune System* (Edinburgh, 1988); Jonathan Brostoff and Linda Gamlin, *The Complete Guide to Food Allergy and Intolerance* (London, 1998), pp. 5–10.
112 Jules Bordet, 'The Harben Lectures, 1913: Anaphylaxis – its importance and mechanism', *Journal of State Medicine*, 21 (1913), pp. 449–64.
113 Carl Prausnitz, 'In quest of allergy', the Jenner Memorial Lecture delivered on 4

June 1959, the manuscript of which is in the Contemporary Medical Archives Centre, GC/33/3. See also A. W. Frankland, 'Chairman's introduction', in *Factors Affecting Sensitivity to Allergens*, ed. H.O.J. Collier (Stoke Poges, 1981), pp. 9–11.

114 Margie Profet, 'The function of allergy: immunological defense against toxins', *Quarterly Review of Biology*, 66 (1991), pp. 23–62.

115 Ibid.

116 Polly Matzinger, 'The danger model: a renewed sense of self', *Science*, 296 (2002), pp. 301–5; E. Cohen, 'My self as an other: on autoimmunity and "other" paradoxes', *Medical Humanities*, 30 (2004), pp. 7–11.

117 Cohen, 'The American Academy of Allergy', p. 326.

118 Elmer W. Fisherman, 'Does the allergic diathesis influence malignancy?', *Journal of Allergy*, 31 (1960), pp. 74–8; Roger Gabriel, Brenda M. Dudley and William D. Alexander, 'Lung cancer and allergy', *British Journal of Clinical Practice*, 26 (1972), pp. 202–4.

119 'Asthma', *The Times* (19 November 1934), 13c.

120 'Asthma and human excellence', *Journal of Asthma*, 23 (1986), p. 211.

121 Peta Bee, 'Are food allergies a fantasy?', *The Times* T2 (27 June 2000), 15a.

122 Milton Millman, *Pardon My Sneeze: The Story of Allergy* (San Diego, CA, 1960), pp. 1–2.

123 Kenneth C. Hutchin, *Allergy* (London, 1961), p. 14.

124 Pepys, 'Editorial'.

125 Hans Selye, *Stress Without Distress* (New York, 1974), p. 11.

126 Dalrymple, 'Streaming eyes?'.

127 For examples of such broad popular usage, see John Russell Taylor, 'A slight case of allergy', *The Times* (10 February 1968), 19a; Royal College of Physicians, *Allergy: Conventional and Alternative Concepts*, p. 2; Vanora Bennett, 'Natural habitat', *The Times: Television and Radio* (20 July 2002), 30a.

128 'Delors attacks German "allergy"', *The Times* (23 June 1997), 14e.

129 John Jay, 'Allergic reaction', *The Sunday Times: Business* (26 April 1998), 3a.

130 'A century of words', *Collins Gem English Dictionary: 1902–2002 Centenary Edition* (London, 2002), pp. 1, 5–6.

Chapter 7: Futures

1 Michel Foucault, *The Birth of the Clinic: An Archaeology of Medical Perception*, trans. A. M. Sheridan (London, 1973), p. 3. This work was originally published as Michel Foucault, *Naissance de la clinique* (Paris, 1963).

2 Jeff Noon, *Pollen* (London, 1995); http://www.jeffnoon.com/novelnotes.htm.

3 M. H. Lessof, 'Introduction: advances in allergy', *Clinical Allergy*, 12 (1982), Supplement, pp. 1–3.

4 UCB Institute of Allergy, *European Allergy Update* (Brussels, 1999), facing p. 57; Sarah Boseley, 'The allergy epidemic: by 2015 half of us may be carrying one of these', *Guardian* (10 February 2004), 1a; James Meikle, 'Britain tops asthma league', *Guardian* (17 February 2004), 9a; Robin Yapp, 'Shocking asthma toll on

British children', *Daily Mail* (22 December 2003), 1a; Deborah Hutton, 'Deep breath', *Sunday Times Style* (22 February 2004), pp. 36–7; Barbara Davies, 'As pollen count soars across UK', *Daily Mirror* (16 June 2003), 6b.

5   J. R. Mansfield et al., 'Treatment of equine allergic diseases with allergy neutralization: a field study', *Journal of Nutritional and Environmental Medicine*, 8 (1998), pp. 329–4. I am grateful to React Equine Allergy Clinic in Dorking, England, for providing material on horse allergies.

6   Lessof, 'Introduction', p. 3.

7   R. S. Sunderland and D. M. Fleming, 'Continuing decline in acute asthma episodes in the community', *Archives of Disease in Childhood*, 89 (2004), pp. 282–5; R. MacFaul, 'Trends in asthma hospitalisation: is this related to prevention inhaler use?', *Archives of Disease in Childhood*, 89 (2004), pp. 1158–60.

8   See, for example, the new approaches to vaccination being developed by Peptide Therapeutics or new strategies to combat peanut allergies: Nigel Hawkes, 'An end to allergy danger?', *The Times* (7 November 1995), 16c; Christine Gorman, 'Fighting over peanuts', *Time* (24 March 2003), p. 59. I am grateful to Dr Lawrence Garland, Director of Research and Development at Peptide Therapeutics in Cambridge, for sending me details of the company's research.

9   Warren T. Vaughan, *Primer of Allergy* (St Louis, MO, 1939), p. 8.

10 Milton B. Cohen and June B. Cohen, *Your Allergy and What To Do About It* (London, 1942), pp. 151–3.

11 For an extensive discussion of these issues, see Rosalind Coward, *The Whole Truth: The Myth of Alternative Health* (London, 1989).

12 René Dubos, *The Dreams of Reason: Science and Utopias* (New York, 1961), p. 66.

13 Ibid.

14 René Dubos, *Mirage of Health: Utopias, Progress, and Biological Change* (New York, 1959), p. 24.

15 Dubos, *The Dreams of Reason*, p. 96.

16 Cohen and Cohen, *Your Allergy*, pp. 156–7.

参 考 文 献

Amato, Joseph A., *Dust: A History of the Small and Invisible* (Berkeley, CA, 2000)
Anderson, Warwick, Myles Jackson and Barbara Gutmann Rosenkrantz, 'Toward an
    unnatural history of immunology', *Journal of the History of Biology*, 27 (1994), pp. 575–94
Ashby, Eric, and Mary Anderson, *The Politics of Clean Air* (Oxford, 1981)
Beck, Ulrich, *Risk Society: Towards a New Modernity* (London, 1992)
Bibel, D. J., *Milestones in Immunology: A Historical Exploration* (Madison, WI, 1988)
Brimblecombe, Peter, *The Big Smoke: A History of Air Pollution in London since Medieval Times*
    (London, 1987)
Brostoff, Jonathan, and Linda Gamlin, *Hayfever* (Glasgow, 1994)
Chadwick, Derek J., and Gail Cardew, eds, *The Rising Trends in Asthma* (Chichester, 1997)
Chen, Wai, 'The laboratory as business: Sir Almroth Wright's vaccine programme and
    the construction of penicillin', in *The Laboratory Revolution in Medicine*, ed. Andrew
    Cunningham and Perry Williams (Cambridge, 1992), pp. 245–92
Cohen, Sheldon G., and Peter J. Bianchine, 'Hymenoptera, hypersensitivity, and history',
    Annals of Allergy, Asthma and Immunology, 74 (1995), pp. 198–217
Cohen, Sheldon G., and Max Samter, eds, *Excerpts from Classics in Allergy* (Carlsbad, 1982)
Cone, Richard A., and Emily Martin, 'Corporeal flows: the immune system, global
    economies of food, and new implications for health', in *The Visible Woman: Imaging
    Technologies, Gender and Science*, ed. Paula A. Treichler, Lisa Cartwright and Constance
    Penley (New York, 1998), pp. 321–59
Coward, Rosalind, *The Whole Truth: The Myth of Alternative Health* (London, 1989)
Davis, Devra, *When Smoke Ran Like Water: Tales of Environmental Deception and the Battle
    Against Pollution* (New York, 2002)
Dubos, René, *Mirage of Health: Utopias, Progress, and Biological Change* (New York, 1959)
—, *The Dreams of Reason: Science and Utopias* (New York, 1961)
Edwards, A. M., and J.B.L. Howell, 'The chromones: history, chemistry and clinical devel-
    opment: a tribute to the work of Dr R.E.C. Altounyan', *Clinical and Experimental
    Allergy*, 30 (2000), pp. 756–74
Elias, Norbert, *The Civilizing Process: Sociogenetic and Psychogenetic Investigations* (1939) (Oxford,
    2000)
Emanuel, M. B., 'Hay fever, a post industrial revolution epidemic: a history of its growth
    during the 19th century', *Clinical Allergy*, 18 (1988), pp. 295–304
Foster, W. D., *A History of Medical Bacteriology and Immunology* (London, 1970)
Foucault, Michel, *The Birth of the Clinic: An Archaeology of Medical Perception* (1963), trans.
    A. M. Sheridan (London, 1973)
Gabbay, John, 'Asthma attacked? Tactics for the reconstruction of a disease concept', in

The Problem of Medical Knowledge, ed. Peter Wright and Andrew Treacher (Edinburgh, 1982), pp. 23–48

Gallagher, Richard B. et al., eds, *Immunology: The Making of a Modern Science* (London, 1995)

Gandy, Matthew, 'Allergy and allegory in Todd Haynes' [*Safe*]', in *Screening the City*, ed. Mark Shiel and Tony Fitzmaurice, (London, 2003), pp. 239–61

Grob, Gerald C., *The Deadly Truth: A History of Disease in America* (Cambridge, MA, 2002)

Heaman, E. A., *St Mary's: The History of a London Teaching Hospital* (Montreal, 2003)

Inglis, Brian, *The Diseases of Civilisation* (London, 1981)

Jackson, Mark, 'Between scepticism and wild enthusiasm: the chequered history of allergen immunotherapy', in *Singular Selves: Historical Issues and Contemporary Debates in Immunology*, ed. Anne-Marie Moulin and Alberto Cambrosio (Amsterdam, 2000), pp. 155–64

—, 'Allergy: the making of a modern plague', *Clinical and Experimental Allergy*, 31 (2001), pp. 1665–71

—, 'Allergy and history', *Studies in History and Philosophy of Biological and Biomedical Sciences*, 34C (2003), pp. 383–98

—, 'John Freeman, hay fever and the origins of clinical allergy in Britain, 1900–1950', *Studies in History and Philosophy of Biological and Biomedical Sciences*, 34C (2003), pp. 473–90

—, 'Cleansing the air and promoting health: the politics of pollution in post-war Britain', in *Medicine, the Market and the Mass Media: Producing Health in the Twentieth Century*, ed. Virginia Berridge and Kelly Loughlin (London, 2005), pp. 219–41

Keirns, Carla C., 'Better than nature: the changing treatment of asthma and hay fever in the United States, 1910–1945', *Studies in History and Philosophy of Biological and Biomedical Sciences*, 34 (2003), pp. 511–31

Krimsky, Sheldon, *Hormonal Chaos: The Scientific and Social Origins of the Environmental Endocrine Hypothesis* (Baltimore, MD, 2000)

Kroker, Kenton, 'Immunity and its other: the anaphylactic selves of Charles Richet', *Studies in History and Philosophy of Biological and Biomedical Sciences*, 30 (1999), pp. 273–96

Kroll-Smith, Steve, and H. Hugh Floyd, *Bodies in Protest: Environmental Illness and the Struggle over Medical Knowledge* (New York, 1997)

Lawrence, Christopher, and George Weisz, eds, *Greater than the Parts: Holism in Biomedicine, 1920–1950* (New York, 1998).

Lear, Linda, *Rachel Carson: Witness for Nature* (New York, 1997)

Lichter, S. Robert, and Stanley Rothman, *Environmental Cancer: A Political Disease* (New Haven, CT, 1999)

Lomborg, Bjørn, *The Skeptical Environmentalist: Measuring the Real State of the World* (Cambridge, 2003)

Löwy, Ilana, 'On guinea pigs, dogs, and men: anaphylaxis and the study of biological individuality, 1902–1939', *Studies in History and Philosophy of Biological and Biomedical Sciences*, 34 (2003), pp. 399–424

Luckin, Bill, 'Town, country and metropolis: the formation of an air pollution problem in London, 1800–1870', in *Energy and the City in Europe: From Preindustrial Wood-shortage to the Oil Crisis of the 1970s*, ed. Dieter Schott (Stuttgart, 1997), pp. 77–92

Mazumdar, Pauline M. H., ed., *Immunology 1930–1980: Essays on the History of Immunology* (Toronto, 1989)

—, *Species and Specificity: An Interpretation of the History of Immunology* (Cambridge, 1995)

—, 'The purpose of immunity: Landsteiner's interpretation of the human isoantibodies', *Journal of the History of Biology*, 8 (1975), pp. 115–33

—, 'The antigen-antibody reaction and the physics and chemistry of life', *Bulletin of the History of Medicine*, 48 (1974), pp. 1–21

McNeill, John, *Something New Under the Sun: An Environmental History of the Twentieth Century* (London, 2000)

Meyer, Ulrich, *Steckt eine Allergie dahinter?: Die Industrialisierung von Arzneimittel-Entwicklung, -Herstellung und -Vermarktung am Beispiel der Antiallergika* (Stuttgart, 2002)

—, 'From khellin to sodium cromoglycate: a tribute to the work of Dr R.E.C. Altounyan (1922–1987)', *Pharmazie*, 57 (2002), pp. 62–9

Mitman, Gregg, *The State of Nature: Ecology, Community, and American Social Thought, 1900–1950* (Chicago, 1992)

—, 'Natural history and the clinic: the regional ecology of allergy in America', *Studies in History and Philosophy of Biological and Biomedical Sciences*, 34 (2003), pp. 491–510

—, 'Hay fever holiday: health, leisure, and place in gilded-age America', *Bulletin of the History of Medicine*, 77 (2003), pp. 600–35

—, 'What's in a weed? A cultural geography of *Ambrosia artemesiaefolia*', in *The Moral Authority of Nature*, ed. Lorraine Daston and Fernando Vidal (Chicago, 2003), pp. 438–65

—, 'Geographies of hope: mining the frontiers of health in Denver and beyond, 1870–1965', *Osiris*, 19 (2004), pp. 93–111

Mosley, Stephen, *The Chimney of the World: A History of Smoke Pollution in Victorian and Edwardian Manchester* (Cambridge, 2001)

Moulin, Anne Marie, 'The immune system: a key concept for the history of immunology', *History and Philosophy of the Life Sciences*, 11 (1989), pp. 221–36

—, *Le dernier langage de la médecine* (Paris, 1991)

—, 'The defended body', in *Medicine in the 20th Century*, ed. Roger Cooter and John Pickstone (Amsterdam, 2000), pp. 385–98

Murphy, Michelle, 'The "elsewhere within here" and environmental illness; or, how to build yourself a body in a safe space', *Configurations*, 8 (2000), pp. 87–120

Nesse, Randolph M., and George C. Williams, *Evolution and Healing: The New Science of Darwinian Medicine* (Phoenix, AZ, 1996)

Parker, Roy, 'The struggle for clean air', in *Change, Choice and Conflict in Social Policy*, ed. Phoebe Hall et al. (London, 1975), pp. 371–409

Parnes, Ohad, '"Trouble from within": allergy, autoimmunity and pathology in the first half of the twentieth century', *Studies in History and Philosophy of Biological and Biomedical Sciences*, 34 (2003), pp. 425–54

Platt, Harold, *Shock Cities: The Environmental Transformation and Reform of Manchester and Chicago* (Chicago, 2005)

Porter, Roy, 'Civilisation and disease: medical ideology in the Enlightenment', in *Culture, Politics and Society in Britain, 1660–1800*, ed. Jeremy Black and Jeremy Gregory

(Manchester, 1991), pp. 154–83
—, 'Diseases of civilization', in *Companion Encyclopedia of the History of Medicine*, ed. W. F. Bynum and Roy Porter (London, 1993), vol. I, pp. 584–600
Radetsky, Peter, *Allergic to the Twentieth Century* (Boston, MA, 1997)
Rosenberg, Charles E., 'Pathologies of progress: the idea of civilization as risk', *Bulletin of the History of Medicine*, 72 (1998), pp. 714–30
Rothstein, William G., *Public Health and the Risk Factor: A History of an Uneven Medical Revolution* (Rochester, NY, 2003)
Saks, Mike, *Orthodox and Alternative Medicine: Politics, Professionalization and Health Care* (London, 2003)
Schadewaldt, Hans, *Geschichte der Allergie*, 4 vols (Munich, 1979–83)
Sellers, Christopher, 'Body, place and the state: the makings of an "environmentalist" imaginery in the post-world war II US', *Radical History Review*, 74 (1999), pp. 31–64
Siegel, Sheldon C., 'History of asthma deaths from antiquity', *Journal of Allergy and Clinical Immunology*, 80 (1987), pp. 458–62
Silverstein, Arthur M., *A History of Immunology* (San Diego, CA, 1989)
Slinn, Judy, 'Research and development in the UK pharmaeutical industry from the nineteenth century to the 1960s', in *Drugs and Narcotics in History*, ed. Roy Porter and Mikulás Teich (Cambridge, 1995), pp. 168–86
Snell, Noel, 'Inhalation devices: a brief history', *Respiratory Disease in Practice* (Summer 1995), pp. 13–15
Söderqvist, Thomas, Craig Stillwell and Mark Jackson, 'Immunity and immunology', in *Cambridge History of Science*, ed. John V. Pickstone and Peter Bowler, vol. VI (in preparation)
Straus, Bernard, *Maladies of Marcel Proust: Doctors and Disease in his Life and Work* (New York, 1980)
Tansey, E. M., 'Henry Dale, histamine and anaphylaxis: reflections on the role of chance in the history of allergy', *Studies in History and Philosophy of Biological and Biomedical Sciences*, 34 (2003), pp. 455–72
—, et al., eds, 'Self and non-self: a history of autoimmunity', in *Wellcome Witnesses to Twentieth Century Medicine*, vol. I (London, 1997)
Tomes, Nancy, *The Gospel of Germs: Men, Women, and the Microbe in American Life* (Cambridge, MA, 1998)
Tweedale, Geoffrey, *At the Sign of the Plough: 275 Years of Allen & Hanburys and the British Pharmaceutical Industry, 1715–1990* (London, 1990)
Wagner, Richard, *Clemens von Pirquet: His Life and Work* (Baltimore, MD, 1968)
Waite, Kathryn J., 'Blackley and the development of hay fever as a disease of civilization in the nineteenth century', *Medical History*, 39 (1995), pp. 186–96
Walker, Martin J., *Dirty Medicine* (London, 1994)
Wilmot, Frances, and Pauline Saul, *A Breath of Fresh Air: Birmingham's Open-Air Schools, 1911–1970* (Chichester, 1998)
Worboys, Michael, *Spreading Germs: Disease Theories and Medical Practice in Britain, 1865–1900* (Cambridge, 2000)

338

謝　　辞

　本書の出版作業は、当然のことながら他の方々の助言、支援や示唆にその多く
を負っている。重要だったのは、ウエルカム財団 Wellcome Trust から本書の基礎
となる調査研究への研究費助成を受けたことだ。さらに、多くの図書館やアーカ
イブ（文書庫）のスタッフから、建設的な指導を受けたことで大いに助けられた。
とりわけ感謝しなければいけない人々は以下の通りである。医学の歴史と理解に
ついてのウエルカム図書館 Wellcome Library for the History and Understanding of
Medicine の現代医学文献センター Contemporary Medical Archives Centre のスタッフ
には、英国免疫学会の諸記録と、カール・プラウスニッツ Carl Prausnitz の私文書
を利用可能にしてもらった。ケビン・ブラウン Kevin Brown には聖メアリー病院
アレルギー科 Allergy Clinic at St Mary Hospital の、接種療法部門 Inoculation
Department のアーカイブへと導いてもらった。アリス・ニコルズ Alice Nicholls に
は国立科学・産業博物館 National Museum of Science and Industry にあるアレルギー
関連のコレクションを紹介してもらった。グラクソ・ウエルカム記念アーカイブ
GlaxoWellcome Heritage Archive のサラ・フリン Sarah Flynn はサルブタモールとベ
クロメタゾンの開発に関連した資料を送付してくれた。キャロル・モディス
Carole Modis とパネイオティス・マソーティス Panayiotis Massaoutis はジュネーブ
の世界保健機関（WHO）にある図書館とアーカイブの所蔵品について教示してく
れた。テキサス州ガルベストンにある、テキサス大学医学部のムーディ医学図書
館 Moody Medical Library のスタッフ。そして多くの画像をご提供いただいたのは
以下の方々からである。ウエルカム医学写真ライブラリー Wellcome Medical
Photographic Library のミリアム・ギティエレス＝ペレス Miriam Gutierrez-Perez
と、科学博物館の科学と社会の写真ライブラリー Science and Society Picture Library
のサラ・サイクス Sarah Sykes、ケント大学漫画・風刺画研究センターの
ジェーン・ニュートン Jane Newton、広告アーカイブ Advertising Archives のキャサ
リン・エルウォーシー Katharine Elworthy、そして科学写真ライブラリーのトム・
ワトキンス Tom Watkins。そして、エクセター大学図書館 University of Exeter
Library の図書館間貸し出し部門のロバート・フォード Robert Ford とキャロラ
イン・ハクスタブル Caroline Huxtable は世界中のあまり知られていない雑誌文献
や書籍を卓越したスピードと快活なユーモアをもって手に入れてくれた。
　ローザンヌのネスレ研究所のピエール・ゲスリー博士には、1970 年代から 80
年代に低アレルゲン性ミルクを開発する上での、科学的であると同様に政治的で

あった中心的な問題点について解説いただいたこと、そしてヘルシー社 HEALTHe
Limited のマイク・ローズ Mike Rhodes とメディヴァック・ヘルスケア社 Medivac
Healthcare Limited のコリン・テイラー Colin Taylor にアレルゲン回避や制御に関わ
る技術の世界についての彼らの豊富な経験を共有させてもらったことについても、
同様に感謝している。これに加えて、アレルギーについての指針や製品について
快く情報提供していただいたセンズベリーズ Sainsbury's、ソーントンズ
Thorntons、テスコ Tesco、そしてペプタイド・セラピューティクス Peptide
Therapeutics にも感謝申し上げる。ドイツ語の重要文献を翻訳してもらったパッ
ト・グラッシ Pat Grassi と、医学研究協議会の記録や年報の中から広範な参考文献
を発見し、医学雑誌やタイムズ紙から記事を見つけ出し、そしてウェブ上にある
資源について私に教えてくれたキャサリン・ミルズ Chatherine Mills、クレア・ケ
イト Claire Keyte、そしてエイミー・バーディス Amy Burdis にも同様にお世話に
なった。いくつかの電子画像を適切な印刷版に変換してくれたリチャード・ジャ
クソンにも同様に感謝したい。第 3 章の一部は「ジョン・フリーマン、枯草熱と
英国における臨床アレルギー学の起源、1900-1950 年 John freeman, Hay fever and
the origins of clinical allergy in Britain」　と　い　う　表　題　で、Studies in History and
Philosophy of Biological and Biomedical Sciences 誌の 34（2003), pp473-90 が初出で
ある。同雑誌の編集者が該当部分を転載することを快く許諾してくれたことに感
謝している。

　より個人的な面では、ジェレミー・ブラック Jeremy Black にはリークション出
版 Reaktion Books のミシェル・リーマン Michel Leaman を紹介してくれたことだ
けでなく、その何年にもわたる友情にも感謝している。そのミシェル・リーマン
自身にもこの執筆計画を信任してもらい、最終稿を辛抱強く待ってもらったこと
について感謝している。これに加えて、ウエルカム財団医学史部門のトニー・ウッ
ズ Tony Woods とその同僚たちにも、その支援と友情に感謝したいと思う。イ
アン・グレッグ Ian Gregg、ビル・フランクランド Bill Frankland、アラン・エド
ワーズ Alan Edwards、マイケル・フリント Michael Flindt、そして今は亡きジョー
ジ・ファインバーグ George Feinberg は、アレルギー及び免疫学の歴史についての
洞察やそれについての熱狂的な関心を私と何年にもわたって共有してきた。そし
て世界中の多くの研究仲間たち、特にジョン・バーナム John Burnham、チェス
ター・バーンズ Chester Burns、エルスベス・ハーマン Elsbeth Heaman、ロドリー・
ヘイワード Rhodri Hayward、カーラ・ケアンズ Carla Keirns、イラナ・ローウィ
Ilana Lowy、グレッグ・ミットマン Gregg Mitman、アン・マリー・ムーラン Ann

341 ...

340

Marie Moulin、オーハド・パーンズ Ohad Parnes、ジョン・ピックストーン John Pickstone、ヴィヴィアン・クアーク Viviane Quarke、クリス・セラーズ Chris Sellers、トーマス・ソーデルクウィスト Thomas Soderquvist、ティリ・タンゼイ Tilli Tansey、そしてミック・ウォーボイズ Mick Worboys は寛大にその業績や意見をやりとりしてくれた。

最後に、私がみな同様に愛する、ソーバン、カーラ、ローダン、そしてコナールに対して最大の感謝の念を表明しなくてはならない。しかしこの本は、私を空疎な時間から解放してくれたソーバンに捧げる。

画像出典（謝辞）

　著者と出版社は下記の出典に対して画像および、あるいはその複製許諾について感謝の念を表明する。

Photos courtesy of the Advertising Archives, London: pp. 68, 101, 128; photos courtesy of the Centre for the Study of Cartoons and Caricature, Templeman Library, University of Kent, Canterbury: pp. 88（© Mirrorpix, 1958; reproduced by permission of Mirrorpix）, 144（© Solo Syndication, Limited, 2002, reproduced by permission of Solo Syndication）, 155（©Solo Syndication, Limited, 1970, reproduced by permission of Solo Syndication）, 182（© Solo Syndication, Limited, 2002, reproduced by permission of Solo Syndication）, 183（© Stanley Franklin/NI Syndication Limited, 1982, reproduced by permission of NI Syndication Ltd）, 214（© Rick Brookes/ NI Syndication Limited, 1996, reproduced by permission of NI Syndication Ltd）; photo Clendening History of Medicine Library （Clendening Library Portrait Collection）, University of Kansas Medical Center, Kansas City: p. 33; image Crown copyright, reproduced by kind permission of the Lung and Asthma Information Agency: p. 105（from the Lung & Asthma Information Agency Factsheet 92/1 − 'Trends in asthma mortality in the elderly' http//f:www.laia.ac.uk − last accessed February 2004）; image from P.G.H. Gell and R.R.A. Coombs, *Clinical Aspects of Immunology*（Oxford: Blackwell Scientific Publications, 1963, p. 321, reproduced by kind permission of Blackwell Publishing Ltd）: p. 122; photo Science Photo Library: p. 83; photo courtesy of the United States Patent and Trademark Office: p. 140; photos Wellcome Library, London: pp. 6, 32（from Charles Richet's autobiographical text in L. R. Grote, *Die* Medizin *der Gegenwart in Selbstdarstellungen Sonderchruck*, vol. 7, Leipzig, 1928）, 42, 71

人 名 索 引

あ

事 項 索 引

※ →の項も参照

354

ら

〈監訳者略歴〉

大塚　宜一（おおつか・よしかず）

1963 年生まれ

順天堂大学医学部、同大学院医学研究科卒業

順天堂大学医学部小児科先任准教授を経て、現在同客員准教授、免疫アレルギーグループ長

〈訳者略歴〉

稲毛　英介（いなげ・えいすけ）

1981 年生まれ

新潟大学医学部卒業。順天堂大学大学院医学研究科卒業

2017-19 年にかけて、上原記念生命科学財団等の海外留学助成金を得て、米国コロラド州コロラド小児病院に粘膜免疫のメカニズム研究のため研究留学

2020 年 4 月より順天堂大学医学部小児科特任助教

順天堂医院小児科アレルギー外来を担当

アレルギー　現代病の歴史

2021 年 2 月 22 日　　第 1 刷発行

著　者　マーク・ジャクソン

監訳者　大塚宜一

訳　者　稲毛英介

発行者　藤田美砂子

発行所　時空出版株式会社

〒 112-0002　東京都文京区小石川 4-18-3

電話　03（3812）5313

http://www.jikushuppan.co.jp

印刷・製本　日本ハイコム株式会社